集人文社科之思　刊专业学术之声

集 刊 名：中医典籍与文化
主 办 单 位：山东中医药大学中医文献与文化研究院
山东省中医药文化协同创新中心
本辑协办单位：澳门城市大学人文社会科学学院

Chinese Medical Literature and Culture

中医典籍与文化（2023年第一辑 总第6期）

集刊序列号：PIJ-2019-418

集刊主页：www.jikan.com.cn/中医典籍与文化

集刊投约稿平台：www.iedol.cn

主编／王振国

执行主编／张树剑

特约主编／李　静

医学文献与医史书写

中医典籍与文化

CHINESE MEDICAL

LITERATURE

CULTURE

AND

2023 年第一辑
（总第 6 期）

社会科学文献出版社

SOCIAL SCIENCES ACADEMIC PRESS (CHINA)

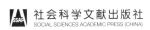

本辑刊出版受山东省人民政府泰山人才工程、

国家中医药管理局《中华医藏》项目（KJS-ZHYZ-2018-014）、

国家中医药管理局专项资金项目（GZY-KJS-2022-015)资助

卷 首 语

作为一名以中古文献为研究重点的文史学者，我很高兴能为《中医典籍与文化》2023 年第一辑"医学文献与医史书写"专辑撰写卷首语。在传统史家和文献学家眼里，医学文献含病理、本草、医方三大类，汉唐以来皆自成系统，著作丰富而流布广泛，与一般文史学界是两个天地；近世以降的历史学家则将医学史视为专门史。然而本辑的内容却令人耳目一新，跨学科的特色如此明显，稍读即知此项研究是非常必要的。本辑着眼点是文献，以文献为中心，探讨医学文献及涉医的文学文本；另一观照点则是有关医学的社会史、生命史、政治史及军事史等的研究。这两个方面都是跨学科综合研究的可贵尝试。

医学文献，是存世子部文献中的一大要类。《汉书·艺文志》方技类中的"医经""经方""房中"三部分，大致反映了西汉末年以前医学的基本格局。《隋书·经籍志》子部中亦有"医方"一目，医书就此确定在四部分类中的地位。至宋代私人书志，如《遂初堂书目》《郡斋读书志》《直斋书录解题》，无不包含医书类或医家类之子目，蔚为大观。而近年来出土文献中的医书类，更是令人应接不暇。本辑侧重于传世医学文献的深入钻研。医学文献一向与道家道教不能分开，如《肘后备急方》的作者葛洪自是道教名家，最早的仙传《列仙传》也包含不少仙方。作为长期治文学史及从事唐代文学研究的学者，本人尤其欣喜"文学中的医学"这样的研究。不论是通过欧阳修的诗文研究其眼病的真实情况，还是透过疾病的角度分析《红楼梦》中的人物书写，都是文学和医学相融会而结出的新的果实。另一个方向则是有关医学史的多面向书写。社会史向多个学科渗透早已经是不争的事实，且这一趋势方兴未艾。历史向细处、深处的展开，自然离不开社会史，离不开普通人的社会实践，也离不开对个体生命的特别书写。席卷全球的新冠疫情，使关心人类命运的学者都更加注意历史上与疾病、疫病有关的重大社会事件和历史经纬。不管是军事史与医学史的双视角，地方上对疫病的应对，还是对个人生命书写的关注或个体、家族对药方出版的努力，都展示出眼下的"史家"积极引入社会学及人类学方法视角的可贵探索。这一方向不仅是医学史研究的新风，也是传统历史研究的新方向。

除此之外，本辑还注意到对中医转型的反思。自现代西方医学传入中国后，中医与之的交锋和对话就成了一个全球医史上的焦点问题。本辑对这方面的思考，是通过对清代民国时期中国医学与世界的交流、近代史家撰写医学专门史的实践来展开的。这些论述展现出积极的全球化视野。不管是对文献的研究还是对医史的书写，都充分注意了本国与海外（如日本、欧洲）之间有关医学的文献和研究的双向传播和交流。其中既有对日本学者仙药研究、经脉学说的译介，也有对清代中医文献的欧美传播的回顾。

最后，希冀因本辑"医学文献与医史书写"的引领带动，有更多学者增进关心，参与对医学、历史、文献、文学、社会学等学科之间的交叉互动的研究，推动和丰富世界对中医的认识，也有助于国人对世界的认识。

复旦大学中文系教授　陈尚君

2023 年 9 月 4 日

目　录

特邀专稿

扬帆乘风　笃行致远*

——中医古籍整理出版 40 年（1982～2022 年）回顾

王振国　鞠芳凝**

【摘要】文章借助政策梳理和文本分析，以 1981 年中共中央《关于整理我国古籍的指示》和 2022 年中共中央办公厅、国务院办公厅《关于推进新时代古籍工作的意见》的发布为关键节点，将这 40 年中医古籍整理与出版的历程划分为三个时期，分别是有序恢复期（1982～1992 年）、平稳发展期（1993～2009 年）、进入新时代（2010～2022 年），以恰当还原 40 年来党和政府领导下中医古籍文献整理与出版的历史进程。随着中医古籍整理出版办公室等系统性中医典籍整理机构建立，高水平古籍整理形成示范效应，中医古籍整理的鸿篇巨制不断呈现，学术研究日趋深化，学位教育稳定发展，当前中医药古籍整理工作迎来了国家高度重视、学界积极参与的良好局面。回顾 40 年来中医古籍整理出版的历史，以期对未来的中医古籍整理研究有所启迪。

【关键词】中医药古籍　中医古籍整理　中医古籍出版

中医古籍整理事业是伴随着国家对古籍整理出版工作的重视而日渐繁荣的。1981 年，中共中央发布《关于整理我国古籍的指示》；1982 年，卫生部制定了《1982—1990 年中医古籍整理出版规划》；1992 年，中医古籍

---

* 本文为"《中华医藏》方书类医籍调研、复制和内容提要编撰"（KJS - ZHYJ - 2018 - 014）的阶段性研究成果。

** 王振国，山东中医药大学中医文献与文化研究院教授；鞠芳凝，山东中医药大学中医文献与文化研究院讲师。

整理出版重点书目被纳入国家古籍整理出版规划；2010年，国家中医药管理局制定了《中医药古籍整理研究与保护利用十年规划（2010—2020）》；2022年，中共中央办公厅、国务院办公厅印发了《关于推进新时代古籍工作的意见》，为新时代中医古籍整理工作确立了新目标，提供了新机遇，开启了新征程。40年来，中医古籍整理穷源溯流，固本开新，成绩斐然。

新中国成立后，各项事业虽百废待兴，但党和政府仍然十分重视古籍整理工作。1958年2月，国务院科学规划委员会在北京成立古籍整理出版规划小组，古籍整理工作被正式纳入国家全面安排和统一规划中。① 1963年2月，国家批准组织实施《1963—1972年科学技术发展规划纲要》，提出"须语译主要经典著作，并整理各种重要文献，使它们成为易于学习的资料"。② 1977年5月，时任中央委员会副主席和中央政治局常委陈云到浙江图书馆参观该馆保存的文澜阁《四库全书》，指出"对古籍应当进行整理，有的要断句，有的要翻译成白话文"，③ 此后，陈云多次对我国的古籍整理事业做出指示。

1981年4月，陈云同秘书专门谈论了关于古籍整理工作的问题，并形成《整理古籍是继承祖国文化遗产的一项重要任务》一文。④ 同年5月，陈云的秘书肖华光给中华书局打电话了解古籍整理情况，并传达了陈云对古籍整理工作的指示——"一定要把这一工作抓紧搞好"，⑤ 这是改革开放之后中央领导对古籍整理工作首次提出明确要求。以此为标志，新中国古籍整理出版事业开启了一个新的阶段。9月10日，中共中央以陈云的意见为基础，讨论了整理我国古籍整理工作的问题，并于17日下发《关于整理我国古籍的指示》，明确指出："整理古籍，把祖国宝贵的文化遗产继承

---

① 张应吾主编《中华人民共和国科学技术大事记（1949—1988）》，科学技术文献出版社，1989，第127页。
② 中华人民共和国科学技术部创新发展司编《中华人民共和国科学技术发展规划纲要（1956—2000）》，科学技术文献出版社，2018，第32~33页。
③ 中共中央文献研究室编《陈云年谱》（修订本）下卷，中央文献出版社，2015，第230页。
④ 杨牧之：《一位编辑的自述：我的出版之路》，中国书籍出版社，2021，第225页。
⑤ 中共中央文献研究室编《陈云年谱》（修订本）下卷，第317页。

下来，是一项十分重要的、关系到子孙后代的工作。"[1] 同年 12 月 10 日，根据陈云的提议，国务院决定恢复古籍整理出版规划小组，遴选小组成员 53 人，李一氓任组长，周林、王子野任副组长，另聘 34 人为顾问，着手制定 1982 年至 1990 年的九年规划。[2]

1982 年 3 月 17 日至 24 日，国务院古籍整理出版规划小组在北京召开全国古籍整理出版规划会议，讨论并制定了《古籍整理出版规划（1982—1990）》。规划决定，"古代医、农、科技以及少数民族古籍的整理与出版，将分别请由卫生部、农牧渔业部、中国科学院和中央民族事务委员会另行制订规划"。[3] 同年 6 月，卫生部中医司在北京召开了中医古籍整理出版规划工作座谈会，初步拟定了中医古籍整理出版的九年规划。[4]

自 1982 年至 2022 年，全国范围内有领导、有组织的中医古籍整理事业重新启动已有 40 年的光阴。根据国家层面重大政策及举措的公布时间，大致可以将 40 年来中医古籍整理与出版的历程分为三个阶段。

一　第一阶段（1982～1992 年）：有序恢复期

（一）系统性中医典籍整理机构建立

1. 中医古籍整理机构建立

在《1982—1990 年中医古籍整理出版规划》实施之前，全国中医古籍整理研究机构仅有为数不多的几家，如 1955 年中国中医研究院创办时成立的编审室（后改为文献研究室，该室曾编有《伤寒论语译》《金匮要略语译》）、1956 年成立的上海市中医文献馆、1976 年成立的山东中医学院中

---

① 宋原放主编《中国出版史料（现代部分）》第 3 卷（上），方厚枢辑注，山东教育出版社，2001，第 347～349 页。
② 新闻出版总署出版管理司编《图书音像电子出版物出版管理手册》（2013 年版），中国法制出版社，2013，第 298 页。
③ 新闻出版总署出版管理司编《图书音像电子出版物出版管理手册》（2013 年版），第 299 页。
④ 上海中医学院主编《中医年鉴（1983）》，人民卫生出版社，1984，第 425～426 页。

医文献研究室、1981 年成立的上海中医学院中医文献研究所等。

　　1982 年 6 月 7 日至 12 日，卫生部中医司在北京召开了中医古籍整理出版规划工作座谈会，初步拟定了中医古籍整理出版的九年规划和落实措施，中医古籍的整理与出版被首次被纳入国家层面的规划实施中，具有重要的现实意义和深远的历史意义。九年规划拟整理出版先秦至清末的中医古籍 686 种（其中包含 94 种影印出版的中医古籍），这些中医古籍不仅时间上跨度大，而且内容覆盖面广，为加强领导，从组织上保证工作的顺利开展，卫生部于 1983 年 1 月 18 日正式成立"中医司中医古籍整理出版办公室"，掌握全国中医古籍出版的动态并负责具体工作。而后，原国家中医管理局又设立了中医古籍文献研究整理出版学术委员会，学术委员会承担课题审议、成果评定、顾问咨询等任务，以此来促进规划的落实。[①] 随着中医古籍整理工作的深入开展，中医界逐步认识到中医古籍整理的重要性，纷纷建立中医文献研究所、研究室等专业机构，组成专职队伍，从而成为中医古籍整理与研究工作的重要组织保证。

　　据不完全统计，至 1987 年，全国已建立中医文献研究所 8 个。其中，中国中医研究院中国医史文献研究所成立最早，其前身是建于 1951 年的中央卫生研究院中国医药研究所的医史研究室和建于 1955 年的中医研究院的编审室；1955 年 12 月中医研究院成立时，医史研究室、编审室即同为院的直属单位；1971 年两室正式合并为医史文献研究室；1980 年卫生部批准筹建，1982 年 5 月正式成立中国医史文献研究所。[②] 此外，辽宁中医学院、长春中医学院、上海中医学院、山东中医学院、南京中医学院、成都中医学院、陕西省中医药研究院等 7 所中医学院和科研院所也各自成立了医史文献研究所。[③] 以上 8 所单位专业机构始终坚持边建所、边开展研究工作、边培养人才，建立了一支中医文献研究的专业技术骨干队伍，在整理中医药古籍、编纂中医工具书、开展医学史研究等方面具有引领作用。另有多

---

① 国家中医药管理局编《中医工作文件汇编（1984—1988 年）》，中国医药科技出版社，1990，第 248 页。

② 史宇广：《中国中医机构志》，中医古籍出版社，1989，第 22 页。

③ 史宇广：《中国中医机构志》，第 172、213、284、299、342、724、875 页。

个省、自治区的中医药研究院（所）成立了中医文献研究机构，并拨款购置图书资料和仪器设备。

2. 中医古籍整理人才培养

1982年6月，在中医古籍整理出版规划工作座谈会上，时任卫生部部长崔月犁强调"要实现整理古籍的规划，还要培养接班人"，并鼓励中、青年人积极参加中医古籍整理出版工作，指出"只有队伍越来越扩大，才能完成这项伟大的事业"。[①]

从20世纪80年代起，各大中医药院校就纷纷开始成立从本科生到硕士、博士研究生的中医文献专业机构，培养了较多中医古籍整理研究人才。中国中医研究院医史文献研究所受卫生部委托于1983年主办了全国性的中医文献研究班，广州中医学院于1986年开设了中医文献班，[②] 北京中医学院于1987年开设了中医专业乙班（文献专业）。[③] 上海中医学院自1990年起先后在中医专业高年级本科生及七年制本科生、中医基础理论专业本科生课程中增设中医文献学；[④] 山东中医学院于1991年开设面向全国招生的本科中医文献专业，并编辑出版了第一套中医文献专业试用教材，包括《中医文献学概论》《目录学》《版本学》《校勘学》《训诂学》《中医文献检索与利用》等。截至1989年，中国中医研究院医史文献研究所已先后招收文献研究生20余名（其中有3名博士研究生，其余均为硕士研究生），[⑤] 南京中医学院、山东中医学院、广州中医学院、浙江中医学院、安徽中医学院、湖南省中医药研究院、成都中医学院、上海中医学院等也陆续开始招收中医文献专业的研究生。这些措施和工作，对于缓解中医古籍整理人才青黄不接、后继乏人的状况，以及提高人才素质，起到了重要作用。

---

① 上海中医学院主编《中医年鉴（1983）》，第425~426页。
② 史宇广主编《中国中医机构志》，第7页。
③ 史宇广主编《中国中医机构志》，第1页。
④ 张如青、唐耀、沈澍农主编《中医文献学纲要》，上海中医药大学出版社，1996，前言，第1页。
⑤ 国家中医药管理局编《建国40年中医药科技成就（1949~1989）》，中医古籍出版社，1989，第681页。

中医古籍整理工作需要具备文字学、音韵学、校勘学、版本学等多方面的知识才能胜任，随着中医古籍整理工作的开展，为缓解中医古籍整理专业人才缺乏的局面，中国中医研究院于 1985 年、1986 年先后举办了两期中医古籍整理研修班，1988 年、1989 年国家中医药管理局又委托北京师范大学为中医界举办了两期古籍整理进修班。通过学习和实践，提高了学员对中医古籍整理研究的认识，增长了学员的才干。其中有一批人走上了专职从事中医古籍整理研究的道路。截至 1989 年，全国中医文献研究单位约有专业人员近 400 名，而在编制之外实际从事或兼职的文献整理研究人员则数以千计，[①] 到 1998 年底，这个数字已近两千，[②] 而且这些文献专业人员大多具有较高技术职称，很多都是能在业务上起带头指导作用且在中医界具有较广泛影响的专家，如参与卫生部首批 11 部重点古籍整理和第二批 200 种重点古籍（下一节有详细论述）的马继兴、邓铁涛、张灿玾、史常永、李克光等，不仅是当代著名的中医学家，也是伴随中医古籍整理工作崛起的一批医史文献学家，他们的学术造诣精深，理论见解独到，文献根底深厚，临床经验丰富，在扎实的资料搜集、精心考订的基础上，征引广泛，小心立论，从而成为中医古籍整理的模范。在这批专家的带领下，全国最终形成了一支素质高、稳定性强的中医古籍整理工作专业队伍。

3. 中医古籍整理形成规范

"中医古籍整理出版办公室"正式成立后，于 1983 年 4 月 21 日至 27 日，在辽宁沈阳召开了全国中医古籍整理出版工作座谈会，讨论和落实《1982—1990 年中医古籍整理出版规划》中第一批 12 种重点古籍的整理出版任务。承担任务的单位负责人、整理者和有关专家、学者、编辑共 40 余人出席了会议。会议认为，整理古籍是一件严肃而艰苦的工作，需要参稽善本，博引佐证，求教专家；需要具备较好的医学知识和目录学、版本学、文字学、训诂学的基础；需要全面掌握对校、本校、他校、理校等校

---

① 国家中医药管理局编《建国 40 年中医药科技成就（1949～1989）》，第 680 页。
② 孟庆云主编《中国中医药发展五十年（1949—1999）》，河南医科大学出版社，1999，第 589 页。

勘方法；需要认真负责、一丝不苟的治学精神。为此，会议要求整理工作以校勘、注释、语译为重点，并草拟了《关于十二种中医古籍整理出版工作中若干具体问题的规定》，要求承担任务的单位尽快提出整理计划、整理人员名单和样稿，于 3 个月内送中医古籍整理出版办公室。① 同年 8 月，卫生部中医司在青岛召开了"全国中医古籍整理出版规划落实工作会议"，会议主要讨论了几年规划中的第二批书目，确定了参与整理工作的 10 个协作片区，编写了中医古籍整理分类编写要求，并就要按、释译、校勘、体例、署名、规格等做了具体规定。②

1984 年，第一批重点古籍中的《内经知要》被剔除，卫生部与主编单位签订了 11 种中医古籍的理论研究合同，按期完成了编写计划与样稿，经 50 位有关专家审阅后，将意见分类打印成册。同年 4 月，在北京召开了 11 种重点中医古籍样稿审定会议。负责审稿的中医专家、11 种样稿的主编人、中医编辑出席了会议，指出了样稿存在的问题，并提出每一种古籍的整理"要做开题报告和召开论证会"。与会代表还对原《中医古籍整理出版工作中若干问题的具体规定》提出了修改意见。7 月 9 日，卫生部中医司古籍整理出版办公室转发该修改意见，要求重点中医古籍整理书目要严格按照重点科研课题管理程序进行，并制定了《中医古籍校注通则》。该通则参考了中华书局草拟的《古籍点校通例（初稿）》对校注本的提要、校勘、注释、训话、语译、按语、后记等内容作了原则的规定，为我国第一次大规模中医药古籍整理研究提供了规范。③

根据卫生部中医司关于中医古籍整理研究第二批任务 1983 年青岛会议和 1984 年北京会议文件精神与要求，结合编写过程和审阅样稿中遇到的具体问题，华北山东片区的徐国仟教授牵头起草了《中医古籍整理出版编辑体例、抄写规格和标点注意事项》，长期以来被作为中医古籍整

---

① 上海中医学院主编《中医年鉴（1984）》，人民卫生出版社，1985，第 517 页。
② 《中国卫生年鉴》编辑委员会编《中国卫生年鉴（1984）》，人民卫生出版社，1985，第 175 页。
③ 《中国卫生年鉴》编辑委员会编《中国卫生年鉴（1985）》，人民卫生出版社，1986，第 166 页。

理研究的重要指南。

（二）高水平古籍整理形成示范效应

为全面落实《1982—1990年中医古籍整理出版规划》，在卫生部的领导下，各机构有组织、有计划地整理出版中医古籍，其整理书目之多、规模之大，均属空前。

1. 筚路蓝缕，以启山林：第一批11种重点古籍整理研究

1983年3月，卫生部（83）卫中字第13号《关于落实〈伤寒论〉等六本经典著作整理任务的通知》中将《伤寒论》（北京中医学院任应秋、刘渡舟主编）、《神农本草经》（中医研究院马继兴、谢海洲，皖南医学院尚志钧主编）、《针灸甲乙经》（山东中医学院张灿玾主编）、《诸病源候论》（南京中医学院丁光迪主编）、《金匮要略》（浙江中医学院何任主编）、《中藏经》（湖南省中医研究所李聪甫主编）6种古籍列为第一批重点整理书目。同年4月，卫生部中医司在沈阳召开中医古籍整理出版座谈会，在原有6种古医籍的基础上增加了《黄帝内经素问》（天津中医学院郭霭春主编）、《灵枢经》（辽宁省中医研究院史常永主编）、《脉经》（广州中医学院沈炎南主编）、《难经》（上海中医学院金寿山、吴文鼎、凌耀星主编）、《黄帝内经太素》（成都中医学院李克光主编）、《内经知要》（未落实主编人）。①

1983年6月2日，卫生部将12种重点古籍作为第一批任务下达到各主编单位，次年，将《内经知要》剔除，把首批11部重点古籍整理列为卫生部部级科研任务，并与各主编单位签订了整理研究合同。② 进入20世纪90年代，这批中医古籍文献整理的任务逐步完成，分别形成了《黄帝内经素问校注》《灵枢经校注》《伤寒论校注》《金匮要略校注》《难经校注》《脉经校注》《中藏经校注》《黄帝内经太素校注》《针灸甲乙经校注》

---

① 袁长津、易法银主编《20世纪中医药学术发展概要》，科学技术文献出版社，2008，第49页。

② 《中国卫生年鉴》编辑委员会编《中国卫生年鉴（1985）》，第166页。

《诸病源候论校注》《神农本草经辑校》一系列校注本，陆续由人民卫生出版社出版，是中医研究的重要参考文本。在"校注本"的基础上，又从上述 11 种重点古籍中选择适用范围广、理论难度大的 7 种，按照"信、达、雅"的要求，翻译成现代语译本，即《黄帝内经素问语译》《难经语译》《伤寒论语译》《金匮要略语译》《脉经语译》《中藏经语译》《黄帝内经太素语译》，该语译本系列亦由人民卫生出版社出版。

1991 年出版的《伤寒论校注》是"《伤寒论》整理研究"课题之一，该课题获 1992 年度国家中医药管理局中医药科技进步二等奖，该书出版后，即被奉为当代学习研究《伤寒论》的标准本，此后出版的普通高等教育中医药类规划教材《伤寒论选读》等原文皆以《伤寒论校注》为底本。又如 1990 年出版的《中藏经校注》，获 1991 年度国家中医药管理局中医药科技进步奖二等奖；[①] 1991 年出版的《诸病源候论校注》，获 1992 年度国家中医药管理局中医药科技进步奖一等奖；[②] 1990 年 12 月、1991 年 2 月出版的《难经校注》《难经语译》，获 1994 年度国家中医药管理局中医药科技进步奖二等奖。1992 年出版的《黄帝内经素问校注》《黄帝内经素问语释》是《素问》整理研究的成果，该研究获 1994 年度国家中医药管理局中医药科技进步奖一等奖及 1995 年国家科技进步奖二等奖，这是迄今为止中医古籍整理研究获得的最高奖项。[③]

2. 穷源溯流，体系初备：第二批 200 种重点古籍整理与出版

1983 年 8 月 20 日至 25 日，卫生部中医司在青岛召开了"全国中医古籍整理出版规划落实工作会议"，会议落实了中医古籍整理出版九年规划的第二批 318 种书目，确立古籍整理分片负责、分级管理的组织工作，将全国 29 个省、市、自治区划分成 10 个片区，每个片区由一名中医专家做学术牵头人，[④] 分别为北京、天津片的施奠邦，上海、安徽片的张镜人，

---

① 国家中医药管理局主编《中国中医药科技成果获奖项目汇编》，中医古籍出版社，2003，第 73 页。

② 国家中医药管理局主编《中国中医药科技成果获奖项目汇编》，第 76 页。

③ 梁峻等主编《中华医药文明史集论》，中医古籍出版社，2003，第 359 页。

④ 《中国卫生年鉴》编辑委员会编《中国卫生年鉴（1984）》，第 175 页。

浙江、福建片的潘澄濂，广东、广西片的邓铁涛，四川片的凌一揆，江西、江苏片的万友生，山东、山西、河北、内蒙古片的张灿玾，黑龙江、吉林、辽宁片的史常永，陕西、甘肃片的张学文，河南、湖北、湖南片的欧阳锜，时称"十老"。这批先生都是当时中医界德高望重的老专家，他们的学术造诣精深，理论见解独到，文献根底深厚，临床经验丰富，在扎实的资料搜集、精心考订的基础上，征引广博，谨慎立论，从而成为中医古籍整理的典范。① 经过与会代表的认真讨论，相互磋商，会上落实了200种，其余118种，因对版本、整理者的情况了解得不够全面，由各省、市、自治区的同志带回去研究后再上报（以后又继续下达了22种），同时将规划中整理出版的592种古籍合并为561种。② 同年9月，卫生部以（83）卫中字第19号文将第二批200种整理任务正式下达，要求每一本古籍的校勘整理计划、样稿，由各片抓紧组织审核，成熟一批，上报一批，经中医古籍整理出版办公室审定后，正式开始编写。③

　　这200种医籍以"中医古籍整理丛书"的总名，由人民卫生出版社于20世纪80年代末至90年代初陆续出版，有少数书如《黄帝内经太素》直到近年才出版。除少数著作外，大多为繁体竖排，校勘严谨，且校勘者多为功底深厚的中医专家，因此，多已成为中医古籍的最佳通行版本。在这200种重点古籍中，还出现了将某一位医家的著作汇编成册的编校本系列，主要有《东垣医集》《河间医集》《子和医集》《丹溪医集》《徐大椿医书全集》《刘纯医学全集》《黄元御医书十一种》《张山雷医集》等。其中，《黄元御医书十一种》获1991年度国家中医药管理局中医药科技进步奖三等奖。"编校本"的整理重点在于考证辨伪，正本清源。每书之后附有"编校后记"，对每一位医家的著作、学术思想进行了缜密的分析和客观的评说，如《徐大椿医书全集》的整理者将流传于世的32种署有徐大椿之

---

① 袁长津、易法银主编《20世纪中医药学术发展概要》，科学技术文献出版社，2008，第49页。
② 张效霞：《新中国中医古籍整理的历史、成绩与经验》，《医海探骊——中国医学史研究新视野》，中医古籍出版社，2012，第244～276页。
③ 上海中医学院主编《中医年鉴（1984）》，第507页。

名的著作，逐一进行辨伪和考证，最后厘定了8种为徐氏自撰，其他均为托名之伪作，从而澄清了文献记载的徐氏医书3种、6种、12种、16种、32种之史说。

这批列入整理规划的中医古籍，都是经过中医界知名学者们论证后而确定，代表着全部中医古籍中较为精粹的部分。每种古籍均由具有较高学术造诣的学者承担，基本达到了20世纪末的最高水平。1992年3月，"中医古籍整理丛书"获全国首届古籍整理图书奖丛书奖。

3. 金匮玉函，出诸秘府：中医古籍影印渐成规模

1980年，全国第一家以抢救中医孤、善、珍本古籍以及整理、出版和研究中医古籍著作为主的专业出版社——中医古籍出版社成立。在国家整体推进古籍整理事业的氛围中，一些中医古籍从尘封的书阁秘藏中发掘出来，以影印的形式公诸社会，并渐成规模。中医古籍出版社成立后，率先影印出版了《中医珍本丛书》（52种）、《文渊阁四库全书子部医家类》（97种）、《北京大学图书馆馆藏善本医书》（21种）、《春湖医珍》（8种）、《寿养丛书》（32种）、《中国科学院图书馆馆藏善本医书》（16种）、《中国医学科学院图书馆馆藏善本医书》（16种）等诸多颇具价值的中医孤本、善本古籍。

同时，其他出版社也影印出版了许多既有特色、学术价值又颇高的中医古籍，如上海科学技术出版社影印的《中国医学珍本丛书》（27种）、《明清中医珍善孤本精选》（10种），上海书店影印出版的《秘本医学丛书》（99种），上海三联书店出版的《历代中医珍本集成》（103种），江苏广陵古籍刻印社影印的《广陵医籍丛刊》等，均为质量较高的影印本。特别是《广陵医籍丛刊》，由中医古籍出版社创始人之一的中医学家耿鉴庭主编，其遍收历代扬州医家著作的各种刻本与稿本，以及流寓扬州的医家的著作、扬州所刻的稀见医籍、藏于扬州的古本医书等，并在每项著作前都加入题跋及序，弘扬了地方中医典籍的特点及成就，且此书为地方医籍的首次出版，开创了中医地方典籍出版之先河。

二 第二阶段（1993～2009 年）：平稳发展期

（一）鸿篇巨制应运呈现

在这一阶段，中医古籍整理工作持续深化。一方面，由国家组织整理的《中医方剂大辞典》《中华本草》《中华大典·医药卫生典》等大型文献的整理工作稳步推进；另一方面，在市场经济的环境下，各综合性出版社也纷纷加入了中医古籍出版行列。

国家组织的大型中医古籍整理工作主要依托各大中医药院校和科研单位，成果以中药学、方剂学工具书为主。国家中医药管理局重点科研项目《中医方剂大辞典》，由南京中医药大学担任主编单位，山东中医药大学、江西中医学院（现江西中医药大学）、湖南省中医药研究院、湖南中医学院（现湖南中医药大学）、江西省中医药研究所、上海中医药大学共同承担，1993 年至 1997 年陆续由人民卫生出版社出版。该书利用校勘学、训诂学等方法，逐一考证了 1800 种方书文献，归并了 2 万多首同方异名的方剂，追溯了所收方剂的方源，纠正了 8 万多处方剂组成、药物用量、服用方法的讹误。《中医方剂大辞典》是明代《普济方》之后又一次由政府组织编写的医方巨著，全书 11 册，共收方 96592 首，2032 余万字，堪称方书之最，具有划时代的历史意义。先后获得了 1998 年度国家中医药管理局中医药基础研究奖一等奖、1999 年度国家科技进步奖三等奖。①

《中华本草》是另一部由国家主持编写的皇皇巨著。该书于 1999 年由上海科学技术出版社陆续出版，南京中医药大学作为主编单位，与中国中医科学院（原中国中医研究院）、中国药科大学等 60 多所科研机构的 200 余位一流专家一起，历时 15 年共同编纂，堪称"继李时珍《本草纲目》之后又一座新的里程碑"。② 全书共 34 卷 2000 余万字，载药 1 万余种，绘制插图 16000 余幅，横跨 10 多个学科，是一部既系统总结我国几千年本草

---

① 国家中医药管理局主编《中国中医药科技成果获奖项目汇编》，第 89～90 页。
② 王琦编《中医医史文献研究》，中国中医药出版社，2012，第 272～274 页。

学成就，又全面反映当代中药学科研水平的传世之作，其考证之精核，论述之深入，资料之详博，均超越历代之本草，具备很高的实用价值、文献价值和研究价值。

《中华大典》是继《艺文类聚》《太平御览》《永乐大典》《古今图书集成》之后又一部大型类书，也是新中国成立以来经国务院批准立项的最大的文化出版工程。该书于 1992 年启动编纂，全书分为 24 典 114 个分典，收录两万多种古籍，由中国中医科学院、成都中医药大学等单位编纂的《医药卫生典》是其中一个重要组成部分。《医药卫生典》下设《医学分典》《卫生学分典》《药学分典》，于 1999 年至 2013 年由巴蜀书社出版。①

国家对中医古籍整理出版的重视，以及市场经济的刺激，使各专业出版社和综合出版社纷纷加入中医古籍整理出版的行列，整理出版书籍以丛书和影印本居多，比较著名的有中国中医药出版社的"明清中医临证小丛书""唐宋金元名医全书大成""明清名医全书大成""新安医学精华丛书"，人民卫生出版社的"中医临床必读丛书"，中医古籍出版社的"中医古籍名著文库""戈氏医学丛书"，华夏出版社的"历代中医名著文库""中医必读百部名著"，科学出版社的"历代中医名著精华丛书"，湖南科学技术出版社的"中医古籍临证必读丛书"，安徽科学技术出版社的"新安医籍丛刊"，浙江科学技术出版社的《近代中医珍本集》，学苑出版社的"中医古籍校注释译丛书"，中州古籍出版社的"河南古籍珍本丛书"，科学技术文献出版社的"黄帝内经注释丛书"等。

（二）整理研究日趋深化

1. 中医古籍整理理论形成体系

掌握文献学的基本理论和文献研究的基本方法，是做好中医古籍整理研究的必备条件。1981 年，马继兴在《中医文献学基础》"自序"中提

---

① 华钟甫、梁峻编《中国中医研究院院史（1955～1995）》，中医古籍出版社，1995，第343 页。

到："长期以来历代中医药学者，文史学者在中医文献研究方面虽然进行了很多工作，积累了不少宝贵经验，但大都限于分散的零星资料和文章，尚未见到系统归纳的专书。"① 为此，马老将中医文献研究的有关内容分成中医文献范畴论、中医文献源流论、中医文献结构论版本论和中医文献体例论4个部分，从中医古籍目录学、版本学、医学史、方法论方面详细论述了中医文献学的专业基础知识，该书的出版对于中医古籍整理理论研究具有开创性的意义。1990年，马继兴在该书基础上公开出版了《中医文献学》，受到广泛重视，得到多次翻印。

伴随着中医古籍整理事业的蓬勃发展，中医古籍整理理论研究也有了整体提升。中医药院校陆续涌现出一批中医文献学著述和教材，如孙光荣所著《中医古籍整理入门》（1984），秦玉龙编著的《实用中医文献学》（1987），史常永编著的光明中医函授大学教材《实用中医文献学》（1989），均从一定程度上缓解了中医古籍整理出版规划实施初期参考书缺乏的问题。进入20世纪90年代以来，随着中医医史文献学科的不断发展壮大，中医古籍整理理论研究也愈加专业化。1994年，山东中医学院徐国仟等主编的《中医文献学概论》等系列教材作为山东中医学院中医文献专业本科班专业课教材，由中国医药科技出版社发行，该书论述了中医文献的基本理论和整理古代文献的基本知识，较早地提出了整理文献的现代化手段和技术；1996年，上海中医药大学、南京中医药大学张如青、沈澍农共同编著的《中医文献学纲要》由上海中医药大学出版社出版，该书以专章形式论述了中医文献学的研究方法和古典文献学基本知识，并增添了作者在整理研究中医文献实践中的新研究成果；1998年，山东中医药大学张灿玾编著的《中医古籍文献学》，全书100多万字，系统、科学地总结概括了中医古籍整理方面的基本理论知识和研究方法，为中医文献学的学科理论建设做出了杰出贡献。

2. 出土古医书考释逐渐深入

以武威汉墓医书和长沙马王堆汉墓医书的发掘为代表，1972年以后，

---

① 马继兴：《中医文献学基础》，中医研究院内部铅印，1981，自序，第1页。

各大中医药院校开始投入到中医出土文献研究中。这一时期，有不少中医学者深度介入出土简帛医药文献的研究，他们以释读研究为主，还涉及医学理论、语言文字、医方、药物、养生、治法等方面的研究。

1972 年，在甘肃武威市凉州区旱滩坡出土的汉代医简涉及医方、针灸、理疗等内容，甘肃省博物馆、武威县文化馆将这批医简进行整理，形成《武威汉代医简》（1975）一书，由文物出版社出版，内容包括医简图版、摹本、释文、注释等。1996 年，张延昌、朱建平对武威汉代医简的 20 多年间的研究情况进行了介绍，出版了《武威汉代医简研究》。

1973 年，在湖南长沙马王堆汉墓中出土简帛医学专书 15 种，包括《足臂十一脉灸经》、《阴阳十一脉灸经》甲本、《脉法》、《阴阳脉死候》、《五十二病方》、《却谷食气》、《阴阳十一脉灸经》乙本、《导引图》、《养生方》、《杂疗方》、《胎产书》、《十问》、《合阴阳》、《杂禁方》、《天下至道谈》。目前，针对马王堆出土的简帛医书进行校释整理的著作仍然是已出版简帛医书中最为丰富的一类，中外学者均有研究。国内学者的研究有周一谋、萧佐桃《马王堆医书考注》（1988），魏启鹏、胡翔骅《马王堆汉墓医书校释（壹、贰）》（1992），马继兴《马王堆古医书考释》（1992），周一谋等《马王堆医学文化》（1994），鲁兆麟、黄作阵《马王堆医书》（1995），韩建平《马王堆古脉书研究》（1999），严健民《五十二病方注补译》（2005），周贻谋《马王堆简帛与古代房事养生》（2006），等等。美国和日本学者对马王堆汉墓医书也抱有极大的兴趣。1998 年，美国学者夏德安（Harper Donald）出版了《马王堆医书译注》（*Early Chinese Medical Literature：The Mawangdui Medical Manuscripts*，London：Wellcome Asian Medical Monographs，1997），这是第一部将马王堆 3 号墓所有医学文献翻译成西方语言的著作；此后又有日本学者小曾户洋、长谷部英一、町泉寿郎于 2007 年出版的《马王堆出土文献译注丛书·五十二病方》。

20 世纪初，在敦煌莫高窟发现的数万件文书文物中含有的医药文献构成了今"敦煌吐鲁番医药文书"的主体部分，新中国成立后，在敦煌地区出土、敦煌研究院收购以及敦煌市博物馆文物普查中获得的有关医药简帛被学术界称为"新敦煌汉简"，与新中国成立前发现的"旧敦煌汉简"合称"敦煌汉简"。① 在马王堆汉墓简帛医书被发掘以前，因出土文献较少，涉医内容零散，以研究敦煌医药文书为主。随着中医古籍整理事业的全面展开，中医界对敦煌医药文献整理研究的热情亦逐渐升温。除马继兴等编著的《敦煌古医籍考释》在1988年出版之外，1994年中医古籍出版社出版的丛春雨主编的《敦煌中医药全书》、1998年江苏古籍出版社出版的马继兴等辑校的《敦煌医药文献辑校》、2008年广东科技出版社出版的陈增岳所著的《敦煌古医籍校证》等，均为这一阶段中医古籍整理的重要成果。

其他研究可参考张如青、丁媛《出土简帛医药文献研究：回眸与前瞻》一文，该文从学术史角度进行梳理分析，在充分肯定出土简帛医药文献成就的同时，指出现阶段存在的问题与不足，并对今后简帛文献研究做出了前瞻性的思考。②

3. 海外中医古籍回归引发关注

早在20世纪80年代初，就有学者发现海外尤其是日本藏有很多中医古籍善本。海外中医古籍调研引发社会关注，一批眼光卓越的医史文献学家放眼世界，多方收集海外收藏的古医书信息，撰写出版了相关版本目录，并影印回归了大量珍稀古籍，为中医古籍文献版本与学术研究增添了许多宝贵的资料。如1999年马继兴研究员等选辑的《日本现存中国稀觏古医籍丛书》（1999），影印了日本国立公文书馆内阁文库等处元明古医籍17种，包括2种明代朝鲜刻本，具有很高的版本和学术价值。

2001~2002年，马继兴领衔负责科技部基础性工作专项"国内失传中医善本古籍的抢救回归与发掘研究"课题，课题组调查了全球11个国家和2个地区的137家图书馆收藏的27250部中医古籍，并复制回归266种宋、元、明、清版本的善本医籍和抄本，共计174152页，校点或影印出版

---

① 熊益亮：《新中国成立以来中医出土文献的保护与利用》，《中医药文化》2019年第6期。
② 张如青、丁媛：《出土简帛医药文献研究：回眸与前瞻》，王振国主编《中医典籍与文化》第4期，社会科学文献出版社，2022。

了 69 种善本古医籍，[①] 其中由郑金生主编、人民卫生出版社出版 61 种，
编成《海外回归中医善本古籍丛书》，[②] 荣获 2003 年国家出版署与全国古
籍整理办公室第四届全国古籍整理优秀图书二等奖、2004 年中华中医药学
会科学技术奖（学术著作类）一等奖；[③] 另有 8 种收入薛清录主编、中医
古籍出版社影印出版的《中医古籍孤本大全·海外回归部分》。[④] 2005 年，
"国内失传中医善本古籍的抢救回归与发掘研究"项目获得中华医学科技
奖二等奖、中华中医药学会科学技术奖二等奖、北京市科学技术奖二等
奖。[⑤] 2005 年，曹洪欣等编纂"海外回归中医古籍善本集粹"，收录中医
古籍 21 种，其中宋版 4 种，元版 3 种，珍稀日本影宋抄本 5 种，朝鲜古活
字及刻本 3 种，其余为珍善明清刻本及日本写本，所选书目版本精良，具
有极高的学术和文献价值；该丛书虽为影印，但从书目确定至整理编辑均
做了大量的学术研究工作，书前均冠以影印说明，总结了此前历代学者的
研究成果，指出其底本特点与缺失，并补充完善。2010 年，曹洪欣等又续
编《海外回归中医善本古籍丛书（续）》，重新整理并校点了海外回归中医
古籍文献 24 种，为中医文献、医史研究者提供宝贵的资料。

4. 中医古籍辑佚工作成果卓著

中医古籍辑佚需要深厚的学术积淀。伴随着 20 世纪 50 年代末、60 年
代初中医古籍整理校点工作的第一次热潮，中医古籍辑佚工作亦全面展
开，而真正实现辑佚古籍集中、大量出版则是在 20 世纪末和 21 世纪初的
20 年间。这一阶段，中医古籍辑佚逐步走向专业化，成果不断涌现，出现
了几位影响较大的代表性学者，如范行准、尚志钧、马继兴等，他们在本
草类、方书类、养生类及针灸学文献领域的辑复研究，可谓新时期中医古

---

① 《中国中医药年鉴》编辑委员会编《中国中医药年鉴（2005）》，中国中医药出版社，
2005，第 81 页。

② 当代中医药发展研究中心编，张镜源主编《中华中医昆仑》第 12 集，中国中医药出版
社，2012，第 84 页。

③ 万芳：《海外回归古医籍善本又一新作出版——〈海外回归中医古籍善本集粹〉》，崔蒙、朱
冬生主编《中医药信息研究进展（一）》，中医古籍出版社，2006，第 366 ~ 371 页。

④ 马继兴、郑金生：《国内失传中医善本古籍的抢救回归与发掘研究》，《医学研究通讯》
2005 年第 5 期。

⑤ 《马继兴医学文集（1943 ~ 2009）》，中医古籍出版社，2009，第 847 页。

籍辑佚的范例。

第一批 11 种重点中医古籍整理项目中，与其他古籍有所不同的是《神农本草经》一书，因原书已佚，故对辑复与校注有更高的学术要求。经过 10 余年艰苦研究，马继兴等学者于 1993 年编著出版了《神农本草经辑注》。该书由"辑注"和"研究"两部分组成，"辑注"部分广泛收集古代本草文献与非本草文献中的《神农本草经》佚文和古注资料，经过研究、勘比，做出确当校注；"研究"部分则对辑复《神农本草经》的研究思路和辑注方法等有关问题进行了详尽的考证与论述，从方法学角度为中医古医籍辑佚提供了示范。此书集前人研究之大成，凝聚了马继兴先生在本草文献与本草史研究领域的毕生心血，相关研究成果于 1998 年荣获国家科技进步奖三等奖。①

当代中医文献大家尚志钧长期致力于本草文献学研究，以一己之力钩沉辑复了久已失传或残缺不全的 19 种本草典籍，出版本草著作 33 部，发表本草论文 268 篇，手抄笔录本草卡片资料 2000 多万字，内容之博、工程之大、历时之久都是罕见的。② 其中，以《新修本草》的辑复最具代表性。该书辑佚工作开始于 1947 年，前后共用 10 年时间完成，于 1962 年经皖南医学院油印面世；1981 年，该书修订后由安徽科学技术出版社出版；历时 33 年的艰辛工作，使世界上第一部国家药典的原貌复见于世，奠定了我国古本草学研究的基础。此后，尚志钧辑校的《补辑肘后方》《名医别录》《吴普本草》《雷公炮炙论》陆续于 20 世纪 80 年代出版，《本草经集注》《本草图经》《雷公药对》《海药本草》《开宝本草》《本草拾遗》《食疗本草》《吴氏本草经》《日华子本草辑释本》《蜀本草》《药性论》《四声本草》《嘉祐本草》均于 1994～2009 年发行，《肘后方》《新修本草》又分别于 1996 年、2004 年由安徽科学技术出版社再次修订出版。尚志钧先生在辑佚本草的过程中，继承了乾嘉学派的考据学方法，结合现代植物学分类及药物学新知识，在本草文献领域中形成了独树一帜的"本草三重证据

① 《马继兴医学文集（1943～2009）》，第 854 页。
② 任何主编《尚志钧本草文献研究学术成就与经验》，安徽科学技术出版社，2010，前言，第 1 页。

法"，被誉为本草研究的泰斗。

随着中医古籍各相关领域学术研究的蓬勃开展，中医失传古籍的辑佚迎来了史无前例的利好机遇。六朝至赵宋时期有许多较为重要的医学方书，可惜大部分未能存世。因此在方书类文献辑佚方面，以这一时期的医书为主。

较早开展方书辑佚工作的是著名中医医史文献学家范行准先生。1965年，范行准在《中华文史论丛》上发表《两汉三国南北朝隋唐医方简录》一文，文中首列书名、次列书志著录，再列撰者，最后列据辑诸书，①将其所辑录71种医籍给出目录，其中，毛笔小楷辑稿58种122册，钢笔辑稿13种13册。②但由于种种原因，这批辑稿未能问世。直到2007年，在国家整理出版专项经费的资助下，中医古籍出版社才影印出版了范先生辑佚晋唐方书手稿11种20册，包括《范东阳方》《集验方》《删繁方》《经心录》《古今录验方》《延年秘录》《纂要方》《必效方》《广济方》《产宝》《近效方》，定名为《范行准辑佚中医古文献丛书》。辑佚内容主要参考书籍为《外台秘要》《医心方》《大观本草》等，考证翔实，出处明确，且多有范行准的个人评述，具有较高的学术价值。

严世芸、李其忠主编的《三国两晋南北朝医学总集》于2009年由人民卫生出版社出版，此书将存世的三国两晋南北朝360余年间近百种医学著作内容拾遗辑佚，汇为一集，并进行校勘整理。虽然《肘后备急方》《神农本草经集注》《小品方》等部分方书已经刊印，但该总集仍在前人辑佚的基础上进一步辑复出诸多佚文。

早年从事文史类研究的冯汉镛先生的《传信方集释》一书，1959年曾由上海科学技术出版社出版。在中医古籍辑校作品不断涌现的新形势下，冯先生先后于1992年、1993年、1994年出版了《古代秘方遗书集》、《古方书辑佚》和《唐宋文献散见医方证治集》三书，不仅辑复汉至六朝散佚

---

① 范行准：《两汉三国南北朝隋唐医方简录》，中华书局上海编辑所编辑《中华文史论丛》第6辑，中华书局，1965。
② 宋侠撰，范行准辑佚，梁峻整理《全汉三国六朝唐宋方书辑稿·经心录》，中医古籍出版社，2019，原序。

方书 8 种，更将治史学的断代研究方法运用到文献辑录中，纂集了散见于唐宋方书之外的医学资料，极大地丰富了祖国医学文献。

南朝陈延之所撰的《小品方》，成书之后颇受重视，在唐代被定为医学教材，自宋代以后该书逐渐亡佚，其佚文散见于《诸病源候论》《备急千金要方》《外台秘要方》，以及日本的《医心方》、朝鲜的《东医宝鉴》中。20 世纪 80 年代以来，国内陆续有 4 种《小品方》辑本问世：1983年，天津科学技术出版社出版了高文柱《小品方辑校》一书，此本为第一部正式出版的《小品方》辑本，此后，安徽科学技术出版社、上海中医学院出版社、中国中医药出版社分别于 1990 年、1993 年、1995 年出版了汤万春辑注的《小品方辑录笺注》、祝新年辑校的《小品方新辑》和高文铸重新辑注的《小品方》，使唐宋医学方书的相关研究不断有新的进展。

中医古籍辑佚发展虽一波三折，但各机构全面落实《1982—1990 年中医古籍整理出版规划》、《关于进一步加强古籍保护工作的意见》和《全国古籍普查工作方案》，[①] 在"中华古籍保护计划"开始全面实施、中医古籍整理取得辉煌成绩的背景下，辑佚的范围也不断拓展。

《黄帝明堂经》集汉以前针灸腧穴研究之大成，是我国最早的一部针灸腧穴学专著，惜其亡佚甚久，黄龙祥以明刊《医学六经》本《针灸甲乙经》为主本，参以《外台秘要》、日本藏蓝格抄本《黄帝内经明堂》、《医心方》旁校，博采众书，著成《黄帝明堂经辑校》一书，辑校说明中介绍了辑校依据、辑校方法、异文处理原则、主本注文处理原则等，为针灸文献的辑复工作做出示范。马继兴著《针灸学通史》收录其数十年针灸学术研究成果，其中有关亡佚著作及其佚文的考证内容亦为该书的重要组成部分。除此之外，马继兴还辑有先秦至宋元时期的 54 种中医药膳著作，收录于人民卫生出版社 2009 年出版的《中医药膳学》一书中。该书广泛收集历代史档、类书、文集以及中医养生学、药学、膳食等古籍中有关药膳学的内容，是对历代传世药膳文献渊源、演变轨迹及学术成就的高度总结。

---

① 《国务院办公厅关于进一步加强古籍保护工作的意见》，中国政府网，https://www. gov.
cn/gongbao/content/2007/content_549033. htm。

从之前辑佚本草类古籍为主到辑佚方书类、针灸类、养生类等其他类别的中医古籍，众多中医古籍辑佚本的问世在学术界产生了广泛而深远的影响。通过辑佚，恢复、保存了许多散佚的早期中医古籍文献，不仅为进一步研究提供了珍贵的文献资料，亦在一定程度上反映了中医学术发展的历史。

三　第三阶段（2010～2022年）：进入新时代

（一）传承精华，守正创新，中医古籍整理进入新时代

自2007年"中华古籍保护计划"实施以来，全国古籍工作取得了长足进展，中医古籍得到了针对性的保护。

2010年1月27日至31日，国家中医药管理局科技司在福建中医学院（现福建中医药大学）召开"中医古籍整理工作座谈会"，会议制定了《中医药古籍整理研究与保护利用十年规划（2010—2020）》，决定优先支持中医古籍普查、中医古籍资源调研、推进珍稀中医古籍再生性保护等领域重点项目，在全国实施中医古籍保护与利用工程，形成了"政府主导，专家把关，顶层设计，分层实施，稳步推进"的思路，中医药古籍文献保护、研究与利用逐步得到立项支持。一批中医古籍入选《国家珍贵古籍名录》，明万历金陵刻本《本草纲目》、元刻本《黄帝内经》成功入选《世界记忆名录》，这是中国传统医药典籍首次入选该名录；海外回归中医古籍工作取得重大成果，数百种海外所藏中医药古籍复制回归，郑金生主编的《海外中医珍善本古籍丛刊》（2016）收录散佚海外的珍稀中医典籍427种，且多为国内已经失传或存藏极少的珍稀版本，使大量国内已佚或稀见的珍贵版本得以重现，拓宽了中医文献研究者的视野，代表了海外访书的最新成果。2010年启动的"中医药古籍保护与利用能力建设"项目与2012年启动的《中华医藏》编纂出版项目无疑是最受关注的两项中医古籍整理工作。

2010年10月，国家公共卫生资金项目——"中医药古籍保护与利用

能力建设"项目正式启动。项目的基本目标和任务是，整理 400 种重要的中医药古籍，形成当代规范的通行本、传世本，形成代表时代水平的标志性古籍整理成果；制定能够指导当代中医药古籍整理工作的共性技术规范；提升中医药古籍保护和研究机构建设水平，培养一批中医古籍整理研究的后备人才，全面提高我国中医药古籍保护与利用能力。本着"抢救、保护、发掘、利用"的理念，该项目重点选择近 60 年未曾整理出版的重要古医籍，综合考虑所选古籍的学术价值、实用价值和保护价值，出版了"中国古医籍整理丛书"400 余种，涵盖医经、基础理论、诊法、伤寒金匮、温病、本草、方书、内科、外科、妇科、儿科、伤科、眼科、咽喉口齿、针灸推拿、养生、医案医话、医史、临证综合等门类，跨越唐、宋、元、明以迄清末。其中绝大多数中医药古籍是第一次校注出版，一批孤本、稿本、抄本更是首次整理面世。各工作组先后对该项目涉及的中医古籍进行广泛版本调研，复制各种版本 700 余部，订正古籍版本著录问题 500 余处。同时，由王振国、高文柱教授主持，山东中医药大学、中国中医科学院中国医史文献研究所、南京中医药大学专家共同起草，中华中医药学会发布的《中医古籍整理规范》，是第一部关于中医古籍校勘、标点、注释、今译、辑佚、评述、影印和汇编等的行业规范，填补了中医药古籍整理领域行业标准规范的空白。

《中华医藏》编纂出版项目是"中华古籍保护计划"框架下组织实施的大型中医药古籍整理保护项目，由文化和旅游部牵头，国家中医药管理局具体推进，全国中医药行业古籍保护中心（中国中医科学院中医药信息研究所）、国家古籍保护中心（国家图书馆）组织具体实施。项目拟将 2289 种兼具学术价值和版本价值的重要中医药古籍分为经典著作、基础理论、临床各科和民族医药 4 编，进行系统调研选目、书目提要编纂、数字资源库建设和原书影印出版，是一项多行业、多民族共同承担的全面揭示中医药发展源流、系统复兴中华传统文化的重大基础性学术建设工程。为保障项目工作顺利实施，国家中医药管理局设立管理办公室（中国中医科学院中医药信息研究所）、学术办公室（山东中医药大学），作为《中华医藏》组织管理、学术培训、质量保障的责任机构。2016 年 2 月，国家中医药管理局发布《关于加强中医理论传承创新的若干意见》，提出"推进《中华医藏》整理编制"。2017 年，文化部（现文化和旅游部）发布了《"十三五"时期全国古籍保护工作规划》，将《中华医藏》与《儒藏》《中华续道藏》《大藏经》《海外中华古籍珍本丛刊》等国家级重点古籍影印和整理出版项目作为重点任务，持续推进。[①] 2020 年，国家中医药管理局设立了"中医药古籍文献传承专项"，一是继续整理出版一批重要古籍，二是针对中医优势病种开展专题文献挖掘整理，此专项与《中华医藏》编纂出版项目在中医古籍的原生和再生性保护、整理利用研究等方面互为补充、形成合力。这些项目的实施，对于促进我国医药文化的传承发展和古籍的保护利用，弘扬中华优秀传统文化，坚定中华民族自信具有重要意义。

伴随着"中华古籍保护计划"的深入实施，一些大型中医古籍整理丛书面世，中医古籍整理经典版本的重刊和未刊本的点校、影印工作也逐渐展开。2013 年，人民卫生出版社精选 1982 年以来出版的"中医古籍整理丛书"中具有较大影响力的部分名家名著，编为"中医古籍整理丛书重刊"出版。2014 年，湖南科学技术出版社采用珍本古籍原版影印出版了《中医古籍珍本集成》，收入古籍 300 多种，分为《医经卷》《伤寒金匮卷》《温病卷》《方书卷》等 15 个分卷，并组织全国中医药专家进行校勘、注释、点评，以体现古医籍的文献价值和学术价值。2019 年，中医古籍出版社得到国家古籍整理出版专项资助，将范行准所辑散佚中医古籍之手稿重新整理编纂为 11 分册，以"全汉三国六朝唐宋方书辑稿"为名出版；2019～2021 年，北京科学技术出版社出版了"尚志钧本草文献全集·本草古籍辑注丛书"第一辑和第二辑，收录了尚志钧本草文献辑校和整理的 25 部代表性作品。

近年来，一些未经刊刻的稿抄本或其整理本大量问世，如 2014 年由人民军医出版社出版的《齐鲁未刊医籍拾珍》，从历代齐鲁名医的代表著作中选取学术思想突出、影响较大且新中国成立后未曾刊行的 9 种医籍进行

---

① 《文化部关于印发〈"十三五"时期全国古籍保护工作规划〉的通知》，中国政府网，https：//www.gov.cn/xinwen/2017－09/06/content_5223039.htm。

系统整理，对厘清山东中医发展脉络、整理总结山东历代名医的医学理论特色与临床实践经验具有重要意义；2016 年，由中国科学院上海生命科学研究院上海生命科学信息中心与上海科学技术文献出版社共同编纂的"中华中医古籍珍稀稿抄本丛刊"第一辑出版，该丛刊甄选信息中心馆藏中医药古籍中具有珍贵版本及内容价值的 10 种稿抄本作为首批出版对象，以数字复原性出版方式保留原书原貌，具有重要的文献价值和科学研究价值；2019 年由上海科学技术出版社出版的《中医古籍珍稀抄本精选》，从上海中医药大学图书馆和南京中医药大学图书馆所藏众多抄本中精选有价值者 53 种进行点校整理，所选各抄本均为古代无刻本现代又无排印或影印者，对保存中医古籍精华、促进中医临床发展具有重要意义；同年，上海科学技术文献出版社甄选上海图书馆馆藏珍贵中医古籍稿抄本，分类编排并撰写提要，出版了《上海图书馆藏中医稿抄本丛刊》，为珍稀稿抄本的传承与保护提供了重要支撑；2022 年广西师范大学出版社出版的《国家图书馆藏中医稿抄本精粹》，收录国家图书馆收藏、至今尚未刊行过的中医药稿抄本 26 种，这些稿抄本品相甚佳，字迹亦较工整，版本价值极高，是梳理、挖掘中医典籍的重要新成果，于 2023 年获"第八届中华优秀出版物奖图书奖"。

随着全国古籍普查登记工作的进一步开展，越来越多的公共图书馆和科研机构参与到了中医古籍保护和数字化工作中来，"全国古籍普查登记目录"的出版工作取得了不俗的成绩。2014 年，首部古籍普查登记目录——《天津图书馆古籍普查登记目录》由国家图书馆出版社出版，此后，包括《中国中医科学院图书馆古籍普查登记目录》（2016）、《浙江中医药研究院等四家收藏单位古籍普查登记目录》（2019）、《中国科学院上海生命科学图书馆古籍普查登记目录》（2020）在内的古籍普查登记目录相继出版。截至 2021 年 12 月，国家图书馆出版社共出版古籍普查登记目录 125 种，收录 516 家收藏单位的古籍普查数据 130 多万条，成书 193 册。① 2016 年，"全国古籍普查登记基本数据库"② 正式对外上线，该数据

---

① 张珂卿：《〈全国古籍普查登记目录〉出版述论》，《古籍保护研究》2022 年第 1 期。
② 全国古籍普查登记基本数据库，http：//202.96.31.78/xlsworkbench/publish。

库所公布的题名、著者、版本、册数、存缺卷、收藏单位、普查编号、索书号等，是各古籍收藏单位通过目验原书，首次按照统一的古籍著录规则完成的普查工作成果，有效履行了"中华古籍保护计划"要求的摸清古籍家底的职责，实现了全国古籍的统一检索。

中医古籍数字化是对现存中医古籍珍稀资源的抢救性保护，也是有效传承和利用中医药古籍文献资源的重要突破和举措。2022 年 4 月，中共中央办公厅、国务院办公厅印发《关于推进新时代古籍工作的意见》，提出推进古籍数字化、加强古籍数字化资源管理和开放共享等。[①] 将束之高阁的中医古籍文献资源通过数字化、复原性的方式出版，让中医古籍走出库房、走向临床，为科学研究和实验观察提供了依据和指导。一些大型网络数据库的出现也让数字化技术在中医古籍保护和利用方面越发凸显其优越性。图书馆网站主要以揭示馆藏的书目型数据库最多，记录古籍的书名、作者、版本情况等，部分中医药院校图书馆建设有古籍书目数据库，并开发了全文和影像数据库，如中国中医科学院图书馆、南京中医药大学图书馆、成都中医药大学图书馆、山东中医药大学图书馆等，但多有 IP 限制，仅可到馆藏地进行在线阅览。而企业开发的则多为文本与影像相结合的数据库，古籍以原版影像的形式得到永久保存，部分还具有全文检索和图文对照功能。目前开发比较成熟的古籍图文数据库多以综合性数据库为主，如国家图书馆（国家古籍保护中心）建设的"中华古籍资源库"，在线发布资源包括国家图书馆藏善本和普通古籍、甲骨、敦煌文献、碑帖拓片、地方志、家谱等，以及馆外和海外征集资源。各大中医药院校、科研院所使用的代表性中医古籍数据库主要有鼎秀古籍全文检索平台、海外中医古籍库、雕龙医家库、书同文古籍数据库、国医典藏中医古籍数据库、中国近代图书全文数据库等。

（二）完善机构，培养人才，中医古籍整理开创新局面

2010 年以来，全国中医行业已有 1 家图书馆（中国中医科学院图书馆暨

---

① 《中共中央办公厅 国务院办公厅印发〈关于推进新时代古籍工作的意见〉》，中国政府网，https：//www.gov.cn/zhengce/2022 – 04/11/content_5684555.htm。

中医药信息研究所）成为"全国中医行业古籍保护中心"，4家图书馆（南京中医药大学图书馆、上海中医药大学图书信息中心、中国中医科学院图书馆、安徽中医药大学图书馆）入选国务院"全国古籍重点保护单位"。

　　"中医药古籍保护与利用能力建设"项目、《中华医藏》编纂出版项目等重大项目的实施，使老中青三代学人齐聚一堂，为中医古籍整理、中医文化与学术传承提供了重要的人才储备，中医药古籍整理研究人才匮乏的状况大为改观。本项目实施过程中，为保证整理工作的规范性、先进性、科学性，国家中医药管理局成立了项目专家组，专家委员会成员均是从事古籍整理研究20年以上的专家，有的专家从事古籍整理研究长达70多年，甘苦备尝，深知中医药古籍整理研究任务的艰巨性。他们的"扶持、参与、帮助"，凝聚一生的经验和智慧，成为项目质量的重要保证。项目的实施有效地稳定了中医药古籍文献研究队伍，培养了研究人才，提升了研究能力。许多中医药古籍保护和研究机构得以强化重建，中医药文献研究的人才青黄不接的状况得以显著改善，中医药古籍出版编辑的专业队伍也不断壮大。

四　结语

　　古籍承载着中华优秀传统文化的精神标识，蕴含着实现中华民族伟大复兴的精神力量。中医药是打开中华文明宝库的钥匙，中医药古籍是中医学术体系和原创思维的重要载体，是中华民族防病治病经验的宝库，也是具有世界影响的科技文化财富。

　　40年来，中医药古籍整理与利用已经开展了大量工作，但我们仍要清晰地认识到，当前的中医古籍整理出版仍面临着古籍调研困难、底本选择随意、质量参差不齐、编校人才短缺等问题。① 当前，正值中医药事业发展的大好时机，中医古籍工作面临新要求、迎来新机遇，越来越多的人认

---

　　①　陈仁寿：《中医药古籍整理现状与关键问题探析》，《南京中医药大学学报》（社会科学版）2022年第3期。

识到中医药古籍整理工作的重要性。未来的中医古籍整理工作，应积极引导馆藏单位和个人收藏者为古籍查阅、底本复制提供服务，尤其是《中华医藏》与中医药古籍文献传承专项的推进，可在全面排查中医古籍存佚和整理情况的基础上，客观评估已整理古籍的质量，在中医古籍的原生和再生性保护、整理利用研究等方面互为补充、形成合力，尽可能避免低水平重复校注。

道阻且长，行则将至；行而不辍，未来可期。中医古籍工作应紧跟党和国家的文化战略，深切关注国家中医药创新发展的需求，把中华优秀传统文化的精神标识和具有当代价值、世界意义的文化精髓提炼出来、展示出来，把中医药这一中华民族创造的伟大宝库保护好、发掘好、利用好，为建设健康中国、实现中华民族伟大复兴中国梦贡献中医力量。

本文初稿曾以《四十年初心如磐，再扬帆笃行致远——纪念〈关于整理我国古籍的指示〉下发暨中医古籍整理事业四十年》为题，发表于全国古籍整理出版规划领导小组办公室编印的《古籍整理出版情况简报》（总第607、608期），并得到中国中医科学院中国医史文献研究所李经纬研究员、北京中医药大学钱超尘教授指导，谨致以衷心感谢。

《肘后备急方》文献研究三题*

沈澍农**

【摘要】 在《肘后备急方》的文本传承中，存留着不少一直未解的难题。本文涉及其中三个问题。第一题指出，葛洪该书初定书名为《肘后救卒（方）》，后世定名为《肘后备急方》，是与唐代避讳相关的一种特殊机制所致。第二题是关于《肘后备急方》中《鹿鸣山续古序》这篇短文的探讨，本文认为该短文实为陶弘景序的"续记"，而并非独立序文，其作者可能是黄敏。第三题是对《肘后备急方》书中疑难词"累"的解读，本文指明"累"是一个自然单位量词，一个较大的块根和相连的小块根共为一"累"；现传《肘后备急方》中出现的"一两累"，"两"字应当是衍文，原文应为"一累"。

【关键词】 《肘后备急方》 《肘后救卒方》 避讳 《鹿鸣山续古序》 累

东晋葛洪所作的《肘后备急方》（以下不需要全称时用简称《肘后方》），是重要的中医早期方书，又是存世第一种救急方书。但该书历史久远，在历代流传中，整理、校刊者众多，摘引该书条文的后世书更是不计其数，导致现今传世本颇多混乱，文本有大量缺失和后世的掺混，文字内容也有很多错乱，需要深入研究才能堪破。本文通过文献考证，意在解决该书中三个难题。其一是该书葛洪初名"肘后救卒（方）"缘何被改称"肘后备急方"；其二是关于《肘后方》中的《鹿鸣山续古序》的诸多疑点；其三是《肘后方》中疑难字词"累"的解读。

---

* 本文为国家社会科学基金重大项目"敦煌西域出土汉文医药文献综合研究"（17ZDA332）成果。

** 沈澍农，南京中医药大学教授。

一 《肘后备急方》书名变化考

很多古书有不同书名。《肘后备急方》书名变化尤多，现在通用的《肘后备急方》并非葛洪当初自命之书名。

（一）众多的历史用名

在《肘后方》葛洪自序中，明确表述：葛洪先"选而集之，使种类殊分，缓急易简，凡为百卷，名曰《玉函》"。可见葛洪首先完成的是名为"玉函"（即《玉函方》）的百卷鸿篇巨制。然而正因为其书体量过大，"非有力不能尽写"，故葛洪"采其要约，以为《肘后救卒》三卷"，"若能信之，庶免横祸焉"。[①] 这就是《肘后方》一书的成因。很明显，"《肘后救卒（方）》"是葛氏原先自命书名。南朝陶弘景为《肘后方》所作序言中亦称，"见葛氏《肘后救卒》"。[②]

葛氏《抱朴子》卷十五《杂应》记述：

> 余见戴霸、华他［佗］[③] 所集《金匮》《绿囊》，崔中书《黄素方》及百家杂方五百许卷，甘胡吕付［傅］，周始、甘唐通、阮南河［河南］等各撰集暴卒备急方，或一百十，或九十四，或八十五，或四十六，世人皆为精悉不可加也。余究而观之，殊多不备，诸急病其尚未尽；又浑慢［漫］杂错，无其条贯，有所寻按，不即可得；而治卒暴之候，皆用贵药……但说身中孔穴荣输之名，自非旧医备览明堂流注偃侧图者，安能晓之哉？余所撰……九十［救卒］三卷，皆单行径易，约而易验，篱陌之间，顾眄皆药；众急之病，无不毕备。家有此方，可不用医。[④]

---

① 沈澍农：《肘后备急方校注》，人民卫生出版社，2016，第6页。
② 沈澍农：《肘后备急方校注》，第8页。
③ 本文中，以方括号［ ］校正原始文献的俗字、错字等。
④ 葛洪：《抱朴子内外篇》，商务印书馆，1965，第83~84页。

　　葛洪指出这些时医所撰备急之书主要缺点有四个方面：一是病种不全，二是杂乱无序，三是贵药难办，四是穴腧难明。因而他才在撰著百卷的"玉函方"之外，另编一小型方书《肘后救卒》，为的是"单行径易，约而易验"。大概是为了与他人类似书有所区别，从一开始，葛氏就弃用了他人用过的"暴卒备急"之类书名，而改用"肘后救卒"（上引"九十"被认为是"救卒"音、形之讹）。

　　后来，陶弘景对《肘后方》做了改编，序言称："辄更采集补阙，凡一百一首，以朱书甄别，为《肘后百一方》。"① 金代杨用道再次校刊，刊刻本"目之曰《附广肘后方》"。② 以上《肘后救卒（方）》《肘后百一方》《附广肘后方》三名，来历明确，是《肘后方》命名意图清晰的三个不同阶段的命名。

　　但验之书目，该书历史记载中之书名却出现了较多名目。

　　《晋书·葛洪传》作"《肘后要急方》四卷"。

　　《隋书·经籍志》载："《肘后方》六卷，葛洪撰（梁二卷）；陶弘景《补阙肘后百一方》，九卷，亡。"

　　《旧唐书·经籍志》作"《肘后救卒方》四卷，葛洪"，又有"《补肘后救卒备急方》六卷，陶弘景"。

　　《新唐书·艺文志》作"葛洪《肘后救卒方》六卷"，亦有后者。

　　唐朝王松年撰《仙苑编珠》卷上引《道学传》载"《肘后要方》四卷"（见正统道藏本）；《肘后备急方》道藏本作"葛仙翁《肘后备急方》卷"（吕颙本，李栻、刘自化本同），《四库全书》本作"《肘后备急方》八卷"，后者为今通行之名。

　　此外，《隋书·经籍志》中甚至还有"《扁鹊肘后方》三卷"，《旧唐书》卷一百零二《列传第五十二》还载有刘子玄（刘知幾）之子贶撰有"《真人肘后方》三卷"，《新唐书》更标明为"刘贶《真人肘后方》三卷"。这些与葛洪《肘后方》不知道有无关联。

---

① 沈澍农：《肘后备急方校注》，第 8 页。
② 沈澍农：《肘后备急方校注》，第 16 页。

（二）书名变化的历史

上述众多书名中，"肘后"者，犹言"袖珍"，谓形制小，可珍藏于衣袖之中、手肘之后；"救卒"者，即救急，此为原书名义。后有更名谓"要急方""要方"者，表明为临急可用之要方。"备急"者，预先备办，以应对卒急发生之疾也。

《肘后备急方》所集之方，就是以单验方为主的"小方"。小方多用单味药，且多用田野家苑易得之药，故便于无专业医者时的临时应用，名为"救卒""备急"，盖取意于此。

就语义看，不同书名都是能够理解的。但其中确实存在一个难解之点：葛洪自命之书名《肘后救卒（方）》，后世为什么被舍弃，而改为其他名称？

分析前列书名，"肘后"是各版都用的。但书名中的另一要素却多次变化：

葛氏称"救卒"，陶氏改为"百一"。陶氏之改是因为改成了101篇，而"百一"又是佛家的一个概念数，不难理解其改动之义。

"要急"则首见于唐初重臣房玄龄主持编修的《晋书·葛洪传》中，记为《肘后要急方》（此外唐朝王松年撰《仙苑编珠》卷上引《道学传》载"肘后要方"，为类似之名）；另外，唐初魏徵、长孙无忌先后主持编修的《隋书·经籍志》记为《肘后方》和《陶弘景补阙肘后百一方》：三个书名虽各不相同，但是共同舍弃了"救卒"二字。很明显，正是在唐初，"救卒"二字被弃用了。

后晋刘昫等撰《旧唐书·经籍志》记为《肘后救卒方》和《补肘后救卒备急方》；北宋宋祁、欧阳修《新唐书·艺文志》书名同，二书都重拾了"救卒"二字，但后者是将"救卒"与"备急"连言。

到明代，道藏本记为《葛仙翁肘后备急方卷》（稍后的吕颙本，李栻、刘自化本同），应是在《补肘后救卒备急方》一名中删"救卒"二字而成（选"备急"而不选"救卒"，又或与道家忌言死有关）；清代《四库全书》本舍去人名，记为"《肘后备急方》八卷"，至此《肘后备急方》成为后世通行之名。

这个演变的梗概是：葛氏自命书名为《肘后救卒》，唐初"救卒"二字被舍弃，唐后期曾被恢复，并出现了"肘后""救卒""备急"连用的书名，再之后书名被确定为《肘后备急方》。其中特别需要关注的是"救卒"二字的隐现。

（三）书名更替的原因

原本当用的字不用，而另改他名，这在文献发展历史上往往是因为避讳。避讳即忌用帝王或尊长的名讳，常见两种做法。一是对当避的字省写个别笔画（通常是末笔），二是改用近义字代替本当用字。在后者中，人们见到避讳改字，会自然联想到本来当用的字。这种联想，本是改字避讳方式的有意设计。但是在历史上，"救""卒"二字都不是典型的需要避讳的字，包括唐代也没有这样的需要。相反，"救"在唐代还可以是"治"的避讳改字之一，今传本《肘后备急方》全书篇题大多用"治"，但前三篇篇题改为"救"，正是避唐李治之讳而改。至于后面各篇未改，笔者猜想，可能是有前三篇示例已经能够显示避讳之意，因而不必尽改。

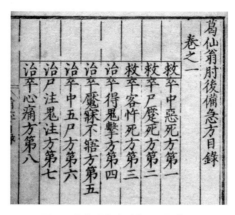

图 1 《肘后备急方》目录首页

资料来源：《东洋医学善本丛书》第二十七册，東京：オリエント出版社，1992。

那么，似乎并没有什么理由要弃"救"而不用。

但笔者猜测，此事依然与避讳有关。具体说，是与避唐高宗李治讳有关。

《晋书》编写时，李治已经成为太子，且在《晋书》编成后一年即皇帝位（不排除《晋书》成书后再传抄时发生新的局部改动）；《隋书》编写开始得早，但贞观十年（636）初步完成的只是纪传部分，而史志部分是贞观十五年重新开始，由长孙无忌主持，至显庆元年（656）方完成，此时，李治已经即位八年。

其实在李治朝，关于是否避"治"字，是有过避与不避的不同考虑的。

《册府元龟·帝王部·名讳》载：

> 高宗讳"治"。即位之初，有司请改"治书侍御史"为"御史中臣"，诸州"治中"为"司马"，"治礼郎"为"奉礼郎"。帝以贞观时不废先帝二字，不许。有司奏曰："先帝二名，礼不偏讳。上既单名，臣子不敢指斥。"从之。

> 显庆五年正月壬寅诏曰：孔宣设教，正名为首；戴圣贻范，嫌名不讳。比见钞写古典至于朕名，或缺其点画，或随便改换。恐六籍雅言，会意多爽；九流通义，指事全违。诚非立书之本意。自今以后，缮写旧典，文字并宜使成，不须随义改易。①

李治先说不用避"治"字讳，经有司劝说又同意避，但之后发现这样做还是存在一定问题。因为"治"是常用字，避讳时影响范围较广。因而最终规定，日常书写要避，但"缮写旧典"不必避。在唐代文献中，避"治"字，有"缺其点画"者，更多的却是"随便改换"即改用近义字。改字避讳做法的潜在机制是，因为是近义字，人们读书见到这些字时，因时空背景和语境提示，心中能够会意出原本该用的字。而"治"是多义字、常用字，因而在古书中"治"就会因为不同语境而改用不同方面的近义字，如有"疗""理""主""救""静"等多种不同改法。

但此法在应用中也可能产生一个副作用——对于因避讳而改用的字，

---

① 王钦若：《册府元龟》，《景印文渊阁四库全书》第902册，台北：台湾商务印书馆，1983，第148页。又，引文后半条亦见于《唐会要》卷二十三、《通典》卷一百零四，二本并为"诚非立书之本"，无"意"字。

在作为避讳代字使用时当然需要通过联想返回原字；可若不是用作避讳代字，而是其本来用法时，也有可能让人产生这样的联想。因此，在某些特别的场合，当一定的语境中可能发生不合宜的理解时，最好回避这个字，以免引导人产生错误的联想。

《肘后救卒方》一名，本无需要避讳的情况；而且本书正文中恰恰有用"救"代替"治"的避讳用例。但是，正因为"治"可以用"救"来改字避讳，"救"和"治"二字之间就有了一种特殊字际关联，人们看到"救"，就可能联想成"治"。《肘后救卒方》这一书名如果在唐初流行，人们看到其中的"救卒"，就有可能联想成"治卒"，而这样的联想会形成另一种理解，一种大逆不道的理解，因此，《晋书》《隋书》二书的编写者，乃至民间的使用者，会有意识地避免此书书名中可能联想出的潜在的"恶意"，因而就干脆舍弃"救卒"二字，改用意思相近且有历史传承的"要急""备急"之名。后者则被后世广泛沿用。

"救卒"乃至"治卒"，当然不是完全不能使用，《肘后方》各篇题中"救卒……"的文字组合有三例，"治卒……"的组合更为多见。但那是在书的内容中，阅读时有一定的语境约束，并不容易发生歧解联想。而在书名中孤立出现时，却更容易发生这样的歧解。况且一本医方书，阅读其内容的人毕竟不多，而一般人看到这一书名的机会倒是比较多的，因而，对书名更需要审慎。

因特定字词组合可能产生不当联想而改词特别是改书名，在笔者阅读范围中，没有见到提及此种特殊忌讳做法的。但从《肘后方》书名被改的历史时间节点看，这种可能性是存在的。

现传该书最早本是明代道藏本，该书书名作《葛仙翁肘后备急方卷》，本自《旧唐书》"肘后救卒备急方"一名，而又一次舍去了"救卒"二字，这一次又或与道家忌言死亡有关，虽然此"卒"字原非此义，但有唐代改名"肘后要急方"、宋代改名"补肘后救卒备急方"为基础，明代之后各通行本皆题为"肘后备急方"，也是有来由的，不排除明代人是在不明就里的情况下不很经心地选择了唐代用过的书名。此后，《肘后备急方》遂成为通行之名。

二 《鹿鸣山续古序》考

《鹿鸣山续古序》是《肘后方》书前的一篇短序，存世最早的道藏本《肘后方》即有此序，以后各版《肘后方》亦大多载有此序。序言作者佚名，也没有足够史料能说明作者情况，因而只能尽可能通过内容来考察。

序言不长，全录于此：

> 观夫古方药品分两、灸穴分寸不类者，盖古今人体大小或异，藏府血脉亦有差焉。请以意酌量药品分两，古序已明，取所服多少配之。或一分为两，或二铢为两，以盏当升可也。如中卷末紫丸方，代赭、赤石脂各一两，巴豆四十，杏人五十枚，小儿服一麻子，百日者一小豆且多矣。若两用二铢四象，巴豆四、杏人五枚，可疗十数小儿，此其类也。灸之分寸，取其人左右中指中节可也。其使有毒狼虎性药，乃急救性命者也，或遇发毒，急掘地作小坑，以水令满，熟搅稍澄，饮水自解，名为地浆。特加是说于品题之后尔。①

不难看出，与通常的医籍序言不同，《鹿鸣山续古序》没有一般医籍序言必说的套话（诸如医药如何神圣伟大，古代帝王、大医如何重视医药等），也没有叙述这本书如何著成、价值如何之高之类，而是直接讨论了一些与医学有关的具体问题。

如开篇第一组问题是，怎样看待"古方药品分两、灸穴分寸不类者"。答案是交叉着说的：关于后者，"盖古今人体大小或异，藏府血脉亦有差焉"；关于前者，则"请以意酌量药品分两，古序已明，取所服多少配之。或一分为两，或二铢为两，以盏当升可也"。二者错序。之后则讨论了几点零散的医药知识，包括药物计量变化、灸穴定位方法、毒药致病救急等三点，也不成系统。通篇没有提及对所在书的评价，因而，是一篇不合常规的"序"。

---

① 沈澍农：《肘后备急方校注》，第 14 页。

（一）《鹿鸣山续古序》的属性

在道藏本《肘后方》中，有段成己序、葛洪序、陶弘景序、鹿鸣山序、杨用道序；之后各版大多加上主持翻刻者的题序。如明代李梴、刘自化本中，除了最前面增加了一篇李梴序言，其他内容与道藏本基本相同。

从内容看，《鹿鸣山续古序》与陶弘景序在内容上有呼应。例如药物用量问题，所对应的陶序中的内容为："凡云分等，即皆是丸散，随病轻重，所须多少，无定铢两，三种五种，皆分均之分两。"《鹿鸣山续古序》是在此基础上的引申。关于"灸穴分寸"，则更可能远接葛洪序中"兼之以灸，灸但言其分寸，不名孔穴"一句，指此"分寸"是"取其人左右中指中节"来量度。但因为只有陶序较多地谈论了使用方药的基本问题，所以这篇短序很可能旨在补述陶序的内容。

宋代庞安时（约1042～1099）《伤寒总病论》卷六之末（即全书正篇之末）附《上苏子瞻端明辨伤寒论书》，其中引用了"续古序"前部一段话："陶隐居云：古今人体大小或异，藏府血气亦有差焉，请以意酌量药品分两。古引以明，取所服多少配之。或一分为两，或二铢为两，以盏当升可也。"① 引文与传世《肘后方》明刊本序言仅一字之差，明刊本"古序"，此处为"古引"。陆游《老学庵笔记》卷六记："苏东坡祖名'序'，故为人作序皆用'叙'字；又以为未安，遂改作'引'。"② 庞、苏二人，因庞为苏治病而相交，互相敬重，故庞呈书苏东坡，亦避其家讳，改"序"称"引"。需要注意的是，文中将这一段话归为"陶隐居云"，可见当年庞氏见到的"续古序"很可能还以某种形式掺杂黏附在陶序之末，所以庞氏把"续古序"中的话直接当成了"陶隐居"的话。

又，"续古序"最后一句说："特加是说于品题之后尔。"品题，意即品评，用作名词，可引申指题跋，在本处即指陶序。由此亦可见，"续古序"原本是赘接于陶序之后的。

---

① 庞安时：《伤寒总病论》，《景印文渊阁四库全书》第738册，第660页。
② 陆游：《老学庵笔记》，《钦定四库全书荟要》第33册，台北：世界书局，1985，第278～786页。

再从编排顺序看，《肘后方》各本中，该短序都接于陶弘景序之后。而在刊印方式上，现存最早的道藏本中，该书的六篇序言是连排的，即后篇紧接前篇，各序间无空行。其后的第二早本，同时是单行本最早本的吕颙本亦是如此。

在这样的版式下更容易看出，《鹿鸣山续古序》本来不是一篇独立的序，它主要是对陶序内容的几点补充附注，原本可能是写在陶序后的几条附记，或是写成了一个附笺，被后人补抄在了陶序之后，又加了独立标题。这样，就使该序言变得像是一篇独立序言。

当然，除《鹿鸣山续古序》外，书中其他的序也是这样连排的。

明代李栻、刘自化本刊行时，已经不能辨清此"序"不与他序平行，而是一附属注文的属性。为了版式美观，改为各序皆另起页编排，李栻、刘自化本之后，各版依从此本，由此，遂无人再注意此序属性有所特别。但按照以上对《鹿鸣山续古序》本来意义的分析看，在各篇序言另起分页刊印时，这一篇仍应该紧随陶序之后，不另起页。

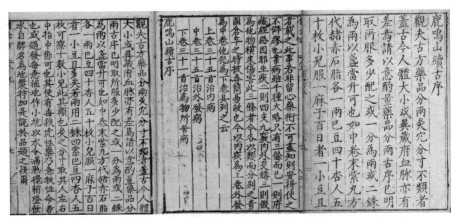

图2　吕颙本《鹿鸣山续古序》紧接前序，李栻、刘自化本（及后世多种版本）各序另起页
资料来源：吕颙本现藏台北"故宫博物院"，李栻、刘自化本见《东洋医学善本丛书》本。

再回看原序标题。书的序言，标题通常会是"书名＋'序'"（如"《附广肘后方》序"）或"作者＋书名＋'序'"（如"华阳隐居《补阙肘后百一方》序"），其中"序"字为文体名。在"鹿鸣山续古序"一题中，"鹿鸣山"应该是某位古人也就是作者的号，较大可能是以地名为号的。而其后的"续古序"三字中，"续古"既不是人名，亦不是篇名。从上文对短序内容的分析可知，序题"鹿鸣山续古序"结构不是"鹿鸣山续古—序"，而是"鹿鸣山—续—古序"。所以，古人为短序立题时，明确标示为"续—古序"，对短文属性的把握原本还是清楚的。而所谓"古序"，指的就是陶弘景所作"华阳隐居《补阙肘后百一方》序"。

（二）"鹿鸣山"其人略考

上述，"鹿鸣山"应是某位古人的号。虽未见史料有相关记载，但有一条史料似乎与此相关。南宋王应麟《玉海》卷四十二：

> 《实录》：祥符五年正月癸未，以怀安军鹿鸣山人黄敏（《书目》云"黄敏求"）为本军助教。敏明经术，尝着《九经余义》四百九十三篇（《会要》无"三"字），转运使滕陟（一作"涉"）以其书上进，帝命学士晁迥等看详，迥等言所着撰可采，故特有是命（《会要》同）。①

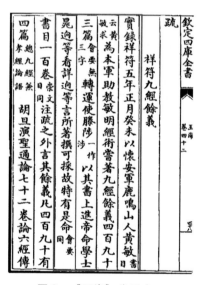

图3　《玉海》卷四十二

资料来源：王应麟：《玉海》，《景印文渊阁四库全书》第 944 册，1983，第 180 页。

① 王应麟：《玉海》，《景印文渊阁四库全书》第 994 册，第 180 页。

此位黄敏（或黄敏求。以下不赘注）是怀安军鹿鸣山人。怀安军是宋代的军事行政区，位于今成都治下。"鹿鸣山"在全国有几处，"怀安军"附近就有丰都县白鹿山，又名鹿鸣山。相传宋初其山曾有鹿鸣，引得苏氏父子来探访留诗，但其山名亦未必起始于此。祥符，即大中祥符（1008~1016），是宋真宗赵恒的第三个年号，祥符五年即公元1012年，黄敏著《九经余义》上呈（《宋史》卷二百零二《艺文志一》亦记载："黄敏求《九经余义》一百卷"）。这个年份与笔者推断《鹿鸣山续古序》写成的时间相近（见下文）。因而《肘后方》中作序的"鹿鸣山"或有可能就是此人，只是想要进一步证实，还须求得更多相关证据。

所幸，文中还提及二位宋人，可以佐证其事可能较为可信。前者为宋代诗人、官员滕知白之子滕涉，大中祥符二年为梓州转运使，11年后转任户部判官。后者晁迥（951~1034），字明远，太宗太平兴国五年（980）进士；真宗即位后擢右正言、直史馆、知制诰，景德二年（1005）拜翰林学士。二人任转运使、翰林学士时间与上述祥符五年相合。其年晁迥51岁，黄敏年龄可能小于晁迥，估算当年40岁上下，在之后约20年，他写成《鹿鸣山续古序》。现在已知的《肘后方》最早刻本在北宋仁宗嘉祐四年（1059）之前，此本中应该已经载入《鹿鸣山续古序》；又几十年后（1099年之前），该序言被庞安时引用。以上时间线各节点顺序排列，可相互印证。

（三）《鹿鸣山续古序》产生的年代

关于《鹿鸣山续古序》产生并进而附入《肘后方》的时间，还有一些佐证。具体时间虽然无从查考，但通过多方印证，我们可以得到一个大约的时间范围。

1. 上限考证一："以盏当升"

一个文献中记述或涉及某事，则该文献的产生必定在该事之后。

> 《鹿鸣山续古序》："请以意酌量药品分两，古序已明，取所服多少配之。或一分为两，或二铢为两，以盏当升可也。"

这里是说药量演变问题。特别需要注意的是，其中的"以盏当升"一句，有特定的历史背景。笔者曾撰文考察，"盏"用于约量送服药物的液体量的记载，可能起于晋代，唐代才稍得流行；而用于约量煎药水量，则是到宋代煮散盛行时。因煮散只取少量药物粗散入煎，用水量大大减少，通常只要一盏即可，因此旧时经方煎药用水以升、斗计，到此时就普遍改为用"盏"计。因而，"盏"字用于计煎药的水量，起于宋初。这个用法可以成为一个尺度，用以判定文献形成于宋以前还是宋以后。① 宋初的《太平圣惠方》（成于 992 年）卷二《论合和》篇有云："凡煮汤，云用水一大盏者，约一升也；一中盏者，约五合也；一小盏者，约三合也。"② 这大概是"以盏当升"的最早记载。"续古序"倡"以盏当升"，虽然没有明确用于计煎药的水量，但一般性地倡导"以盏当升"，就决定了其序较大可能是宋初的附记。由此，《太平圣惠方》著成的公元 992 年大致可断为序言产生的上限。

2. 上限考证二：两用二铢四絫

《鹿鸣山续古序》："如中卷末紫丸方，代赭、赤石脂各一两，巴豆四十，杏人五十枚，小儿服一麻子，百日者一小豆且多矣。若两用二铢四絫，巴豆四、杏人五枚，可疗十数小儿，此其类也。"

"两用二铢四絫"，这句话的基本出发点是，同一衡名，古秤量小，今（序言作者所在时代）秤量大，当然这是基本的历史事实。古代度量衡演化的总体趋势，是越往后越大，以常用单位看，度量衡演变估值如表 1 所示。

表 1 度量衡演变估值

度量衡名	两汉	唐	宋
一尺	23.1 厘米	30 厘米	31.2 厘米
一升	200 毫升	600 毫升	670 毫升
一斤	248 克（东汉 220 克）	661 克	633 克

资料来源：以上数据取自丘光明《中国历代度量衡考》（科学出版社，1992）一书前附的总表。

---

① 参见沈澍农《古方书量词"盏"的用法变化——兼论〈金匮要略〉煮散方与版本问题》，《中华医史杂志》2022 年第 1 期，第 3 ~ 11 页。
② 王怀隐：《太平圣惠方》（上），人民卫生出版社，1958。

可见，两汉到唐宋，度制虽有变化但变化不是很大，量制和衡制则发生了较大变化，大约为1：3。

《说文解字·网部》："两，二十四铢为一两。"中国古代对"两"以下的微重单位，一般使用"黍—絫—铢—两"制。如《夏侯阳算经·辩度量衡》："称之所起，起于黍，十黍为一絫，十絫为一铢，二十四铢为一两，十六两为一斤。"①二十四铢为一两，这种进制计算起来很不方便，却沿用了很久。

一两等于二十四铢，故古一两，"今"取古一两的三分之一即"八铢"，就大体相等了。但是，《鹿鸣山续古序》提出的却是"两用二铢四絫"，原用一两的药，如今改用十分之一两。显然，这与上文所说1：3相去甚远。但是，这倒不是作者信口胡来，实际是道出了实情，也暴露了文章形成的背景。

《苏沈良方》卷一《论汤散丸》："大率汤剂气势完壮，力与丸散倍蓰。煮散，多者一啜不过三五钱极矣！"②同书卷二有实例：

解伤寒小柴胡汤

柴胡（二两）黄芩 人参 甘草（炙）生姜（各三钱）半夏（汤洗一两半）大枣（十二枚破）

右剉如麻豆大，以水三升，煮取一升半，去滓，再煎取九合，温服三合，日三服。此古法也。今可作粗散，每服三钱，枣三枚，姜五片，水一盏半。煎至八分，温服，气实疾势盛者，加至四五钱不妨，并去滓。此张仲景方。予以今秤量改其分剂。③

这是沈括记述的源自张仲景经方的小柴胡汤，其各药用量比传世《仲景全书》本《伤寒论》同方用量均已大减，然其药量累加仍有四两七钱（大枣论枚数不计入）；而改成煮散，则是将姜枣以外各药（总量四两四钱）打成粗散，从中取服三钱，或加至四五钱。与前面煎服用药量恰好是

---

① 夏侯阳：《算经》，《续修四库全书》第1041册，上海古籍出版社，2002，第622页。
② 苏轼、沈括：《苏沈良方》，沈澍农、温雯婷校注，中国医药科技出版社，2018，第11页。
③ 苏轼、沈括：《苏沈良方》，沈澍农、温雯婷校注，第43页。

十分之一上下。虽然中医各别方剂药物总量相差很大，而煮散时多一概取三五钱服用，相对于原方取用比例本来并不一致，但笼统说成用十分之一量，大致符合当时实情。

庞安时在《伤寒总病论》卷六《辩论》条中说："唐自安史之乱，藩镇跋扈。至于五代，天下兵戈，道路艰难，四方草石，鲜有交通，故医家省约，以汤为煮散。至有未能中病，疑混而数更方法者，多矣！沿习至今，未曾革弊。"①此风延至两宋乃至金元，尤以北宋为代表。宋初成书的《太平圣惠方》中，煮散方竟达四分之一强。每次服用的药量大减，这也是煮散的显著特点之一。由此可见，《鹿鸣山续古序》中倡导将药量改用为十分之一，恰恰与宋代煮散盛行后时人对药量的变化的感受直接相关。

《鹿鸣山续古序》暗含着煮散理念，这就进一步证明，此序是宋代煮散盛行后的产物。

3. 下限考证一：庞安时之引用

一个文献形成之后，才可能发生他人引用。因此，后人引用该文献的最早时间，可以成为该文献形成的下限。目前既知最早明确引用《鹿鸣山续古序》者为宋代庞安时《伤寒总病论》及庞氏写给苏轼的书信。

前述，宋代庞安时《伤寒总病论》引用了此序内容。《伤寒总病论》书末有宋元符三年（1100）黄庭坚序，虽然今传本《伤寒总病论》书末有魏炳后附内容，注有"政和岁次癸巳（1113）门人布衣魏炳编"（《四库全书总目提要》作"董炳"，似误）之尾记，因此此书初刊时间不十分确定。但不论其书初刊于何时，前引庞氏写给苏轼的书信《上苏子瞻端明辨伤寒论书》，书信中也引用了《鹿鸣山续古序》。因此，《鹿鸣山续古序》形成之下限，应为庞氏卒年（1099）。《伤寒总病论》书首还附有苏轼收到庞氏之书后所写覆帖，苏氏晚庞氏两年（1101）即去世，亦足证庞氏此书著成于老年近终之时。

---

① 庞安时：《伤寒总病论》卷六，日本静嘉堂文库藏宋本，第12～13页。

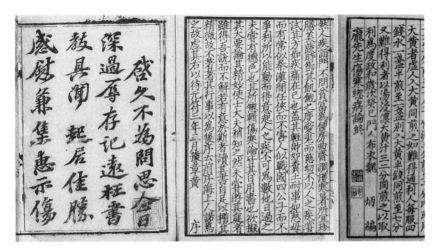

图4　苏轼覆帖、黄庭坚序、魏炳附篇题记

资料来源：庞安时：《伤寒总病论》，日本静嘉堂文库藏宋本。

4. 下限考证二：宋臣之批评

宋本《千金要方》在序言后、目录前有一篇《新校备急千金要方例》，其中论曰：

> 孙氏生于隋末，终于唐永淳中，盖见隋志、唐令之法矣，则今之此书，当用三两为一两，三升为一升之制。世之妄者，乃为［谓］古今之人大小有异，所以古人服药剂多。无稽之言，莫此为甚！今之用药，定以三两为今一两，三升为今一升。①

此例言无署名，但可以看出是宋代校正医书局整理《千金要方》时，从全书中摘取了一些体例性条文汇集成篇。《千金要方》书末有宋臣后记，记述整理时间为"治平三年"，即公元1066年。此例言中对"世之妄者"之议做了批评，虽未明确指出"妄者"为谁，但所引用语与《鹿鸣山续古序》中的"古今人体大小或异"一语吻合，故一般认为就是批评了《鹿鸣山续古序》。

宋代校正医书局校书时，收集了大量古代医书，从以上批语看，当时

① 孙思邈：《备急千金要方》，人民卫生出版社，1956，前部第4页。

所见到的《肘后方》中，已有《鹿鸣山续古序》。因此，在治平三年之前，这篇"续古序"应该已经面世。

将以上线索做个小结：宋代立朝于 960 年，《太平圣惠方》成于 992 年，《千金要方》中宋臣引用在 1066 年，庞安时《伤寒总病论》引用发生在 1099 年前……取一个折中值，《鹿鸣山续古序》附入《肘后方》的时间在 1030 年前后，即宋仁宗赵桢在位期间（1022～1063）。

前文说到了"鹿鸣山人黄敏"曾在祥符五年即 1012 年著《九经余义》，推测他在此后约 20 年写成《鹿鸣山续古序》，时间上也恰好吻合，由此强化了二者的关联。

（四）《鹿鸣山续古序》其他疑难点讨论

《鹿鸣山续古序》中还存在一些其他疑难点，需要加以讨论。

1. "中卷末紫丸方"

《鹿鸣山续古序》："如中卷末紫丸方，代赭、赤石脂各一两，巴豆四十，杏人五十枚，小儿服一麻子，百日者一小豆且多矣……"

序中以"中卷末紫丸方"为例讨论用药量问题。既有"中卷"，则会对应地有"上卷""下卷"，说明作者面对的是一种三卷本的书。《肘后方》最早是三卷本，在历代演变中，早就演变为更多卷次。但从史志记载看，《宋史·艺文志》记有："葛洪《肘后备急方百一方》，三卷。"则宋初之人见到三卷本《肘后方》的可能性还是有的。

"紫丸"是一首儿科方，今本《肘后方》中不存，但尚存于《千金要方》《千金翼方》《外台秘要方》《医心方》等书中。《外台秘要方》载于卷三十五《小儿变蒸论》篇，标示出自"崔氏"；《医心方》卷二十五载于《小儿变蒸第十四》篇，紫丸前虽有引自"葛氏"的黑散方，但接续的紫丸则方后又标示出自"僧深方"，都不引自《肘后方》。由此来看，这首"紫丸"方较大可能本非《肘后方》内容，而是由唐代或更早时候的古人加进《肘后方》中的。

可见，《肘后方》一书在唐代及以前，已经被填补了许多原书以外的内容，而且有些是以不加说明的方式增补的。因此，研读《肘后方》，要充分考虑到历史上文本演变的复杂性。

2. 紫丸药量变化有误

《鹿鸣山续古序》："如中卷末紫丸方，代赭、赤石脂各一两，巴豆四十，杏人五十枚，小儿服一麻子，百口者一小豆且多矣。若两用二铢四絫，巴豆四、杏人五枚，可疗十数小儿，此其类也。"

前文已经讨论了本条中的"两用二铢四絫"，作者受煮散的影响，倡议取古药量的十分之一。但仅从度量衡演变看，这个想法是不对的，因为古秤演为唐宋时的"今秤"，实际只要折成三分之一。

当然，"紫丸"是加工成的丸药，并非一次加工后全量服用，理解成总量减少，似乎亦无不可。但要看到，本条中实际还包含着另一问题：紫丸中包含称重计和枚数计两种计量方式。称重计的药材按比例减量取用时，如果减量比例是正确的，则理论上说只是名义重量少了，所用药材并不真实减少；而枚数计的药材如果也按同样比例减数取用，则是实质减少了。即如本方中用药，代赭、赤石脂原本"各一两"，唐宋时若用三分之一两（八铢），药材重量与古药量实际是相等的；但若用十分之一两即二铢四絫，则实际用量是古药量的三分之一，并非与古药量等重，也非真用了原用量的十分之一量；但与此同时，计枚数的药"巴豆四十，杏人五十枚"减成"巴豆四、杏人五枚"，却真实地减为原药量的十分之一。因而，简单地统减后，貌似全方同比例减少，实际却是称重的药小减，计枚数的药大减。虽然作者从效果而论认为这样就足"可疗十数小儿"，但方中药物比例已经完全不同先前，可见作者的计算方法是有错误的。

还要补充的是，"巴豆四、杏人五枚"一句，《幼幼新书》卷二《叙小儿方可酌量药品分两第三》作"巴豆四粒"[①]，未及杏人，可从。因为，巴豆是大毒药，四粒足"可疗十数小儿"，杏人则并不与此相同，所以，不应相提并论。

---

① 刘昉辑，陈履端重刻《幼幼新书》，中医古籍出版社，1981，第13页。

3. 一分为两、二铢为两

《鹿鸣山续古序》："请以意酌量药品分两，古序已明，取所服多少配之。或一分为两，或二铢为两，以盖当升可也。"

"一分为两""二铢为两"，这仍是在说古今衡量替换问题，也是作者后文提出紫丸改用十分之一药量的前提。

前述，中国古代对"两"以下的微重单位，一般使用"黍—絫—铢—两"制。二十四铢为一两。一般不用"分"和"钱"，更没有十分为一钱，十钱为一两的称制。后来习用的十进制的"厘—分—钱—两"制是唐、宋两代发展起来的。

《旧唐书》卷四十八《食货志第二十八》："高祖即位，仍用隋之五铢钱。武德四年七月，废五铢钱，行开元通宝。钱径八分，重二铢四絫，积十文重一两。"顾炎武《日知录》卷十一《以钱代铢》云："唐书：武德四年铸开通元宝，径八分，重二铢四絫。积十钱重一两，得轻重大小之中，所谓二铢四絫者，今一钱之重也。后人以其繁而难晓，故代以钱字。"[1] 在武德年之前，一直沿用二十四铢为一两的进制，唐铸开元通宝，每枚重二铢四絫，积十枚为一两，因而"钱"就可以代表"二铢四絫"之衡重，与"两"构成十进制，比二十四铢为一两更方便计算，因而逐步成为通行的单位。

"分"在古代方书中早就出现，但一开始并不是重量的表述，而是表示方中各药所占的"份"额。后来跟计重发生了一些牵连。陶弘景《本草经集注·序录》说："古称［秤］唯有铢、两，而无分名。今则以十黍为一铢，六铢为一分，四分成一两，十六两为一斤。"[2] 首先确定古代"无分名"，然后提出把"分"规定为"铢"与"两"之间的一个过渡单位。这个单位在《千金要方》《外台秘要方》中似有使用，不过不确定。此外，《淮南子·天文训》有云："十二粟而当一分，十二分而当一铢，十二铢而

---

① 顾炎武：《日知录》，《续修四库全书》第 1144 册，上海古籍出版社，2002，第 141 页。
② 陶弘景：《本草经集注》，见沈澍农主编《敦煌吐鲁番医药文献新辑校》，高等教育出版社，2016，第 569 页。

当半两；衡有左右，因倍之，故二十四铢为一两。"① 此"分"与"铢"有关，也用于计重，但也并不通行。二者都未成为正规衡制单位。

宋代景德年间（1004～1007），发明了精密杆秤——戥秤，就在唐代改革的基础上形成了不同于"黍絫"旧制的"厘—分—钱—两"的新制，"分"正式成为衡制单位，为"钱"下一级的十进制单位。

由于宋代已经出现了"分"这一单位，《续古序》用到"分"似乎也是可能的。但要注意：即使按宋制，一两为十钱，一钱为十分，分是两的百分之一，所以不可能"一分为两"。也没有理由认为此"分"字是陶弘景"四分为一两"的"分"，或《淮南子》"十二粟当一分"的"分"。

丘光明《中国历代度量衡考》书中指出："迄今所见唐代记重器物上，两以下的单位唯见'钱'和'分'，而未见铢、絫和黍。……唐代记重器物上所谓的'分'都是写作'夕'，与宋代的重量单位钱写作'分'十分相似……故从字形上看'夕'实际上就是'钱'字的简体。"② 由此类推，《续古序》所谓"一分为两"，最初一定写的是"一钱为两"，但所写的"钱"为俗字，后人传抄误识而误。而"一钱为两"，就与序中论紫丸药量要取原方十分之一量的主张相吻合了。

与之相应，紧接其后的"或二铢为两"，准确表达应是"或二铢四絫为两"，后文恰恰就说到了"两用二铢四絫"，二者应该一致，也是主张用十分之一量代替古重量。若无"四絫"二字，虽然可以勉强解释是为了音节对应而省略了"四絫"二字，但这种精确计量中如此省略，未免有些勉强，所以，当是古人有意无意写脱了。

三　东晋"累"作量词再论

东晋葛洪《肘后备急方》中有不少疑难字词，"累"就是其中之一。
《肘后备急方》卷二《治卒霍乱诸急方第十二》：

① 刘安撰，高诱注《淮南鸿烈解》，《百子全书》（下），浙江古籍出版社，1998，第841页。
② 丘光明编著《中国历代度量衡考》，科学出版社，1992，第444页。

若注痢不止，而转筋入腹欲死

生姜一两累，擘破，以酒升半，煮合〔令〕三四沸，顿服之，差。①

中医古籍中，生姜、干姜用"累"计量者很多。如《医心方》卷第二十三《治产后中风口噤方第廿七》引《葛氏方》有"生姜五累"，笔者2001年主编出版的《医心方校释》就此出注云："累，生姜自然单位。一般以一母根及共生的子根合为一累。"② 但这一用法毕竟比较特殊，因而学界也发生过一些错误的理解。

最近，读到李玉平《东晋时期有称量姜块的医方量词"累"说质疑》③ 一文（以下简称李文），作者赞同"累"在陶弘景《本草经集注·序录》中提出"云干姜一累者，以重一两为正"④ 以后是量词，但否定东晋时期（实际也就是葛洪书中上例）的"累"已是量词。

据李文介绍，例中的"累"，"范崇峰（2009）认为是一个称量姜块的医方量词，后刘建民（2015）、沈澍农（2016）等也认为此'累'为东晋时期中医古籍中特有的一个量词"，作者认为"此说值得商榷"。⑤

看到此质疑文后，笔者做了仔细思考，还是不能赞同作者的主要观点。兹讨论如下。

（一）"累"是自然单位量词

早期中医用药时，有一部分药物是以自然形态（如个数的"枚"，长度的"尺"）、持取形态（如束、把）、量取形态（如升）计量取用的。陶弘景发现这样用药剂量不精准，因而在所著的《本草经集注·序录》中，为中药的计量提出了各种具体规定，规定中包括多种药物要先净加工再称

---

① 沈澍农：《肘后备急方校注》，第55页。
② 沈澍农主编《医心方校释》，学苑出版社，2001，第1423页。
③ 李玉平：《东晋时期有称量姜块的医方量词"累"说质疑》，《语言研究》2022年第2期，第86～88页。
④ 陶弘景：《本草经集注》，见沈澍农主编《敦煌吐鲁番医药文献新辑校》，第573页。
⑤ 李玉平：《东晋时期有称量姜块的医方量词"累"说质疑》，《语言研究》2022年第2期，第86页。

重，原先以自然形态、持取形态和量取形态使用的药物（包括巴豆、附子、乌头、枳实、橘皮、枣、干姜、半夏、椒、吴茱萸、菟丝子、菴蔄子、蛇床子、地肤子、桂、甘草等）改为约定的称量。关于干姜则云："云干姜一累者，以重一两为正。"李文表示，认同"累"在陶弘景《本草经集注·序录》规定以后为量词，但不认同《肘后备急方》上例中"累"是量词。李玉平认为该句中，"'累'应当是名词，即'完整的姜块'，作'生姜'的描述谓语，是对生姜原材料形制的描述"，主张"累"要单独成句。"'生姜一两，累，擘破。'义即'生姜一两，要用完整的姜块，剖裂破开。'"又说："《肘后备急方》中对'生姜''干姜'的使用方法描述多是动词。"此下列举了多个用姜几两后接加工动词的用例，提出此"累"字和"干姜……末"中的"末"字一样，"'末'，就是粉末，名词，作前面'干姜''大黄''巴豆''鳖甲'等的描述谓语，表示把这些药材捣成或研成粉末之意"。"后来医书中'累'前面明确加数词的例子"，"是量词无疑，当是由表姜块义的名词'累'发展而来"。①

李文在称"干姜……末"中的"末"是"名词"之后，还举出短语"干姜六两末之"，指此"末"为动词。可是，"末"后面接不接"之"，不都是名词用作动词、表示粉碎加工的方式？另外，"累"和"末"的情况相同吗？李文说，"累"表示"要用完整的姜块"，也就是不加工。"累"怎么会有这样一个复杂的意思？按说作者立说之后应该举证，但估计作者举不出"累"有此种用法的其他例证，所以文中也没有旁证。其实，即使用作简单名词，姑且认为其相当于"块"，古籍中也未曾出现过"块"有这样用的，更没法赋予"块"有"完整的"这样的意思，因而此解很不可靠。其实，药材不加工，原样直接使用，在中医古籍中有常见表述，为"完"，即完整，如《本草经集注·序录》："细华（花）子物，正尔完用之。"②

① 李玉平：《东晋时期有称量姜块的医方量词"累"说质疑》，《语言研究》2022年第2期，第86~87页。
② 陶弘景：《本草经集注》，见沈澍农主编《敦煌吐鲁番医药文献新辑校》，第571页。

《小品方·述旧方合药法》云："生姜、干姜累数者，以一支为准也。"① 这显然是说，生姜、干姜以"累"计数时，是以"一支"为"累"的，这里的"支"，显然也是指姜之子母连根者，因而是以相对浅白的用语对相对少见的用语的解释。如果把引文中的"累"与"支"调换位置，意思仍能成立。"累"的用法和"支"的用法一样，明显是自然单位量词。李文中也引用了这一条，却误将"姜累"连为一词，从而得出"'姜累'之'累'还是名词，而不是量词"② 的结论。但"姜累"这个词是作者乱断而生造的，原文中"累"只能与"数"组合，"累数"，就是指用一累、二累、五累、几累……之数，"以一支为累"，就是说以原生态的一较大块根和相连的小块根共为一累；因为姜块形态大小可有较大差别，所以，"累"的大小概念也是可有较大不同的，不能一概而论。

李文文末说："也正是因为姜块、姜累的大小不定，因此梁以后用'累'作称量姜的量词时，要说明'一累'的重量标准，否则就不知姜的具体用量，而《肘后备急方》'生姜一两累'中的'累'处理成量词，也是无法确定其中姜的具体用量的，因为姜块大小不定，而其书又没有说明'一累'的重量。"③ 由此来看，作者不了解中医历史文化，以为用药一定会用精确量，不知道很多中药是可以用自然单位计数的，如一枚、一支、一把、一握、一束等。越是早期的文献，这样的情况越多见。陶弘景希望中药能精确计量，才有了他在《本草经集注·序录》中将自然单位改成度量衡单位的倡议。但此前古医书中用"累"计姜的多少时，本来不是有精确要求的。即使在陶弘景倡议之后，不少医方书在用"姜"时，仍用"累"计数。虽然古人有"一两为正"定量规范（至唐代，因为度量衡情况的变化，又改成了"半两为正"）但使用者也不一定是按这个标准精确计量用药的。正如我们下厨做菜，需要放几片生姜，谁也不会追究该是多

---

① 《小品方·黄帝内经明堂》（古钞本残卷），（日本）北里研究所附属东洋医学综合研究所，1992，第13页。

② 李玉平：《东晋时期有称量姜块的医方量词"累"说质疑》，《语言研究》2022年第2期，第87页。

③ 李玉平：《东晋时期有称量姜块的医方量词"累"说质疑》，《语言研究》2022年第2期，第88页。

大、多厚的片，总量多少。

（二）"累"用以计"姜"有其他早期例证

李文还提出了否定《肘后备急方》上例"累"为量词的另一理由：《肘后备急方》中的"累"字共出现七处，其他六处"累"都是别的用法，单独一例这样使用不可信。[①] 此说貌似有理，其实不然。我们应该知道，《肘后备急方》条文佚失很多，有大量条文在他书中保存着。因而，考察《肘后备急方》条文，不能只看现存本。如下面的两条引文。

《外台秘要方》卷六《霍乱心腹痛方三首》：

> 《肘后》疗霍乱苦绞痛不止方：
> 姜二累　　豉二升
> 合捣，中分为两分，手捉令如粊，熬令灼灼尔。更番以熨脐中取愈。[②]

《医心方》卷二十三《治产后中风口噤方第廿七》：

> 《葛氏方》云：若中风，若风痉，通身冷直，口噤不知人……又方：
> 吴茱萸一升　　生姜五累
> 以酒五升，煮三沸，分三服。[③]

前例引自《肘后》，后例引自《葛氏方》，二者为同书异名，这就使得前举《肘后备急方》"一两累"之"累"不再是"孤证"。

《外台秘要方》和《医心方》还载有引自其他医书的"累"的较早用例。

《医心方》卷十一《治霍乱心腹胀满方第三》：

---

① 李玉平：《东晋时期有称量姜块的医方量词"累"说质疑》，《语言研究》2022年第2期，第87页。
② 王焘：《外台秘要方》，人民卫生出版社，1955，第177页。
③ 沈澍农主编《医心方校释》，第1423页。

《范汪方》治霍乱腹中胀满、恶毒闷绝不通气，气息急危方：

生姜一累　栀子十四枚　桂心一两　香豉五合

四物，捣，以酒二升解之，去滓顿服。①

《医心方》卷十四《治伤寒五日方第卅》：

《范汪方》治伤寒五六日，呕而利者黄芩汤方：

黄芩三两　半夏半升　人参二两　桂心二两　干姜三累　大枣十二枚

凡六物，水七升，煮得二升，分再服。②

《外台秘要方》卷八《胃反方一十首》：

又华佗疗胃反。胃反为病，朝食夜吐，心下坚如杯，往来寒热，吐逆不下食，此为寒癖所作，疗之神效。方：

真珠　雄黄　丹砂（以上研，各一两）　朴硝（二两）　干姜（十累）

右五味，捣筛，蜜丸，先食服如梧子二丸，小烦者饮水则解之。忌生血物。③

与上二例一样，此处三例中的"累"都与其他量词相对，因而必定是量词。前二例都是《医心方》转引《范汪方》，作者范汪（309～374），字玄平，东晋时大臣，曾任东阳郡守，故又得称为"范东阳"。范汪与葛洪几乎同时。后一例《外台秘要方》引自"华佗"，更早于《肘后》。由此数条"累"的用例表明，不但东晋"累"作量词可以确定，甚至有可能前推至汉末。

《外台秘要方》还有一例"累"的用例，当来自古方书"深师方"。该书卷十《上气喉中水鸡鸣方一十二首》：

---

① 沈澍农主编《医心方校释》，第770页。
② 沈澍农主编《医心方校释》，第949页。
③ 王焘：《外台秘要方》，第239页。

深师疗久逆上气胸满，喉中如水鸡鸣，投杯汤方：

小麦（一升）　麻黄（四两，去节）　厚朴（五两）　石膏（如鸡子）　杏仁（五合）

右五味，以水一斗，煮取小麦熟，去麦内药，煮取三升，分三服。咳嗽甚者，加五味子、半夏（洗）各半升、干姜三累，经用甚良。①

"深师"是南北朝时宋齐间医家、僧人，略后于葛洪时代。他曾选录支法存等诸家有关药方，辑成《僧深药方》，习称"深师方"。本例中"半升""三累"亦相应。"累"亦无疑是量词。而且这也是出现较早的用例。

（三）"累"作量词不只用于姜

虽然作量词用的"累"，是"小众化"的用法，通常只见于干姜与生姜，但要说它一定只用于生姜和干姜，则未必如此。

《医心方》卷一第七《药斤两升合法第七》：

又云：附子乌头如干枚者，去皮竟，以半两准一枚。（今按：《范汪方》云：附子一累或如干者，以大小重八铢为下。《录验方》：附子一枚，以重三分准之。）②

本例按语引自《范汪方》和《录验方》，是另两种将附子的自然单位"累"或"枚"折成衡制量的规定。附子是乌头的子根，"长相"与生姜有些相类，故亦可以"累"计量（句中"如干"，即"若干"）。范汪与葛洪几乎同时。他将"累"用于附子，这样的用法虽然很罕见，但已可以佐证"累"并不只用于姜（生姜或干姜）。

《外台秘要方》卷三十二《造燕脂法一首》：

① 王焘：《外台秘要方》，第 291~292 页。
② 沈澍农主编《医心方校释》，第 117 页。

崔氏造燕脂法：

准紫铆（一斤，别捣）白皮（八钱，别捣碎）　　胡桐泪（半两）波斯白石蜜（两碟）①

"碟"，从文意看应是一量词，但《汉语大字典》此字下无量词用法，所载诸义皆与例文不合。在了解了"累"有量词用法后，不难看出，此"碟"字用法同"累"，只因用于计量"石蜜"，故添加"石"旁。姜同根所生者合称一"累"，《外台秘要方》之"碟"同"累"，亦为自然单位量词。石蜜就是冰糖，大约加工、运输过程中结晶成块、自成一堆者为一"碟"，类似于现代所说的一"坨"。

而且，在其他义项上，"累"亦可作"碟"，如"累块"亦可作"碟块"、"累累"可作"碟碟"。

《诸病源候论》卷二十三《诸尸候》：

人身内自有三尸诸虫，与人俱生，而此虫忌血恶，能与鬼灵相通，常接引外邪，为人患害。其发作之状，或沉沉默默，不的知所苦，而无处不恶；或腹痛胀急，或碟块踊起，或挛引腰脊，或精神杂错，变状多端。其病大体略同，而有小异。②

此种用法的"累""碟"，还与"㩍"字同源。"㩍"有重叠堆积之义，与例条相合。

《肘后备急方·治痈疽妒乳诸毒肿方第三十六》：

《葛氏》忽得熛疽着手足肩，累累如米豆，刮汁出，急疗之。③

本例，《外台秘要方》卷二十四《瘭疽方》同条作"碟碟"。
以上例子足以证明，"累"不只用于计量干姜、生姜。

---

① 王焘：《外台秘要方》，第 898 页。
② 巢元方等：《诸病源候论》，人民卫生出版社，1955，第 128 页。
③ 沈澍农：《肘后备急方校注》，第 93 页。

　　（四）例中"两"字当有误

　　李文否定《肘后备急方》中"累"为量词，还有一个排除性理由：在《肘后备急方》中，"一两"主要用于计重，即为数量词组只有"一两日""一两行"这些特定情况下纯作数词，出现在一般量词前作约数用的只能是"一二"，如"一二升""一二枚"。

　　作者的这一理由有合理的方面。促使笔者再度思考这一条文。

　　"生姜一两累"，"累"是量词，这有之后多个类似用法做证明，因而不需怀疑。只是笔者之前以为"一两"为数词叠用表示约数，这种用法虽然不是没有，不过就本例而言，何以用"一两累"而不是"一二累"，确实是需要进一步追究的。

　　复考，《肘后备急方》的前举例条，被明引于以下两书中。

　　《医心方》卷十一《治霍乱欲死方第十三》：

　　　　《葛氏方》……又云：注利不止，而转筋入腹欲死，方：
　　　　生姜三累，拍破，以酒升半，煮三四沸，顿服之。①

　　《外台秘要方》卷六《霍乱转筋方一十四首》：

　　　　《肘后》……又若霍乱注痢不止，而转筋入腹欲死者，方：
　　　　生姜三两，捣破，以酒一升，煮三四沸，顿服之。②

　　《医心方》引《葛氏方》作"三累"，《外台秘要方》引《肘后》作"三两"，因而是有"两"无"累"，有"累"无"两"。由此看，例条中存在的问题是："一两"之"两"字本不当有。从古籍传抄可能发生的情况考虑，原文本写作"一累"，但因为"累"的这一用法并不普及，且后世出现了"云干姜一累者，以重一两为正"（起于陶弘景《本草经集注·序录》）之新规制，因而有读《肘后备急方》者在"累"的旁边加批了

---

　　① 沈澍农主编《医心方校释》，第781页。
　　② 王焘：《外台秘要方》，第179页。

"两"，意指用"一累"就是用"一两"。《医心方》保留着旧貌，用"累"；《外台秘要方》从后改，用"两"；而《肘后备急方》后抄者不明其义，将"两"字补抄在正文中，遂形成后代见到的"一两累"。

因此，本文开头例条中"一两累"的正解是："两"字当系衍文，是旁批误解成旁补而衍；而"累"，仍是量词。

因此，例中存在问题不是词义理解问题，而是文献校勘问题。

另外，《肘后方》"一两累"，二引书作"三累""三两"，或意味着可能存在另一演变路径：底本原也写作"三累"，"三"误成"一二"，再因旁注的关系演化为"一两"。

值得注意的是，上引《医心方》该处是连续引用"葛氏方"五条，但本条之前条（第四方）标明转引"又云华他（佗）治霍乱已死"，因而续于其后的本条亦有出于"华佗"的可能，果若此，则本条又是汉末"累"已经用作生姜量词的例证了。

（五）余论

最后，李文中还说到了范崇峰和刘建民的文章。笔者也找来读过，在此一并小议一下。

范崇峰文中将"累"称为"称量姜块的专用量词"，"姜块的形状重重累叠，因而用'累'作称量单位"。[1]确实，目前见到的用例主要见于姜，但前文已经举出了超出"姜"的情况，所以并不能说是"专用"，只是其他用法罕见罢了。范文中又强调"累"为"称量单位"，"称量"，一般是要测出物体轻重的，而"累"是一个自然单位量词，没有固定衡量，会因姜的大小而变化，是无法精确"称量"的。正因为如此，陶弘景才起意按当时姜的一般大小给了一个人为规定量："干姜一累者，以重一两为正"；至唐代，因为度量衡情况的变化，又改成了"半两为正"。不过，宽泛地看，"称量"也可以包括普通计量，即包括以自然单位来计量，只是现代"称量"一词通常狭义化了。

---

① 范崇峰：《敦煌医方量词两则》，《中国语文》2009年第5期，第477~478页。

刘建民文①注意到在简帛医书中有"姜十果""干姜二果"的记载，又看到简帛医书中还有雷矢、乌喙、蒜、附子这些团块状药物是以"果"计数的。之前解读者读此"果"字为"颗"，作者认为"果""颗""累""块"字几个词或属同源。提出后来用"累"计量应该是承自简帛中的量词"果"。范崇峰文中提出"累"做姜的量词是源于"累叠"，刘文不赞同。其否定的一个理由是按陶弘景所定"累"为一两，梁代一两大约只是13.8克重，这样的小块不足以看出"累叠"来。按：这一点作者有误解。实际上"累"原本是自然单位量词，不限大小，所以不能以人为限定重量后的情况来说事。至于"累"来源于"果"，似有一定可能，但"果"与"累"之间在文献上似乎完全中断，没有明确的传承证据，其关系不能完全确认。从后世用例看，"累"用例比较集中于姜类，明显不如简帛文书中用"果"计数的物类那样丰富，恰恰或可由此排除与"果"的关联。这样看，"累"得义于"累叠"仍是可能的。

结　语

本文所论共有三题。

第一题指出，葛洪《肘后方》一书初定书名为《肘后救卒（方）》，后世几度变化，最终定名为《肘后备急方》。其中的关键因素是唐高宗李治朝避"治"字，"救"有可能理解成"治"的避讳改字，由此"救卒"有可能联想为"治卒"，从而产生潜在的"恶意"。唐人为了避免这样的联想，舍弃了"救卒"二字，影响到后代。在一定意义上说，本例是与避讳相关的一种特殊模式。

第二题是《鹿鸣山续古序》这篇短文的相关疑问。经探讨，确认该文本为陶弘景序的"续记"，非独立序文。其形成时间在 1030 年前后，作者有可能是宋代的一位学者黄敏（或黄敏求）。并对文中的一些疑难点作了校读。

---

① 刘建民：《小议个体量词"累"与"果"》，《语言科学》2016 年第 3 期，第 246～247 页。

第三题是《肘后方》书中疑难词"累"的解读。本文对此进行再探讨，纠正了学界对此词的一些误解，指明"累"是一个自然单位量词，一较大块根和相连的小块根共为一累。"累"的这种用法可能起源于汉末，原本不是一个精确的衡制单位。但现传《肘后方》该例"一两累"，"两"字当是衍文，本云"一累"，依陶弘景所拟新规"一累"即是"一两"，不能兼称为"一两累"。

近代史家撰写专门史的路径

—— 以吕思勉的医学史著作及其思想脉络为主的考察

皮国立*

【摘要】吕思勉是近代著名的史学家，他与医学史的结缘，已有几位学者关注。目前已能确定，中国医学史名著《中国医学源流论》的基本架构即成于其手，堪称近代第一本由传统史家所撰写的医史著作。本文进一步从他涉入医学史的背景着眼，对其生长与学习背景、社会观察、编辑方法和他对中西医学的看法等面向加以考察，解答为何当时一般史家都不愿意触碰医学史这样的专业，而唯独吕思勉这样一位传统史家却热衷于此。也借此分析吕思勉对医学史的书写目的与其对中医发展历程的观察。此外，吕氏写完这本著作后，对医史方面之撰述未能推陈出新，其原因为何？他对中西医的看法和评价，可曾影响了他著史风格的转向？本文从其接触的人、事、物等关键处着手，寻找合理的解释。希望增进学界对史家撰写医史之方法与策略的认识，也促进史家与医者的对话，增进探究医学史研究的意义。

【关键词】中医 西医 医学史 历史学 史学方法

一 前言

吕思勉（1884~1957）是中国近代史上的著名史家。与顾颉刚（1893~1980）、傅斯年（1896~1950）等人相比，吕先生虽在民国初年较少受到

---

* 皮国立，台湾"中央大学"历史研究所副教授。

学术界关注，但自从他过世后，愈来愈多有关他的著作被重新出版、解读，甚至有很多过去未知的著作被刊行，人们逐渐认识到吕先生的卓越识见与深厚的史学功底。正如严耕望（1916～1996）于1983年撰文指出，顾颉刚和傅斯年治学虽各有特色，但是都忙于学术行政琐事，"本人述作不免相应较弱"。反观民国史学发展，严氏谓："论方面广阔，述作宏富，且能深入为文者，我常推重吕思勉诚之先生、陈垣援庵先生、陈寅恪先生与钱穆宾四先生为前辈史学四大家，风格各异，而造诣均深。"① 此语可谓高度评价吕的史学贡献。特别是，近几年几位学者的考证皆已说明民国时期著名的医学史著作《中国医学源流论》乃出自吕思勉之手。② 其中，王珂更经过考证，定下了该书乃"吕思勉撰，谢观增订"之创见。③ 目前，有关吕思勉的史学方法与论著，学者论述已多，④ 笔者也曾对其读史的经历略有分析，本文不再重复论述。⑤ 反倒是，吕的读书写作方法仍归属于传统史家，⑥ 若站在传统史家于民国时期完成第一本现代中医史教科书初稿这个角度来看，⑦ 对于吕思勉撰写中医史的笔法与史识创见之分析，既有

---

① 严耕望：《钱穆宾四先生与我》，台北：台湾商务印书馆，2008，序言，第1页。
② 祖述宪：《〈中国医学源流论〉真正的著者是谁？——史学家吕思勉的〈医籍知津〉显露真相》，《中华读书报》2013年3月20日，第13版。
③ 王珂：《必也正名乎——吕思勉〈医籍知津〉与谢观〈中国医学源流论〉关系辨证》，《华东师范大学学报》（哲学社会科学版）2019年第1期，第57～64页。谢谢审查委员指正，认为应补充此未可骤然称为定论。笔者认为，对照两人所撰写之内容，至少《中国医学源流论》内容的基础是吕思勉所订立，谢是在原基础上增补底本、重新拟定章节而成。
④ 如徐国利《吕思勉的中国传统史学观及科学理性特征述评》，《思想与文化》2019年第2期，第357～375页。
⑤ 皮国立：《跟史家一起创作：近代史学的阅读方法与写作技艺》，新北：远足文化事业股份有限公司，2020，第228～278页。
⑥ 王尔敏：《演史开新别录》，中华书局，2015，第60页。
⑦ 其实，吕写作的医史，和陈邦贤的《中国医学史》几乎同时落成在1919年，但陈的《中国医学史》正式出版于1920年，而吕著最则未出版。引自陈腾《近代史家与医家的交锋——以吕思勉〈医籍知津〉与谢观〈中国医学大辞典〉的校读为例》，廖大伟主编《近代中国》第34辑，上海社会科学院出版社，2021，第367～386页。只可惜，吕著没有立即出版，所以陈著较为人所知，直至吕著挂上谢观之名出版，这本书才普遍成为中医院校的教科书。关于民国时期的中医史教科书刊行，可参考皮国立《民国时期的中国医学史教科书与医史教育》，收入张仲民、章可主编《近代中国的知识生产与文化政治》，复旦大学出版社，2014，第40～66页。

研究仍显不足。故本文从吕思勉涉入医学史的大处着眼，再从其生长与学习背景、社会观察、编辑方法和他对中西医学的看法等小处着手，解答为何当时一般史家都不愿意触碰医学史这样的专业，而唯独吕思勉这样一位传统史家却热衷于此，借以分析这位史家对医学史的书写与中医发展历程之观察。此外，吕思勉写完这本著作后，对医史方面之撰述未能推陈出新，其原因为何？可否从其接触的人、事、物等关键处着手，寻找合理的解释，探究民初史家研究医史的风格与特色？凡此，皆希望增进学界对史家撰写医史之方法与策略之认识，也促进史家与医者的对话，增进探究医学史研究的意义。

二 吕思勉作为医史学者的学术背景与能力之养成

（一）吕思勉的学术经历

要将历史学者当成一位人物来研究，则其家世与教育背景是首先要注意之处，本节不在全面探讨吕氏的治史风格，而是要说明吕氏研究医学史的可能趋向与态度。吕思勉从小生长在一个医药文化非常浓厚的地区，其家族的诊疗文化，其《先妣日记》有记载。吕氏幼居武进，其家乃常州旺族，① 故家人生病往往可以邀请四五位不同的中医来诊脉。而武进医者甚多，甚至该日记记载有"朱医"，乃"孟河费医祖传神手"，② 可见吕家常有当地名医出入。③ 吕思勉的父亲也熟悉医、卜、星象之学，④ 甚至吕妻虞

① 吕小薇：《先世纪闻》，收入氏著《竹邨韵语剩稿》，收入李永圻、张耕华编撰《吕思勉先生年谱长编》上册第一卷，上海古籍出版社，2012，第 18 页。文中索引之日记，并未成书，零散遗失，幸得"长编"载入，本文所引日记，皆援引自该书，特此说明。

② 孟河乃江苏省武进（今属常州市）长江边上的一个乡村小镇，可见此处为医学人文荟萃之处。一般大背景的介绍，参考李夏亭主编《孟河医派三百年：孟河医派研究荟萃》，学苑出版社，2010。关于孟河医派的社会网络，可参考 Volker Scheid, "Wujin Medicine Remembered: Memory, Identity and Social Networks in Chinese Medicine 1800 – 2000," *Taiwanese Journal of Studies for Science, Technology, and Medicine* (《科技、医疗与社会》), No. 2 (2002), pp. 121 – 184；〔德〕蒋熙德（Volker Scheid）《孟河医学源流论》，丁一谔等译，中国中医药出版社，2016。

③ 吕思勉编《先妣日记》，收入李永圻、张耕华编撰《吕思勉先生年谱长编》上册第一卷，第 12 ~ 14、26 ~ 28 页。

④ 李永圻：《吕思勉先生编年事辑》，上海书店，1992，第 34 ~ 35 页。

菱的曾祖父也是著名医者，后代也都当官，堪称仕宦之家。① 吕思勉能专心教育与著述，其夫人居功厥伟，并且合理推断，吕思勉虽未曾深习医书，但因地域与人际网络的关系，多少也沾染丰富的中医药文化。同为武进人的民国著名中医恽树钰（字铁樵，1878～1935）就曾说："吾乡有特殊之风尚，凡子弟毕五经者，辄令读医书，故吾幼时曾读《医学三字经》，及《素问》与《温病条辨》。"② 可见当地习医风气之盛。吕曾记下父亲在其8岁时，罹患肿瘤而后康复的故事，其故事出自《吕思勉读史札记》。他写道：

> 《南史·张融传》云：有薛伯宗者，善徙痈疽，公孙泰患背，伯宗为气封之，徙置斋前柳树上，明日痛消，树边便起一瘤如拳大，稍稍长，二十余日，瘤大脓烂，出黄赤汁斗余，树为之瘘损。其说尤为离奇。然自称能徙痈者，吾小时尚见之，其事似在光绪辛卯岁，吾父脑后忽肿起如瘤，医家不敢以刀割，亦不能以药消。乃曰：有某者，自称能徙痈，不妨姑试之。如其言其人用何术，予已不省记，但记其云已徙之庭前桂树上。其后树无它异，而吾父肿亦旋消。更询诸医家，则云此盖无名肿毒，本非瘤也。故知亦神奇自炫者，今古多有，而侈陈奇迹，则无一不出语增耳。③

由此可见，吕对幼时医事之经历和后来读史感想颇有融通之感，将现实相关医疗事务证之于古史，经过观察后，又能对古史中不可尽信的记载加以记录与分析，显见其观察之细腻；也可见他在读古代医史、疾病史时能保持一种实际观察与验证的态度。

1894年，吕11岁，他开始阅读《瀛寰志略》《海国图志》《五洲列国图》《万国史记》《泰熙新史揽要》《普法战纪》，是他略知世界史之开始。④ 13岁时，他开始看《时务报》，并言梁启超（1873～1929）的著作

---

① 李永圻、张耕华编撰《吕思勉先生年谱长编》上册第一卷，第21页。
② 恽铁樵：《伤寒论研究》卷四，台北：华鼎出版社，1988，第77页。
③ 吕思勉：《吕思勉读史札记》，收入李永圻、张耕华编撰《吕思勉先生年谱长编》上册第一卷，第32页。
④ 吕思勉：《从我学习历史的经过说到现在的学习方法》，收入李永圻、张耕华编撰《吕思勉先生年谱长编》上册第一卷，第37页。

皆已通读，启发其思想甚深，而且吕还非常了解当时所办的报纸，皆能留心阅读，以文字分析其出版概况，了解新的西方时势。① 可推知有许多科技新知，常会刊登在当时新式报刊上，相信吕也有所了解，吕与一般抱残守缺的旧式读书人有很大的差距。

从吕的学习经验上来看，从幼时到青年时期，阅读各种通史类的著作，包括四史、《纲鉴易知录》、《通鉴》、《明通鉴》，甚至是《明纪》等具有编年体通史性质的书，可训练学者明了历史发展大势与得失，这对吕的治史风格产生巨大影响。② 此外，吕又曾言经过其父授意，他又阅读《四库全书总目提要》，使他更能够掌握中国传统书籍的大略出版状况，"略知全体学科之概况及其分类也"。而且，吕不是只读过而已，仅《四库全书总目提要》一书，就已有六本手抄札记，可见其眼到、手到之读书功力具备。他甚至言经、史、子三部提要，他都通读一遍，只有集部读了一半。这已超过同时代人之见识。③ 所以吕必已通读"四库全书·子部·医家类"全文，因而他不只能言传统史学领域，更能言专门史、医学史，触角广泛，这些基础大概都在他 18 岁以前奠定，④ 后来他撰写《医籍知津》，本质上就是"医籍史纲要"，多少与他年轻时读书之训练有关。⑤ 18 岁前后，吕时时翻阅《经世文编》，对经世济民之学颇有兴趣，于是再读"三通"，以理解社会、政治之大略。⑥ 23 岁以后，更读历代正史，⑦ 而且都读

---

① 吕思勉：《追随五十年来之报章杂志》，《正言报》1941 年 9 月 21 日，收入李永圻、张耕华编撰《吕思勉先生年谱长编》上册第一卷，第 43 页。

② 吕思勉：《三反及思想改造学习总结》，收入李永圻、张耕华编撰《吕思勉先生年谱长编》上册第一卷，第 51 页。

③ 吕思勉：《从我学习历史的经过说到现在的学习方法》，《为学十六法》，中华书局，2007，第 40 页。

④ 吕思勉：《从我学习历史的经过说到现在的学习方法》，收入李永圻、张耕华编撰《吕思勉先生年谱长编》上册第一卷，第 51 ~ 52 页。

⑤ 胡道静：《吕诚之先生〈医籍知津〉稿本题记》，收入吕思勉《中国文化思想史九种》上册，上海古籍出版社，2009，第 70 页。

⑥ 吕思勉：《三反及思想改造学习总结》，收入李永圻、张耕华编撰《吕思勉先生年谱长编》上册第一卷，第 71 页。

⑦ 吕思勉：《从我学习历史的经过说到现在的学习方法》，收入李永圻、张耕华编撰《吕思勉先生年谱长编》上册第一卷，第 105 ~ 106 页。

至二遍以上，① 这样的学习经历，使他更具备通达的史观与书写的风格。

1899 年，时年 16 岁的吕思勉在日记中抨击从科举时代的作文到八股文写作，是无话可说却硬要找话，即使有些话可说，但也不肯依据道理如实陈述，硬要寻些更新奇的话语，于是便落入无中生有、有意歪曲之写作。吕说："无论如何学问好的人，要做无话可说的题目，也总不免于瞎扯，这不仅破坏文体，而且还坏人心术。"② 足见不讲空话、考据讲究扎实、重视书写方法，皆为吕治史之风格；由此还可看出一些吕氏耿直认真的态度，这个在许多地方都可以观察出来。吕在 1942 年时还指出："凡作文先求畅达，求畅达须气盛。故作文时宜纵笔写去，不妥处可留待后改做，不成之句，可姑缺之，留待后补，总期一气写下，勿生停顿，如此习惯，则文气充畅，且做得快。此前辈谢钟英先生教人作文之法。"③ 1905 ~ 1906 年，吕还写作小说《中国女侦探》，可见其写作风格之广泛与快速、不拖泥带水。④

吕思勉的用功与对写作方法之要求，从他的教学生涯中也可略窥一二。语言学家赵元任（1892 ~ 1982）自述其 14 岁时，进入溪山小学就读，他最喜欢的老师就是吕思勉，说明 1906 年吕已在该校教授国文、历史，而校中教师大多是常州人。⑤ 至 1917 年时，吕在江苏省立第一师范教书，学生回忆他讲授国文课的情形，"讲述文章时，他对内容、背景、章法、句法无一不作精密的阐述"。⑥ 吕思勉本身就有很好的经学、史学底子，个性专心教学、不问闲事，皆可见其讲学、论学之严谨与专注。此外，刘脊生日记曾写道，1919 年 9 月，吕思勉送来读书随记两册给他看，他写下：

---

① 吕思勉：《从我学习历史的经过说到现在的学习方法》，《为学十六法》，第 41 页。
② 吕思勉：《论基本国文》，收入李永圻、张耕华撰《吕思勉先生年谱长编》上册第一卷，第 55 页。
③ 吕思勉述，黄永年记《吕思勉文史四讲》，中华书局，2008，第 20 页。
④ 张耕华、李永圻：《〈中国女侦探〉的作者吕侠就是吕思勉》，收入李永圻、张耕华编撰《吕思勉先生年谱长编》上册第一卷，第 113 页。
⑤ 赵争：《赵元任年谱简编》，收入李永圻、张耕华编撰《吕思勉先生年谱长编》上册第一卷，第 106 页。
⑥ 陈祖源：《陈祖源自述》，收入李永圻、张耕华编撰《吕思勉先生年谱长编》上册第二卷，第 214 页。

"诚之勤学真不可及，同辈中成就伟大者，端推此人。"又曾言："诚之迈异精勤，嗜学如渴，同辈中此其选矣，可畏也。"可见吕思勉的用功与勤学是异乎常人的，① 这一年，可能也是他编著《医籍知津》成书之年。② 由这些面向来看，都可以从大的背景中看到吕氏著史之风格，可见他身为传统史家去撰写医学史，绝非随意为之，必定是有外缘因素之叠加，才促使他有能力从事这样的工作。

（二）吕思勉对现实生活中医药事件及有关新闻之观察

吕思勉生长在一个传统医疗文化丰富的场域，从小耳濡目染，可以合理推测，他对生活中的医药与疾病事务的观察应该非常深入详尽。吕思勉的父亲罹患中风而死，那时尚未有高血压一词，吕用"内风"来形容肢体瘫痪偏枯之症状。当时中西医者群集其家治疗，吕还将整个过程写出，包括症状与用药，显见其体察医事之细致。③ 而且，吕年轻时可能即有阅读或搜集卫生类书籍的习惯，至少可以说他有注意到这些面向的知识，有时还会奉行静坐等法。④ 吕思勉的父亲曾在《甲辰日乘》中记载自己生病时服用中药，甚至和朋友互寄中药，以表达关心之意，至于平时则会去中药房买一些新的药物备用；⑤ 更重要的是，吕的父亲也会去买医书来看，有足够理由认为，至少本草类、伤寒类医书，其父亲都略知一二，吕思勉在这样的家学和日常生活体验中成长，对中医文化有更为深刻的认识。⑥

① 刘脊生：《刘子遗稿 日记》，收入李永圻、张耕华编撰《吕思勉先生年谱长编》上册第二卷，第 215 页。

② 根据《吕思勉先生年谱长编》所载，吕思勉曾自言该书底稿于 1919 年暑假中写完，而谢利恒的《中国医学源流论》，迟至 1935 年才被收入中医名家谢观（字利恒）的全集内，正式出版。收入李永圻、张耕华编撰《吕思勉先生年谱长编》上册第二卷，第 203 页。

③ 吕思勉：《誉千府君行述》，收入李永圻、张耕华编撰《吕思勉先生年谱长编》上册第一卷，第 107～108 页。

④ 吕思勉：《癸卯日记》，收入李永圻、张耕华编撰《吕思勉先生年谱长编》上册第一卷，第 83、88 页。

⑤ 吕德骥：《甲辰日乘》，收入李永圻、张耕华编撰《吕思勉先生年谱长编》上册第一卷，第 96～98 页。

⑥ 吕德骥：《甲辰日乘》，收入李永圻、张耕华编撰《吕思勉先生年谱长编》上册第一卷，第 99 页。

吕思勉在 1903 年的残存日记中，曾记下一则有关鼠疫之观察，也写下对鼠疫解读之笔记，可见其对中医疾病知识的关注，加上对历史真实性的敏锐评判，故其能清楚分辨迷信与谣言之由来。他记下的是他的姨丈管凌云在福建做官之事。他说：

> 鼠疫福建久有之，皆腺鼠疫也。其俗云：患此者必见一死鼠，见则病，病则七日必死。焉有此一成不变之事，闻而知其为妄言矣。予从母讳绮，字少霞，适管凌云先生，讳元善，官福建。其第三女小字安保，方幼，一日见死鼠取而弄之，即病，病七日而死，其署中人皆哗然，以俗传之说为信矣。从母旋亦病，发热极重，卒得愈，彼辈则曰此非鼠疫也。时无良医诊断，无由知其为鼠疫，亦无由知其非鼠疫也。①

吕认为，在没有办法精确诊断之时，一般乡民往往以讹传讹，说是罹患"鼠疫"，但死鼠未必皆与鼠疫有关，因果关系必须厘清，否则就会落入迷信、以讹传讹之境地，对于解决实际问题并没有帮助。

从侧面来观察，光华大学的学生顾正武有《怀念先师吕诚之先生》一文。他回忆道："先师虽然工为古文，但他反对言之无物的空洞文章，他对《古文观止》的选辑，评价不高；而对章学诚的《文史通义》，非常赞赏。因该书能将古今学术的渊源，条分类别而能得其宗要，文字亦通畅流利。所以他常叫我们多看这本书。"他认为，吕思勉对于事物的观察与看法，总有不少新的观点，② 而且颇有"务实"的思想。吕思勉认为，研究历史要能和现实结合，研究历史必须要能指导现实生活，促使社会进步，不然就是死的学问。③

---

① 吕思勉：《日记七 鼠疫》，收入李永圻、张耕华编撰《吕思勉先生年谱长编》上册第一卷，第 89～91 页。

② 顾正武：《怀念先师吕诚之先生》，收入李永圻、张耕华编撰《吕思勉先生年谱长编》上册第四卷，第 608 页。

③ 吕思勉：《专家与通人》，收入李永圻、张耕华编撰《吕思勉先生年谱长编》上册第四卷，第 609 页。

吕思勉的两个儿子在 1911 年都因打防疫针而死，[①] 或许也是因为 1910 年末的东三省鼠疫。虽然未有更进一步的资料证实，但可以推论的是，吕对新式或西方的防疫方法并不排斥，也未因此次事件，而埋下不信任西医之种子。1912 年 11 月，上海发现鼠疫，吕思勉和中等商业学校的教员汪企由一起写了一则启事刊登在《申报》上，指出：

> 近阅报纸上海有鼠疫发现，鄙人等于十五日往访丁仲祐（笔者按：即丁福保，1874～1952）医士。据云确有一住居北福建路之人，曾至彼处医治，当时断定其为鼠疫，即嘱其往公立医院，其人未往。至次日家中即有一人复患鼠疫，始赴公立医院求治。公立医院当派人至其家查察，始知已有一人先患鼠疫，而此先患鼠疫之人，旋即毙命云。据此则上海确已有鼠疫发现。查鼠疫传染之烈，杀人之多，实为诸种病毒中所罕见。前年东三省流行时，死亡之惨，迄今思之，犹不寒而栗。上海为通商大埠，居民异常稠密，且与内地及各口岸交通极为便利，若不设法防疫，为患何堪设想。此事似宜由公立医院会同工部局逐户调查，于未发现之处，则先事预防；于已发现之处，则及早扑灭。庶足以防疫病而重民命。除函告公立医院外，合亟函请贵报登入来函一门，以便阅者注意，实纫公谊。
>
> 中等商业学校教员汪企由、吕思勉谨启。[②]

可见吕非常关注鼠疫疫情之扩散，甚至投书报纸、关注卫生工作。而且从这则投书可以看到，吕思勉非常着重及时预防的西方医学防疫法，文字间充满理性之论述，这或许与读者认定他会钻研传统中医史的形象有一些差距，但其实两者都具有实事求是的部分，这是吕在从事写作时的鲜明态度。不过，他对自己的身体倒不一定这么讲究"卫生"，吕思勉曾在残存日记写道，他自 1915 年开始就不吃早餐，一开始是为了治胃病，也颇有成效，但后来终生不朝食，部分也是因为珍惜时间，读书写作至废寝忘

---

① 李永圻、张耕华编撰《吕思勉先生年谱长编》上册第一卷，第 131 页。
② 汪企由、吕思勉：《鼠疫可畏》，《申报》1912 年 11 月 18 日，第 7 版。

食。他曾说：“吾尝昼夜孜孜，以从事于钞书矣。初寒盛暑，罔敢或缀，即有小病，亦曾不肯自休也。”他一生刻苦勤学，专心著述，在学校任教时，住在学校的宿舍里，除了教学以外，从早到晚都在写作，中午就餐，也是一边就餐一边阅读书报。然而，饮食马虎，长期又不进早餐，必然减少营养，中年后忽而多病，恐怕与此有一定的关系，这还是勤学过度所致。①

吕思勉还会在自己家乡的报纸，例如《武进商报》或《武进月报》上发表小文章，里面有不少他个人具有创见的社会观察，② 吕会把发表的文章从报刊上剪下来，贴在本子上，归于“风俗”一类。例如他会观察自己家乡懒惰的年轻人，指出这辈人常认为身上的精气用尽，人就会死亡，所以尽量保持不动；但吕则用西方的身体观来说明，人体不动反而容易生病，精力不足可以靠进食来补充，不可能用尽。他认为这种未经验证且不科学的想法就是陋俗。③ 由此可见，其于社会观察的精微之处展现其思考分析之能力。又举广告为例，也可见吕的社会观察，与阅读医药相关之新式大众媒体之感悟，在1917年前后，吕发表了许多对医药广告的观察，例如其中一则写道：“广告有创造需要之能，何谓创造需要？其物本非人所必须，甚且不知有此物，因广告之鼓吹，遂觉其物必须购用是也。此可以东洋人之售仁丹、清快丸为例，仁丹、清快丸试问果有何用？设无广告，谁复购之。然则购用仁丹、清快丸之人，虽谓其悉为广告所鼓功可也。然则广告之为力亦伟矣。”④ 吕更抨击市面上这类滑头的药品广告欺人之实况，并非诚信贩卖、长久经营之计，⑤ 可见吕颇为关注药品市场，会对市

---

① 吕思勉：《专家与通人》，收入李永圻、张耕华编撰《吕思勉先生年谱长编》上册第二卷，第159页。

② 吕思勉：《国体问题学理上之研究》，收入李永圻、张耕华编撰《吕思勉先生年谱长编》上册第二卷，第186页。

③ 吕思勉：《子弟（一）》至《子弟（四）》，收入李永圻、张耕华编撰《吕思勉先生年谱长编》上册第二卷，第218～219页。

④ 吕思勉：《广告（二）》，收入李永圻、张耕华编撰《吕思勉先生年谱长编》上册第二卷，第187页。

⑤ 吕思勉：《广告（三）》，收入李永圻、张耕华编撰《吕思勉先生年谱长编》上册第二卷，第187～188页。

面上贩售的药品进行评论。①

1917 年，吕思勉还撰写《传染病》一篇刊载于报纸上，他也剪下来保存，内文写道："若嚣嚣然曰：我生不有命在天。或闻病之能传染，大笑而不之信，是自蹈危机也。又有一等人，常存一希冀侥幸之心，以为如吾之所为，未必遂至于传染。殊不知彼被传染而病而死者，初亦皆以为未必传染而为之也。即如霍乱慨自饮食传入而不知防卫者，或明知饮食物之不洁而曰：我今日胃纳甚佳，必能抵抗病毒。试思彼被传染者，岂皆自知不能抵抗而故为之者耶？其当初之自恃，盖一如吾之现在也。人之能否抵抗病毒，岂有可以意度之、以意断之之理，望尊生之君子三思之。"② 很显然此语与前述他对西方公共卫生的态度一致，都是呼吁民众要理性思考与学习预防传染病的知识、技术，这一点颇能显示吕理性思维与面向科学的一面。

对于事理，吕思勉往往以理性和科学视之。1920 年，吕思勉还曾抨击他认识的一位医者去刊印佛经，找一堆人翻译，然后自己加注，把它变得像是自己的东西来出版。吕思勉用语严厉，抨击这简直是千古奇闻，而究其本质，也是为了印书赚钱而已。吕抨击的人，应该就是同为常州人的丁福保。又，吕还曾批评其故乡有人借着神医叶天士降临、扶乩来治病，迷信之空气盛极，让吕不得不写文章加以批评，③ 此论述之态度即颇似鲁迅批评传统社会在医疗上的各种迷信、偏方。④ 只是，吕思勉对中医史却有另一种解读与创见，并非完全不信任中医。

① 关于近代的医药广告，张仲民有一系列的研究，破解不少其中的骗术。参考张仲民《晚清上海药商的广告造假现象探析》，（台北）《"中研院" 近代史研究所集刊》第 85 期，2014 年，第 189～248 页；张仲民《晚清中国身体的商业建构——以爱罗补脑汁为中心》，收入杨念群主编《新史学》第五卷《清史研究的新境》，中华书局，2011，第 233～263 页。对报刊医疗广告内容的剖析，则可参考黄克武《从申报医药广告看民初上海的医疗文化与社会生活》，（台北）《"中研院" 近代史研究所集刊》第 17 期（下），1988 年，第 141～194 页；黄克武《广告与跨国文化翻译：20 世纪初期〈申报〉医药广告的再思考》，王宏志主编《翻译史研究》第 2 辑，复旦大学出版社，2012，第 130～154 页。
② 吕思勉：《传染病》，收入李永圻、张耕华编撰《吕思勉先生年谱长编》上册第二卷，第 192 页。
③ 以上二例，引自吕思勉《南归杂记》，收入李永圻、张耕华编撰《吕思勉先生年谱长编》上册第二卷，第 232 页。
④ 皮国立：《国族、国医与病人：近代中国的医疗和身体》，台北：五南图书出版有限公司，2016，第 152～195 页。

三 吕思勉撰写医学史著作之经历及后来的思想转变

（一）吕思勉撰述《医籍知津》

1918 年前，吕思勉担任中华书局的编辑，在报刊上发了不少文字，皆代表其体察事变、融合时代之走向，此乃其历史论述之要点。例如 1917 年，吕撰写《惟愚者活动》刊载于报纸上，写道："时疫盛行，自宜加意防范，其已染疫者，自宜设法救治。然防范与救治，必有其正坐之方法可知也。乃以予所见，则惟有出会、打醮、宣卷、印发某真人某大帝所传医方等事而已。此等事可谓正当防疫治疫之法邪？谓吾人之所知不过如此，又明明其不然也，然而惟此等愚人有所活动者，何也？"① 文字间颇有指责世人防疫不得要领之味道。至该年秋天，吕辞去中华书局编辑职务，原欲赴沈阳高等师范学校教书，但因故未能成行。

1919 年，吕经由谢观（字利恒，1880～1950）介绍，进入上海商务印书馆担任编辑，协助谢编辑《中国医学大辞典》。胡道静在 1986 年写的回忆文章最早指出吕思勉关怀医籍的特质。他说道，吕的外家世业儒医，因此吕对中医的源流和主要医籍及其价值，皆能了然于胸。② 对于这段接触中医文化的机缘，吕回忆道："予于医学，本无所知，而先外王父程柚谷先生，先舅氏均甫先生，先从舅少农先生，皆治汉学而兼知医，故予于中国医书之源流派别，略有所知。谢君本旧友，此时此书亟欲观成，乃将此一部分属予襄理，至暑假中事讫。"③ 由此可见，吕的亲戚皆为知医之人，很早就熟稔中国古代医学典籍，这时吕更得以运用商务印书馆的涵芬楼（后来扩大成为东方图书馆善本藏书的部分）藏书加以参酌考证，所以写

① 吕思勉：《惟愚者活动》，收入李永圻、张耕华编撰《吕思勉先生年谱长编》上册第二卷，第 192 页。
② 胡道静：《读吕诚之师〈医籍知津〉》，收入李永圻、张耕华编撰《吕思勉先生年谱长编》上册第二卷，第 205～206 页。
③ 吕思勉：《自述——三反及思想改造学习总结》，《史学理论研究》1996 年第 4 期，第 51～60 页。

这本书其实只花了半年左右。① 即便一般史家仅阅读涵芬楼内的医书来梳理中医史，恐怕也不那么容易，但吕因为有很好的中医典籍功底，所以涵芬楼的藏书才能很快地成为写作资源，助其迅速完稿。当时，吕并没有想要把它当成一本书来出版，这篇《中国医籍源流论》，其实原本要作为《中国医学大辞典》内的附篇，但后来并没有收入《中国医学大辞典》内，② 乃由谢私人木刻印行少许分送给同行友人；前述《中国医籍源流论》的底稿，就是《医籍知津》，在 20 世纪 80 年代由吕翼仁抄录后正式出版，才广为人知。③

20 世纪 80 年代初，杨宽在校订旧稿时，曾帮忙拟定一个前言，对全书给出了整体的评价，写道："《中国医学史概说》（笔者按：是当时命名，并非吕思勉认同的书名，吕书并未出版，早期只有抄本）是一部很有特色的医学史著作。吕先生早年曾经钻研古医书，用功医道，因而能够对中国医学史从古到今，作出概括而系统的论述。不仅对古代重要医书作了重点分析，而且对于后世医家研究古医书的成就以及所作进一步发挥，也分别作了评述；对于宋代和明清两代医学的发展，医家的成就，就叙述得更为详备。既对历代的脉学、本草学、针灸学作了系统的阐释，又对医学中各种科目作了分门别类的说明，包括女科、幼科、疡科、咽喉科、眼科、伤科、脚气、霍乱、痧胀、鼠疫、虚劳等，还兼及推拿、导引和调摄的治疗方法，更旁及江湖方技。虽然篇幅不大，却能条理分明，十分周到。"④ 而根据《吕思勉先生年谱长编》注释所载，所谓《中国医学史概说》即《医籍知津》，但杨宽称其为《中国医学史概说》，则不知其原因。

吕思勉如何迅速写就如此有条理的医史著作？1921 年，他就曾指出："欲阅旧籍之前，先取目录之书，加以浏览是也。如此，则于旧学之分类

① 胡道静：《吕诚之先生〈医籍知津〉稿本题记》，吕思勉《中国文化思想史九种》上册，第 69 页。
② 前一书名是吕自述编辑时的书名，后来正式出版的书名为《中国医学大辞典》。
③ 李永圻、张耕华编撰《吕思勉先生年谱长编》上册第二卷，第 203～204 页。又见于吕思勉《中国文化思想史九种》上册，前言，第 2～3 页。
④ 杨宽前言，收入李永圻、张耕华编撰《吕思勉先生年谱长编》下册第七卷，第 1072～1073 页。

若何，派别若何，变迁若何，以及现在书籍共有若干，心中已知其梗概，他日参考既不敢挂一漏万，即目前从事研究，亦易得其要领。"① 他梳理中国医学源流之发展，也是以书写著作和学术发展大要为主，同时也指出："所谓由博返约，实为研究学问之要诀。未博而先言约，则陋而已矣。指示研究学问之方法，愈具体愈善，最能具体地指出研究之门径者，殆莫目录之书若。"② 就是要后学掌握学术发展之大要，才能有一整体的观点。胡道静更进一步评价："全稿卷帙不多，但论述精要，至为全面。从时间上说，起自远古医籍、药书，下逮汉、唐、宋、元、近世，原原本本，如数家珍。本书是以古典医籍为纲来论述祖国医药学发生、发展和演变，因而本书也是一部中国医学史的缩影。尽医学史之能事来写医籍史，就使它跳出医书目录学的范畴而具有医书历史学的性质。"③ 胡道静还点出吕著的重要性，胡回顾 20 世纪 90 年代以前中医文献目录学的专书，包括《四部总录医药编》（1955）、《全国中医书联合目录》（1959）、《三百种医籍录》（1982）、《中国医籍提要》（1984）、《中国分省医籍考》（1984）等，但这些书都是按照目录学的规范来编辑的；吕思勉则另辟蹊径，按照历史学的规模撰写，加以综合评述，整个体例与作用都别开新猷，与单纯的目录文献、罗列书目的形式有很大的不同。④

当时吕思勉已查询并阅读《黄帝虾蟆经》《神农本草经》《政和经史证类备用本草》等书，遇不同版本，吕思勉也会加以比较，所以胡道静才会说读吕思勉的医史著作，"于治史技能，诚多启益"。⑤ 从后人帮吕思勉辑录的笔记来看，吕阅读相当多的医书，发表的议论，常常不是就单一文

---

① 吕思勉：《整理旧籍之方法》，收入李永圻、张耕华编撰《吕思勉先生年谱长编》上册第二卷，第 259 页。
② 吕思勉：《整理旧籍之方法》，收入李永圻、张耕华编撰《吕思勉先生年谱长编》上册第二卷，第 259 页。
③ 胡道静：《读吕诚之师〈医籍知津〉》，收入李永圻、张耕华编撰《吕思勉先生年谱长编》上册第二卷，第 205～206 页。
④ 胡道静：《读吕诚之师〈医籍知津〉》，收入李永圻、张耕华编撰《吕思勉先生年谱长编》上册第二卷，第 206 页。
⑤ 胡道静：《读吕诚之师〈医籍知津〉》，引自李永圻、张耕华编撰《吕思勉先生年谱长编》上册第二卷，第 207 页。

献而发，而是综合各种典籍和线索，并提出自己独特的看法。例如他举《冷庐医话·慎疾门》记载，海盐寺有一僧能疗一切劳伤，包括虚损、吐血、干劳等症，该僧不知《神农本草经》《黄帝内经》等医书，惟善于调养起居、饮食，让患者在该寺中调养，往往十愈八九。其实，这就是当时所谓的无药疗法，背后蕴含调养之道理，但中国医籍往往神化某些名医的医术，叙述过于离奇，引发患者迷信名医有过人之技，而形成不去探究背后医理的习惯，这导致所有的医患面对疾病时只寻求"神效"，却不知其所以然，故"医学"就不用去研究了。吕如此抨击，搜诸医籍，包括叶天士的神迹，《千金方》《肘后备急方》这些医书的故事，多充斥这类溢美过言之词，所以"过实之言足以招人之不信也，则出语必衷诸理矣"。① 可见他阅读古代医籍时，同样是抱着合理性与科学的观点来审视的，不完全相信书上所记载的医疗史事，可以佐证吕写医史之风格。

（二）不再进行医学史写作之原因

还可以观察的，是吕思勉撰述医籍之大要，这其实仍是放在理解中国传统文化这一脉络下来进行的。胡道静认为，吕思勉运用中国文化之特性与趋向来观察医籍与医学的发展历程，将其纳入儒学产生和发展的轨道来论述，② 是基于对中国文化的整体探索，深究社会、政治、经济的兴衰利弊，文化学术的隆替衍变，以形成洞察执要之论。胡补充到，也许这不易为专业学者所接受，但若加以沉思，人们便能悟出其中一定的道理。用广角镜来观测技术史，应当是治专业史，特别是治科学技术专业史的研究者所应该采取的方法。③ 换句话说，吕所依据的仍为中国历史文化的大背景，他并没有要将中医学抽离出传统历史的本体来看待。

与此有所联结的，是吕对传统史家与史学的严谨定义，这可能也是他

---

① 吕思勉：《医学笔记》，收入李永圻、张耕华编撰《吕思勉先生年谱长编》上册第二卷，第212～213页。
② 吕思勉：《医籍知津》，收入《中国文化思想史九种》上册，第3～5页。
③ 胡道静：《读吕诚之师〈医籍知津〉》，收入李永圻、张耕华编撰《吕思勉先生年谱长编》上册第二卷，第207页。

没有将该书持续深化、出版的一个因素。吕思勉认为历史的专业性，特别是国史，不能无限制地扩张。其实，现代中国医学史之研究，虽起自民初，然多为医者为之。① 梁启超曾呼吁："研究中国之药剂证治，医家所有事也；述各时代医学之发明及进步，史家所有事也。"梁氏认为，对于专门史而言，史家只能明了其大势，但切记"勿侵其权限"。② 故当时历史学者仅视医学史为专门史，不愿意花工夫去探索。但史家还是可以做一点前置作业的，1922年前后，吕撰写《国立沈阳高师师范学校文史地部中国历史讲义》时即提出他的见解，他认为因世上各科学总是愈分愈细，历史终究无法囊括这些新科学，所以"国史"所及，应该列为普通史，而非专门史。因此，历史学者当重视"治乱兴衰之由，而为道国者所鉴者"，才是"国史"，也因为有严谨的范围，所以历史才能够成为一门专业的学问，和医学、统计、刑法等，同列专门。而对于其他专业的历史，包括医学在内，吕认为，过去的人研究历史，无所不包，所以史学不能成为一门专门的科学，未来史家面对专门史时，可将独立专门的历史事实析出，以待专门学者来加以研究，例如天文、历法、法律、经济等，都应该留给专门领域的学者来研究。③ 如此即可理解，为什么民国初年，在这样的史学观念下，真正撰写医学史的，大都不是历史学者。也可能是因为这一点，在《中国医学源流论》出版时，吕不认为他要挂名，而是让医家谢利恒略为增补后总结成书，颇符合吕氏史家仅析出史事、让医者来研究的味道。④在写完《中国医学源流论》的基本底稿《医籍知津》两年后，吕思勉在1921年题为《整理旧籍的方法》的演讲中，几乎将他编纂该书的想法倾囊相授。他认为现代人很喜欢谈通史，但何谓"通"呢？世界事务愈来愈复杂，现在已经不太可能像过去写史，想要把所有的事都囊括进来，想要网

① 皮国立：《民国时期的医学革命与医史研究——余岩（1879—1954）"现代医学史"的概念及其实践》，（台北）《中医药杂志》第24卷第3期，2013年，第159~185页。

② 梁启超：《中国历史研究法》，中华书局，1936，第30页。

③ 吕思勉：《国立沈阳高等师范学校文史地部中国历史讲义》，收入李永圻、张耕华编撰《吕思勉先生年谱长编》上册第二卷，第241~242页。

④ 谢谢审查委员指出，吕、谢著书名实之辨，其中怕仍有曲折，所以保守为上。仅将其意见附记于此。

罗群书成一史，必定失败。而应该用新方法来析出各种专业，然后让各专家来研究，才会成功，史学也才能成为一有严格范围的科学。例如"通鉴"与"通考"，就是从正史中析出一部分来分析，既与正史不重复，又在研究价值上有其极大的意义，这才是通史的意义。① 也就是说，像《医籍知津》这样的书，就有"用新方法来析出各种专业，然后让各专家来研究"这样的理念，历史学者要做的，就是"须求得正确之事实，然后归纳之而得其公理"。所以利用各种考据学，厘清虚实、补足史事，乃历史学者最重要的工作。② 同一年，沈阳高师校内孟晋追群社也曾邀请吕担任特别演讲会的演讲者，演讲"中国医学的变迁"约两小时，讯息刊载于《沈阳高师周刊》第 43 期上，可见吕对医史的研究一度受到重视，只是吕没有一直谈这个部分而已。③

非常可惜的是，若统观吕之年谱，在 1923 年后，吕的兴趣似不在医学上，发表的论文和笔记也相对少了，仅有 1935 年 4 月撰写的《谢利恒先生传》④。他有历史研究的专长，但似乎医者也不找他去演讲，民国时期上海新成立不少中医学校，也未有吕被邀请授课、演讲之证据；而吕也不再积极探究医史了，除了他的兴趣转向更广义的中国通史外，可能还有其他的因素。

根据陈腾的研究，吕在编辑《中国医学大辞典》时，其撰文风格与对史事之认知已和谢利恒为首的上海中医有所差异。该研究提醒了我们，史家与医者对于中医史的见解与解读，可能大不相同，这种歧见有时将导致意见上的冲突，甚至是分道扬镳。⑤ 而正因为吕非常用功，对于中医典籍颇有钻研，当他看到当时所接触的医者皆不读书、不研究，又没有理性的判断和科学观时，产生了很强烈的反感。就在吕撰写《医籍知津》初稿的

---

① 吕思勉：《整理旧籍的方法》，收入李永圻、张耕华编撰《吕思勉先生年谱长编》上册第二卷，第 258 页。
② 吕思勉：《整理旧籍的方法》，收入李永圻、张耕华编撰《吕思勉先生年谱长编》上册第二卷，第 259 页。
③ 《沈阳高师周刊》第 43 期，引自李永圻、张耕华编撰《吕思勉先生年谱长编》上册第二卷，第 265 页。
④ 李永圻、张耕华编撰《吕思勉先生年谱长编》上册第三卷，第 481 页。
⑤ 陈腾：《近代史家与医家的交锋——以吕思勉〈医籍知津〉与谢观〈中国医学大辞典〉的校读为例》，廖大伟主编《近代中国》第 34 辑，第 370～384 页的对照。

同一年，他还写了《论医》十四篇，大力抨击当时医者不认真读书的现象，尤为犀利，更显其观察入微。当时用笔名"驽牛"刊发在常州《武进商报》上，文中颇有批评当时医者不学无术的味道。他说：

> 中国之医书，以鄙人之浅陋所见者，尚有千余种，然而今日之医家若能背诵书名五十种，吾已服其博雅矣。彼辈所认真阅读者，吾敢决其不及十种，即曾经泛滥之书，吾亦敢决其不满三十种也。彼辈必曰读书如将兵然，贵精不贵多也。夫所为精者，从多之中简练选汰而出之之谓也，故曰："博学而详说之，将以反说约也。"若束书不读，而曰吾能得其所谓精者焉，是欺人之谈也。是陋也，非精也。①

此处申言习医却不读书有何影响，吕思勉还认为，许多中医都凭借着"经验"来说自己的医术可靠，但显而易见的是，很多重症或罕见疾病根本很少见，医者既不读书识病，又无法观察罕见疾病的临床案例，那所谓的"经验"根本是不足凭借的，故言："今之医家所读之书极少，以读书太少故，一遇病症，其茫无所知，亦与普通人等。"不读书根本无法参透各种病症，实际经验不可能凭空悟得。②

吕思勉也是看到常州有不少庸医不求进步，痛陈"吾非好攻击今日之医生也"。他认为当时中医最爱空谈玄理，但一问到为何古说有如是多分歧，那些排斥西医或科学的中医们，没有一人能够回答，甚至连知道中医之学说有"分歧"的医者都非常少。③ 他从医学源流的历史来看学说的演变，说：

> 以阴阳五行言医，古人亦初不如是。张仲景之《伤寒杂病论集》自言撰用《素问》，然全书中未尝引及《素问》一句，可见察脉、辨证、处方、用药，古人自有真传。专谈空理之书如《素问》者，不过

---

① 吕思勉：《论医（一）》，收入李永圻、张耕华编撰《吕思勉先生年谱长编》上册第二卷，第208页。
② 吕思勉：《论医（二）》《论医（三）》，收入李永圻、张耕华编撰《吕思勉先生年谱长编》上册第二卷，第208~209页。
③ 吕思勉：《论医（四）》《论医（五）》，收入李永圻、张耕华编撰《吕思勉先生年谱长编》上册第二卷，第209页。

偶备参考而已，非可据以治病也。此后名医如华元化、王叔和等，亦均不牵引阴阳五行，缪仲淳论之甚详。阴阳五行之说，其起于宋以后乎？刘温舒撰《素问入式运气论奥》，始盛以阴阳五行言病理，而苏轼、沈括之徒附和之。温舒者即伪撰《素问亡篇》之人，轼则以圣散之方杀人者也，其医学程度可知。以五行言药性，则始于寇宗奭《本草衍义》，《珍珠囊》等书承之；金、元以降，其说大盛。其实中国本草之传授，自陶隐居制唐慎微一线相承，千有余载，无此落空谬妄之谈也。寇书今单行本甚少，然久为妄人窜入。唐氏之《证类本草》中非东洋尚有原刻本，可以证明，读者几疑此为唐氏之旧，因以为中医古说相传如是，则贻害大已。①

这样的批评有两端。第一就是中医的发展，愈到近世则愈趋向五行玄虚之论，而失去实际论述医理的理性。② 第二就是在学理上，陈陈因袭，抄袭改动，缺乏创新与合理性。③ 吕进一步分析，更直指中医非科学，他说：

中国医学本未能发达成一科学，而古代相传之方术，又多失传。自五代以前，习医者多守其专门之业以相传授，其人多今草泽铃医之流，士大夫之好斯事者甚少，则亦安于知其然不知其所以然而已。自宋以后，士大夫之研究医术者始多，始欲求得其原理。然古代相传之说，本止〔只〕有其术而无其理，加以人体生理日已湮晦，药物化学又无门径，术之不明，理于何有？于此而欲强立一说焉以会诸说之道，则愈笼统污漫不着边际之说，愈适于用，此中国医家之所以好谭〔谈〕阴阳五行也。④

① 吕思勉：《论医（六）》，收入李永圻、张耕华编撰《吕思勉先生年谱长编》上册第二卷，第209～210页。
② 吕许多批评皆与余岩的说法一致，但显然余氏更早有这样的观察。参考余岩《医学革命论初集》，余氏研究室，1950，第118～119页。
③ 关于医书的改动与抄袭，可参考祝平一《作者、编者、剽窃者：从〈晰微补化全书〉看医书的抄辑与作者身份》，（台北）《"中研院"历史语言研究所集刊》第92本第3分，2021年，第561～602页。
④ 吕思勉：《论医（七）》，收入李永圻、张耕华编撰《吕思勉先生年谱长编》上册第二卷，第210页。

此说同样与余岩抨击中医发展史中阴阳五行说的笔法一致，若再加上上述说理，相信吕很难见容于当时上海医界。① 吕思勉提出疑问，如此是否中国医学就没有价值呢？他解释说，中国疆域之大，各处地形、气候不同，造就许多不同的疾病种类。在医学上积累数千年之经验与诊察技术和有效的药方，多有可采之处，"特其所言之理，则全不足信耳"。② 吕认为中医仍有可采之处，但并不是说医者就肯定有能力可以运用它。因为中医不足以言"学"，更构不成科学，仅能称为"术"，用之于人体有效，其实就是要靠多读书、多识病证、多记良方，才可能谈用之有效这件事。可惜的是，他认为当时医者多不读书，③ 不愿再与中医群体继续为伍，也可能是吕的专注已转移至其他领域的历史研究，盖当时医学史的研究本非职业史家所留意，这些可能都是导致他后来不再持续撰写中医史的因素。

四　吕思勉医学史论内所见之医学观点与思想

（一）对中西医学发展之评论与态度

若将中医与西医放在一起比较，从吕发表的文章中，大略可以窥知吕的态度。吕曾言："中医与西医究孰胜？曰：自然西医胜于中医，无待问也。何则？断无明于人体生理者，术反不精；讲脏腑经脉，尚且错误者。"④ 这已经很清楚地表明他对西医的认同。吕认为，西医中也有技术劣等者，例如他陈述清末有一西医开设医局于他的家乡常州，有一天，这位西医来到自己家，准备派遣仆人回家取自己的马褂，写了一张便条，结果不会写"褂"字，反而是仆人教他写，这位西医才会。吕认为，这种人中

---

① 皮国立：《民国时期的医学革命与医史研究——余岩（1879—1954）"现代医学史"的概念及其实践》，（台北）《中医药杂志》第24卷第3期，2013年，第159～185页。
② 吕思勉：《论医（八）》，收入李永圻、张耕华编撰《吕思勉先生年谱长编》上册第二卷，第210页。
③ 吕思勉：《论医（八）》，收入李永圻、张耕华编撰《吕思勉先生年谱长编》上册第二卷，第210页。
④ 吕思勉：《论医（九）》，收入李永圻、张耕华编撰《吕思勉先生年谱长编》上册第二卷，第210页。

文劣等，西文又不通，真是误人不浅。不过，医生庸劣是一回事，医学之精粗却又是另一回事，吕认为不能因为有少数劣质西医，而否定西医的学术。① 医学与学术应与个别医者分开来谈，这一点见解颇为客观。此就学术论学术，颇符合吕氏从合理与科学性来看待医学的态度。

从实际的疾病治疗过程中，也可以看出吕氏对中西医的评论。1920年，吕思勉从沈阳回故乡常州度假，回校后著《南归杂记》，刊于《沈阳高师周刊》上。他写到这则故事：

> 予乡自（1920）七月二十九日起，至八月初七日止，日间温度恒在九十五度以上，夜间亦在九十度以上。初七日傍晚大雨，乃稍凉，而虎列拉作，染者不多，然甚剧。地方医院所收受之人，自第一人至第十四人皆死。不入医院者，死者尤多。推原其故，半由今年之虎列拉，较往年为重，半由挑痧误之。挑痧者，南方剃发匠业之。无识之徒，夏日不论何病，皆先雇剃发匠挑痧，然后延医，谓可救急也。于四肢乱加针刺后，静脉注射，即无所施其技，虽更延西医，亦往往束手。甚有于胃腹乱加针刺，致病已转机，胃肠发炎而死者。然谆谆告人曰：毋招剃发匠挑痧。莫听也，甚且招人讥讪，剃发匠更目予为怪物矣。剃发匠之以挑痧名者，或一夏而储银三百元，以买良田，或出入皆乘包车。故乡朋友聚首者较多。然谈学问者极少，非闲言送日，则作诗钟着围棋。②

吕看到有关社会上医疗不合理之时事，都会加以评述，1919 年到 1920年，中国正面临一次严重的霍乱袭击，③ 仅 1919 年，霍乱即导致全中国约34 万人死亡。④ 吕在如此严重的疫情中，充分体验到传统医学体系的衰弱

---

① 吕思勉：《论医（九）》，收入李永圻、张耕华编撰《吕思勉先生年谱长编》上册第二卷，第 211 页。
② 吕思勉：《南归杂记》，收入李永圻、张耕华编撰《吕思勉先生年谱长编》上册第二卷，第 230～231 页。
③ 姬凌辉讨论了 1918～1919 年上海的流感与霍乱疫情，参考氏著《流感与霍乱：民初上海传染病防治初探（1918—1919）》，《商丘师范学院学报》2014 年第 7 期，第 51～59 页。
④ 时人对霍乱的恐惧与当年的死亡情况，可参考皮国立《全球大流感在近代中国的真相：一段抗疫历史与中西医学的奋斗》（台北：时报出版社，2022），特别是第三章。

与迷信。当时中国人普遍认为霍乱是一种"痧"，① 甚至相信由剃发匠等技术人员通过用针"挑痧"，乱刺四肢、腹部，可以缓解症状，这样无知的举措反倒增加了疫病的死亡人数；② 更让吕看不惯的是，这辈施术者竟然都过着很优渥、不学无术的自在生活，这令吕感到气愤。另外，他还阐述1919 年严重霍乱疫情中的传统中医表现，说道："以救霍乱等急症，究尚非中医所及，于此看见现在中国医生之无能为矣。"他认为中医不如西医，眼前这场疫情就是一大证据。接着他说："此次霍乱盛行，究竟服中国药者较诸服十滴水、神功济众水等药者效验如何？请各人平心调查之，事实具在，非可以口舌争也。霍乱一证，至十滴药水、神功济众水等不能治时，在西医尚有他法，可以救治，若中医则并此等能奏效之药而无之也，其短常见矣。"③ 吕认为当时中医只是运用一些成药，虽然也有效果，但西医还有急救、输液等应急办法，显然比中医拥有更多保卫生命的技术，这些都是从大疫中观察得来的。

另外一个例子，就是自 20 世纪 20 年代开始，日本汉医的影响力渐渐及于中土，许多中医在面对西医的强大压力下，开始援引日本汉医家的技术和学说，④ 以作为和西医论争的思想资源。⑤ 吕思勉在一开始就注意到这个现象，⑥ 但是他认为中医都不读书，识见远逊于日本汉医，他说道：

> 中医非特不如西医也，且远不如日本之汉医。彼日本之汉医，非治西学者也。其学固全出于中国者也，然其尽不远非中国医家所及，谓予不信，请一读聿修堂《医学丛书》。此书为湖北杨惕吾先生所辑，

① 吕思勉：《医籍知津》，收入《中国文化思想史九种》上册，第 59 页。
② 有关这个疾病文化的解读，可参考祝平一《清代的痧：一个疾病范畴的诞生》，（台北）《汉学研究》第 31 卷第 3 期，2013 年，第 193 ~ 228 页；皮国立《中西医学话语与近代商业——以〈申报〉上的"痧药水"为例》，《学术月刊》2013 年第 1 期，第 149 ~ 164 页。
③ 吕思勉：《论医（九）》《论医（十）》，收入李永圻、张耕华编撰《吕思勉先生年谱长编》上册第二卷，第 211 页。
④ 皮国立：《近代中西医的博弈：中医抗菌史》，中华书局，2019，第 84 ~ 95 页。
⑤ 中西文化交流中的援引和挪用现象，可参考潘光哲《追索晚清阅读史的一些想法："知识仓库"、"思想资源"与"概念变迁"》，（台北）《新史学》第 16 卷第 3 期，2005 年，第 137 ~ 170 页。
⑥ 吕思勉：《医籍知津》，收入《中国文化思想史九种》上册，第 67 ~ 68 页。

乃日本汉医丹波氏一家之著述也。杨氏序中备举其优长之处，谓元、明以来之医家，殆无其匹。文繁不能备证，一言以蔽之，则彼切实而我落空，彼处处皆有证据，我处均系胡说而已。中国进世医家，予最服膺徐灵胎，以其读书最多，于各科多所通晓，且持论最谨严，在近世医家中较有轨范故也。然特与丹波较，则远出其下，此非予偏激之谈，试将徐氏医书与丹波氏书各读一过自知。①

文中一句"彼切实而我落空，彼处处皆有证据，我处均系胡说而已"，对中医的批判，可谓直言不讳，这与他始终认为中医不肯多读古书、多学习是有关的。吕多次引徐灵胎之言，也佩服徐氏，可见他对学术的"源流"是颇重视的，认为那是了解中医的基础。吕氏总结民初的中医，认为其学不如西医之精，而古说又多失传，后人不能阐发。而且他还表达了一己之悲观，认为西医之书，中医无法理解，而日本汉医之书，优于中医的技术，是可以阅读的，应该加以重视，只是，中医连自己本国的医书都不读了，怎么会去读日本汉医的东西呢？批判相当直白与犀利。②

（二）史家的日常疾病与身体观

吕氏既生长于医药空气非常浓厚的地域，自己又因写史的需要而看了不少医书，故对于自身疾病的书写、记录与评论，同样令人印象深刻。从这些文字当中，多少也可以看出吕对于中西医药的态度。1921 年，时年 38 岁的吕，似乎是罹患外感热病，颇似前年大流感之续余。吕在日记中常会详细记录其身体状况，并加以评论中医学理，可惜只剩残本，我们大概只能拾掇相关的只字词组来加以解读。在当年的一场疾病中，吕记载：

> 前月廿四至廿七，阴历十六至十九，昏睡不醒。廿八至三十一日，旧历二十至二十三，则通夜不甚能睡，且觉甚躁。本月一日得大

---

① 吕思勉：《论医（十三）》，收入李永圻、张耕华编撰《吕思勉先生年谱长编》上册第二卷，第 211～212 页。

② 吕思勉：《论医（十四）》，收入李永圻、张耕华编撰《吕思勉先生年谱长编》上册第二卷，第 212 页。

解，热退。是夜及初二夜，即廿四、廿五日睡较多，盖疲甚使然。初三至初七（廿六至三十），每夜睡五小时左右而已，盖神经受伤使然，是时吃米粥觉有足以解渴之意，而吃他物则多觉其味苦，盖热尚未清而连日饮食少多。八日即辛酉元旦又少劳，晡时发微热，夜仍略吃粥，半夜遂尽哯（哯，《说文》不呕而吐也。）出是夜发微热，盖即所谓复也。此病宜多得滋养之品，而中医于饮食多所禁忌，往往致病者衰弱而死，否亦久难复原，然因食而复者，亦往往有之。盖非必食肉等之为害，而食过多之为害。然食味美之物，往往易于过量，故中医必尽禁一切食物，乃至仅与以糜粥咸菜也，然因噎废食矣。又此病劳亦易复，所谓劳复也。予此次之复，盖由多食者十七，过劳过劳者十三，疾之不可不慎如是夫。①

吕思勉撷取中医古籍中的知识，认为自己的症状就是中医所谓的"复症"，但他也评论中医过于严守禁食，这对康复没有益处。② 可以看出吕氏还是认为中医知识有一定的价值，只是不少建议谨守一偏，仍可以再加以评估、修正。

吕思勉在回复友人的信中，也曾提到他对治疗疟疾的看法，举出不少治方与治法，显见他读医史，颇留意医学的实际运用。③ 1936 年，在与管文如的通信中，显示讨论医理与药方之信件往来，吕还会建议友人当服之药方与论述医理之大要。④ 在残存日记内记载，引文颇长，但值得阅读，可以理解旅从理解药方到产生疑问，最后无法在传统中医处得到适当说明的过程：

民国三十一年十一月　予七岁患疟，大姑是时亦患疟，两人疾几同时作，亦几同时愈，皆自秋初至冬季，历时约五月。诊治者邹德

① 吕思勉：《残存日记》，收入李永圻、张耕华编撰《吕思勉先生年谱长编》上册第二卷，第 257~258 页。
② 近代补充营养与禁食的争议，可参考皮国立《近代中西医的博弈：中医抗菌史》，第 345~397 页。
③ 李永圻、张耕华编撰《吕思勉先生年谱长编》上册第二卷，第 268 页。
④ 李永圻、张耕华编撰《吕思勉先生年谱长编》上册第三卷，第 498~499 页。

师、郑湘溪、朱紫衡诸先生，皆名医也。弱冠前，予以为中国无治疟之药矣。婚后闻外舅言，常山、草果截疟如神，惟性甚刻伐，不可轻服耳，识之而已。荣女二三岁时患疟，金鸡那霜丸不能咽，粉末则苦不肯服。文如云：常山、草果，江浙医罕用，闽医则无不用者，从未见疟之久延，亦从未闻其有何流弊也。书方服之，一剂良已。后族叔仲藻患疟，中西医皆不愈，求治于陆老全，老全以常山、草果治之，亦一服而寒热遂已。予当是时以为常山、草果之治疟，胜于鸡那霜矣。近岁客沪上，鸡那霜贵，赵君女茗为新亚药厂药剂师，以饮食之会遇之，予以所睹闻者语之曰：盍治常山草果为丸散，俾贫而患疟者获治乎？女茗〔苕〕言，日人曾经考验，能治疟者常山，草果实无用也。然常山治疟愈者，百中六十余，鸡那霜则八十余，知其药不如鸡那霜，故日人不之用云。然《本草》言，常山不徒治疟，亦凡治寒热疾。而仲藻族叔固尝先服鸡那霜而不愈，予颇疑常山治正疟不如鸡那霜，治恶疟时或胜之也。本月六日在扳上与金勤昌夜话，勤昌近患疟，钱医生治之而愈，第一、二方皆用草果，寒热不止；第三方以常山为引，寒热遂止。是则女茗〔苕〕之言验矣。其明日予访庄育民（笔者按：中医，1902～1982），育民留予小饮，何锡畴同席，锡畴业药肆，能诵常山治寒热之方，云今乡人多服之，逮愈所费至多十余元，而今鸡纳霜丸，在乡间，廉者九二元四角，贵者至三元，犹非佳者。假一患者服三十九，则自七十二元至九十元矣。其相去为何如也。是晚予寒热大作，初八日还湖塘桥少轻，初九日益重，至是虽未经医师诊视，亦殆可断其为疟。初十日入城，即走访钱医生，予之访钱君，意在访以常山究可治何等寒热，《本草》言其有毒，何所见而云然。云中虚者忌服，何等证候谓之"中虚"；医家言疟不可轻截，寒热之疾，遇何等证候〔候〕，可服常山？何等则不可？云疟不可轻截者，盖谓寒热虽止，诸证不能悉除，将遗后患，然何故不可先止其寒热，治其余证也？予怀是意而往，知医家寻常不肯多谈，以勤昌先生与钱同住一宅，乃请勤昌夫人介绍，既见具以书于上者语之，此在口语亦不过数分钟耳。乃钱君意殊不属予语，未几即索手诊脉，虽且诊，予且语之，亦不倾听，至予语竟，则彼已书方矣。所书脉案，亦与予告彼者不尽合，书方既竟，问以予何不可服常山，则日当先理之使成症，不则将变为温病而已。予知其无可与语，唯唯退，遂未服其药。自服鸡那霜，是日犹有寒热，翼日遂无矣。予至是然后知一种学术之将替，非其学之果无足取，而由治是学者之无材，治是学者之无材，则由材者之不趋于是，材者之不趋于是，则运会风气实为之。如居今之世而为医，而于西医之书，一语不读，科学之理，一无所知，其人之材不材为何如？然非如是人又安肯自列于中医之林，而以是自足，以是自画哉！江河所趋，百川赴之，蛟龙生焉，及其去之，则鱼鳖无所还其体，而泥鳅〔鳅〕为之制。信乎风会之为力之大也。①

从这则不算短的医案记载，可知吕确实略懂医术；再从常山、草果的治疟效果来看，中药是具有疗效的。② 只是，到底在什么样的情况下有效，什么症状不能用或可先用，时机怎么抓？医案中的"钱医生"显然不愿意或根本不知怎么回答，吕在最后批评了当时的中医"无材"，自己的古籍不好好读，西医书又看不懂，风气一转移，就能把中医灭亡，这是他对中医的基本态度，虽然在20世纪40年代前后，他仍关注中医，但对其评价之低落，显然与20世纪20年代初时相去不远。

（三）作为兴趣的医学文献与知识

在20世纪40年代期间，吕还是有不少中医的朋友，可以看出吕在很多时候是就事论事，而不是一味地反中医。例如1942年时，吕思勉帮他的中医好朋友庄育民的《喉科真髓》写序。庄知道吕是历史学家，且懂得不少医学史文献与典故。③ 吕思勉写下：

---

① 吕思勉：《残存日记》，收入李永圻、张耕华编撰《吕思勉先生年谱长编》上册第四卷，第648~649页。
② 有关民国时期常山治疟的讨论，可参考雷祥麟《常山：一个新抗疟药的诞生》，收入李建民主编《从医疗看中国史》，台北：联经出版公司，2008，第331~372页。
③ 庄育民是著名的针灸学者，也出版过相关的历史著作，例如庄育民《中国针灸发展史》，撰者自刊，1978。

理可以御万事，然事必先理而彰。解剖二字，见于《灵枢经·水篇》，新莽时犹有其事，葬最泥古，知其事必有由来。而古人未知谷食之先，特蔬食以为养。《管子》言万家以下，则就山泽，可见其养人之多。古之人所食盖极杂，故本草之学于是发明焉，此皆事之先理而彰者也。徐灵胎先生尝言，一地方之病，惟其相传之方药可以瘳之，以意处治者皆无验。夫一地方之方药，不过农夫野老，十口相传，其人初不知书，更不知所谓医理，顾所试辄验，而医家之自谓极深研几者乃不能，然则舍事而言理者之不足恃，又可见矣。然徒执其事而不能推求其理，则其为用不弘，故吾尝谓国医与铃医之技，合之则两美，离之则两伤，何者？必就铃医相传之技，以国医极深研几之法，推求其所以然，然后其所得之理为不虚，而亦非如相传之技，只施之一事也，此殆医学演进所必由之大道乎？吾邑庄君育民，少患喉痹，医家治之年余不效，后其族子世琛授以专家所传《喉科精选》一书，如法施治，未几即愈，由是发愤于医，专理喉科，积之二十余年，乃原本经文，旁搜验案，益以方技家之所传，著成一书，名之曰《喉科真髓》。其体例之精，择言之雅，不愧述作之林，而其翔实，则远非空谈理气者之所能逮也。合国医铃医之技而为一，其庶几乎！①

吕认为，若真的要发扬中医的学术，必须探究理论和整合地方与民间之医术，使两者合一，方能发扬传统医理，像是铃医的著作《串雅》，不但保存了许多古代的流落于各地的民间技术，还能提供给当时中医不少修正既有学说的资源，应该加以重视。这是他阅读医书和观察中医施术之实际状况后得出的结论。② 但很显然，如上则所论，吕有不少中医好友，但直到 20 世纪 40 年代前后，他都没有改变中医较为落后之观感。

虽然对中医有这样的观感，但吕在 20 世纪 40 年代时仍会阅读中医的著作，多为文献典籍，单纯因兴趣而阅读。1944 年，他引《救荒本草》作

---

① 引自庄育民《喉科真髓》，序言，收入李永圻、张耕华编撰《吕思勉先生年谱长编》上册第四卷，第 674～675 页。
② 吕思勉：《医籍知津》，收入吕思勉《中国文化思想史九种》上册，第 63 页。

为论述食品、蔬食与健康的关系，也谈及古人之"辟谷"，多少与认识多食肉类的危险和多食蔬菜的好处有关。① 同年，吕思勉还在日记中写下他阅读《东洋和汉医学实验集》的心得。他手边的书由张仲任翻译，徐放（字啸波，一般以小圃为字）印行，后者是一位上海知名中医。② 该书于1927 年出版，中文翻译本于1931 年问世。吕是从友人处借到此译本，当时据说会有下一册，但他友人并没有购得。他在日记中记下该书作者渡边熙初学德医，而后阐扬东方医学，其经历颇似汤本求真，吕思勉也熟知从民初以来的《医界之铁椎》到1929 年丁福保译印的《皇汉医学》等书。吕氏举其说论及，西医以外科解剖和化学为主，实验以动物为依据，与人体不尽相合，分科愈来愈细，遂对人体没有一个全面的掌握，人体与机器不同，机器可以分开修理，但人体显然不行。吕认为东洋医学虽然不是以"科学"为本，误谬之处甚为可笑，但从察证候到施于病症之过程记载来看，可谓翔实有效。吕氏也举日本汉医的认知，认为西医专事杀菌，而东方医学则善于去除血液中的毒素，使病源自然消失，这样的方法似乎比较妥当，渡边熙甚至主张汉医"症候学"就是一门科学。不过，吕的话锋一转，认为中医和汉医有很大的差距，不能以此拿来自夸，似乎又转向从一位历史学者的角度来探索。他认为，日本汉医的历史有所谓古方派和后世派之分，《栗园医训》指出后世派起于东垣与丹溪之世，自明代起大盛于东洋；不过，渡边和汤本两氏却都是古方派，他们抨击后世派，认为古方之议论比较确实，不掺杂玄虚之语言，这是日本汉医界当时的状况。吕思勉评论，民国时多数中医"善者不过后世派，不善者则并此而不通"。所以根本没有资格借日本汉医来自壮声势，此批评不可不谓尖锐。不过，吕也从历史学者的谨慎与怀疑出发，评述渡边熙所谈之梅毒。吕氏举中医陈司成所言，《唐书·南蛮传下·河陵》记载"有毒女，与接，辄苦疮"，用来推测此病在唐代以前是没有的。但渡边熙却在书中认为梅毒一病，上古即有，《灵枢》述其病，《素问》则有方，下至《伤寒》《金匮》《诸病源

---

① 吕思勉：《上海人的饮食——辟谷》，收入李永圻、张耕华编撰《吕思勉先生年谱长编》上册第四卷，第 720 页。
② 陆鸿元、徐蓉娟主编《徐小圃医案医论集》，中国中医药出版社，2010，第 254 页。

候论》《千金》等书都有论及。这些书，吕应该都有看过，他没有在日记中写下直接的批评，只说"此说予非医家，不能判其信不也"。① 可见吕虽熟读各种医籍，但若事涉专业医理，吕也有所保留，不会强烈批判，只用带着怀疑的语句，点到为止而已。由此也可推知，吕氏对于医学典籍之发展，往往基于大的历史脉络来评述，而非针对技术之细部实作来加以批判；他无法评论药方与不同类型的治法，显示他对中医的观点与看法，仍是一种历史评论，而无法就中国医学发展之本体，提出更好的建议。

至于吕思勉对于自己身体疾病之解读与治疗，也牵涉到中西医学体系之抉择，显示吕氏自身主观的择医态度。② 他有肺结核、肠胃病、气管炎和最为麻烦的心脏病，而且还受高血压之苦。1955 年，吕的血压一度高至180～240 mmHg，他自己都吓了一跳。③ 但几乎在 1933 年后，即少有记载他会请中医看诊或服用中药。④ 只在 1955 年残存的日记中有记载，民国初年吕即患有心脏病，但中西医均治疗无效，所以可知一开始吕仍有请中医看诊，只是后来的记载皆偏重服用西药，特别是他听一位西医范补程的建议，说其心脏病无药可医，只能静养而已。吕后来也没有去积极试用中药调养，倒是他的朋友有懂中医者，建议他可以服用黄芪来调治心脏病。⑤而晚年的吕氏服用中药或相关建议，主要是由一位中医，也是吕的好友唐玉虬所建议，他写信给吕，建议吕服用枇杷膏和太子参煎汤服用，吕也确实有服用枇杷膏的记载，但是因为吕有多种疾病缠身，正规治疗常于医院

① 吕思勉笔记二则，收入李永圻、张耕华编撰《吕思勉先生年谱长编》上册第四卷，第 721～722 页。
② 有关择医的主观态度，可参考雷祥麟《负责任的医生与有信仰的病人：中西医论争与医病关系在民国时期的转变》，（台北）《新史学》第 14 卷第 1 期，2003 年，第 45～96 页。笔者也有一本专书探讨在国族主义下个人择医的多样选择，参考皮国立《国族、国医与病人：近代中国的医疗和身体》。
③ 吕思勉：《余生记》，收入李永圻、张耕华编撰《吕思勉先生年谱长编》下册第六卷，第975 页。
④ 吕思勉：《庄敬记》，收入李永圻、张耕华编撰《吕思勉先生年谱长编》下册第六卷，第956 页。
⑤ 吕思勉：《余生记》，收入李永圻、张耕华编撰《吕思勉先生年谱长编》下册第六卷，第971～972 页。

中进行，看起来中医能够协同治疗的时机并不多。①

　　1949 年以后，吕已不看中医典籍与文献，他在壮年以前，可能看了不少中医书，但晚年或许是自己身体常常出问题，故转而关切一些新的医学健康知识，非为学术研究，大概还是以兴趣和实际需求为主。例如 1955年，时年 72 岁的吕仍继续阅读《大众医学》。对于自己结核病的状况，他也会持续阅览《中华结核病科杂志》，吸收不少西医的知识，还是保持一个持续吸收新知的心态。吕还阅读丁梅轩的《病理学一夕谈》，同时关心起衰老原因与预防，看起来读书更是为了自己的身体。1955 年 3 月 26 日至 27 日时，他还阅读《维他命与健康》《高血压与脑溢血防治法》等书，之后连续几天，甚至"翻阅医书中论高血压者"。② 从大方向看起来，吕晚年时突然对医疗与健康的新知感兴趣，反而感到读历史的书少了，当然，中医药的书就更不阅看了。

　　1956 年时，一位名为周宗鉴的人写信给吕思勉，称赞吕乃史学大师，并称他现在正以西医学习中医课，那时西医转学习中医的例子不少，③ 周将来准备专攻医史，有一些专业问题想请教吕思勉，可惜吕的身体已很差，似未见复信。④ 同年，他的身体已非常不好。根据在常州十字街旧居整理出的杂志资料，从粗略的书单可以看出吕读书涉猎的资料非常多元，并不仅限于史学，与医学有关者，就有遗传学说、优生运动、医学、生理卫生、治疗、医史、医政、生命（返老还童）等类别，可以看出吕身为史家，不只是专门偏重某一领域的历史研究，而是求得广博通达，希望能论事就理，贴近生活的方方面面，这与他一生的精神和理念是一致的。⑤

---

① 吕思勉：《医事备检》，收入李永圻、张耕华编撰《吕思勉先生年谱长编》下册第六卷，第 1016 页。
② 吕思勉：《余生记》，收入李永圻、张耕华编撰《吕思勉先生年谱长编》下册第六卷，第 972、975 ~ 977 页。
③ 李经纬：《中西医结合与中医国际化趋势》，（台北）《中医药杂志》第 15 卷第 3 期，2004 年，第 137 ~ 150 页。
④ 吕思勉：《医事备检》，收入李永圻、张耕华编撰《吕思勉先生年谱长编》下册第六卷，第 996 页。
⑤ 李永圻、张耕华编撰《吕思勉先生年谱长编》下册第六卷，第 998 ~ 1000 页。

五 余 论

本文以吕思勉的著作与思想为主，从各个方面考察了近代史家撰写专门史的路径。吕幼年的生活环境与教育，使他接触到不少中医药文献，奠定了他撰写专史的基础。他对于现实的关怀、阅读报刊的兴趣与担任编辑的经历，无形中训练了他撰写不同主题，并与现实结合的撰写能力与风格，证实虽然他写出的《医籍知津》未正式出版，但他是民国时期首位非医者出身，但研究医学史并试图写成专著的近代中国史家。在那个史家普遍不重视专门史的年代，吕思勉这么早就可以达到如此成就，实属不易。不过，吕后来的撰述，显然不再专注于医史的研究，本文略为分析了背后的原因，除了吕认为当时中医大多不学无术外，还可以以常理思之，一个时代的史学研究有其潮流与学风，① 可以观察民初的史家，包括知名的傅斯年、陈寅恪和顾颉刚，乃至他的学生钱穆等人，其一代论述之所重，对医史皆无深刻研究。即便吕有研究医史的背景与能力，他的教学工作与当时的学风，也无法成为正向动力，促使其继续前行，深耕于医学史的书写，这是比较可惜的。

就在吕编写医史之时，其理念已与传统医者不同。传统中医希望借由中医史来确立自身知识之地位与价值，此即"要用治史的方法，整理中国医药"，必先弄清楚"中医"何以退化，进步之可能又在何处，才能谈改革中医。② 而吕则是想要实事求是、就史论史，从整个社会发展需求来看待医学发展。再加上他几篇批评中医的文章和对中医落后、不读书的负面观感，显示史家与医者对于医学史功能不同的看法。加上后来吕转向更为通达、广泛的通史研究，也使得他没有能进一步在医史上持续探究。当时研究专门史的鸿沟可这样理解，部分医者不留心医史，是因为不知怎么诠

① 李帆：《求真与致用的两全和两难——以顾颉刚、傅斯年等民国史家的选择为例》，《近代史研究》2018 年第 3 期，第 4～23 页。
② 赵锡庠：《社论：要用治史方法整理中国医药》，《自强医刊》第 20 期，1931 年，第 10～13 页。

释自己过往的传统体系；而多数史家不写医史，除了史潮与学风的影响外，则是因为对中医典籍未进行深刻研究，故无法往前跨进专门史领域内。而吕的成长背景与思想脉络，恰恰营造了这两个原本不相干群体在民国时的交会。在吕来看，"专史"必须让专家来写，史家仅是析出资料而已，吕多少还是严守这个界限，可以说无法完全跨越史家与医者之间的鸿沟。吕后来未更改他对中医较为落后之观感，导致史家和中医无法在那个时代于医学史研究上产生更多的良性交流；① 若再加上吕氏研究医学史的兴趣已不再持续，皆导致吕研究医史的才能，长期不为中医所重视，这是比较可惜的发展。只是，实际上《中国医学源流论》的出名，还是借由谢利恒的名气，吕氏把这个出版业绩留给谢氏，既是因为他重视朋友的关系，也保持了自己超然独立的史家性格，吕从未涉入中医存废之尖锐争议，对中医的批评也多见于私人文字，抒发于日常书信、日记的只字词组内，而非公开于报刊上抨击中医。

至于有没有可能另有隐曲或压力，目前则无进一步的史料证实，但基本上可以看出吕氏是低调的，他并没有抱怨或试图争取这本书的著作权；甚至，他可能清楚地知道，要有一医界具有影响力的长者挂名，该书方能见重于中医界，而谢氏又为其好友，故欣然同意其稿为谢所用。所以当《中国医学源流论》出版时，吕为该书写了一篇《谢利恒先生传》，吕思勉竟称自己"于医学择一无所知"，甚至读古书、喜考证之功力，皆逊于谢氏，这些话显然过度谦虚且与实际不符了。② 假使我们今日重读《中国医学源流论》，已是很不一样的分析脉络与认知，它后面还有一段如此史家的故事和考量，以及"史家写医史"未能持续发展之遗憾。

把吕思勉的史学路径放在中西医论争的脉络来看，也同样有意思。中医的历史是学术问题，但国家与科学之发展，却是现实问题，吕必须在两

---

① 笔者试想：当时像吕思勉这样的史家，有没有可能至民初中医院校教授医史？至少根据笔者在余论的论述，史家和中医间的那层隔膜，是无法推展这种可能的。笔者目前所见，在民初中医院校开设医学史的讲师，皆非传统史家或民初所谓的职业史家。如此假设或思考或有所误，故仅于脚注内附记此未经证实的提问，有待来日印证。

② 谢利恒、尤在泾：《中国医学源流论·校正医学读书记》（合刊本），台北：新文丰出版股份有限公司，1997，第 5～11 页。

者之间，保持一种合理的抉择。其女吕翼仁（1914～1994）在20世纪80年代回忆父亲，指出："他除了读旧籍之外，又阅读大量新书，尤其是社会科学方面的书"；"父亲生于清季，清季民初正是我国内忧外患交迫的时候。父亲怀着强烈的爱国、爱民族的心情，也怀着要求改革的迫切愿望。他知道要谈政治要谈改革，必须尊崇科学，尊崇由科学产生的新技术，单读旧书是不中用的了，这是他广读新书的动机。他在一篇论治学的文章里说对现状不满，是治学问，尤其是治社会科学的真正动机，也是社会进步的根源"。[①] 吕翼仁认为这是他能易于接受马克思主义的原因，它论证社会发展的唯科学主义性质，吸引不少青年知识分子的注意，这已是后话。[②] 但从这段评论指出，可以呼应本文对吕氏思想的观察，中医史只是历史学术课题，但真正应该好好发展的现实，却是科学医学和西医；因此，他对中西医药优劣之评价，多少阻碍了他进一步持续书写中国医学史的可能。不过，吕并未像傅斯年或鲁迅那代新知识分子，抨击中医不够格发展学术，他认为当时中医是较为落后的，在防治传染病的方法上，已渐渐不如西医，但他仍希望中医多阅读古书和吸取科学知识，这是就合理性而发言，不落入"废除中医"的争论中。并且，吕曾于医史论述中指出："若如近日中医奉为枕中秘之《中西医经汇通精义》等，一味牵强附会，及近今治西国医学者，动以今日之学术绳古人，一味深闭固拒，均无当也。"[③] 除了可以看出吕不只阅读古医书，连当时（晚清）新出版的医书都有掌握，也可读出他认为中医的发展，可以走上"汇通"之路，只是需要时间和不偏不倚的态度，方能有新医学的创生。此外，吕有不少朋友可能都是中医，代表吕对中医仍保持一定的认识，只是就实际发展层面来说，其兴

---

① 吕翼仁：《回忆我的父亲——吕思勉先生》，收入李永圻，张耕华编撰《吕思勉先生年谱长编》下册附录一，第1187页。

② 〔美〕郭颖颐：《中国现代思想中的唯科学主义（1900—1950）》，雷颐译，江苏人民出版社，1990，第3～26页。

③ 吕思勉：《医籍知津》，收入《中国文化思想史九种》上册，第67页。原书中的《中西医经汇通精义》，应是清末唐宗海（1851～1897）所写的《中西汇通医经精义》，最早是以《中西医判》为名，刊于1884年，直至1892年方有《医经精义》之名。参考皮国立《近代中医的身体观与思想转型：唐宗海与中西医汇通时代》，三联书店，2008，特别是第二章。

趣已逐渐转淡，也未于撰写医史上持续耕耘了。话虽如此，吕的思想与著作，仍代表近代以来非医者出身之专业史家。其首次涉入专门医史研究，并与医者和医学发展有各个方面的对话，这样的学术经验，在近代历史学人中仍是相当可贵的。

多面向的医史书写

明清时期永州地方志所见疾病与应对研究

——兼论地方志史料中的疾病书写

刘　辉*

【摘要】通过对永州现存旧志的梳理可以发现，明清时期永州发生的各类疾病中以影响范围较大的疫病现存记载最多，其发生与这一时期永州社会经济的发展和环境气候异常关系密切；疫情发生后对当地的社会经济秩序造成了较大的冲击，为应对这种冲击当地官府和其他民间力量积极参与救治并取得了一定效果，尤其民间力量的应对体现了明清时期社会力量的发展及其在公共事务中的作用。此外还有目疾、痈疽、风湿等疾病也多有记载，这些记载为我们研究疾病与地方社会的发展提供了可能。而将有关疾病的叙述放在文本叙事的整体语境中进行解读，可以看出地方志的书写中多渗透了教化人心的伦理诉求与价值观，故对各类疾病的记载较为简略，甚至存在为表达作者的伦理诉求而违反医理之处，在使用时还应多加辨析。

【关键词】永州　地方志　疾病　教化

疾病是每个人都会经历的生命体验，可以说伴随了整个人类社会的发展历程。正如福柯所言："在分类医学里，疾病具有与生俱来的、与社会空间无关的形式和时序。疾病有一种'原始'性质，这既是其真实的性质，又是其最规矩的路线；它是孤立存在的，不受任何干扰，也没有经过医学的加工，它显示了自身本质如同植物叶脉的有序脉络。"[①] 疾病本是生

---

　　* 刘辉，大足石刻研究院文物文博馆员。

　　① 〔法〕米歇尔·福柯：《临床医学的诞生》，刘北成译，译林出版社，2011，第17页。

物学意义上的一种身体状态，但当其被书写并成为文本时，人们往往会根据自身的经验与想法赋予其不同的意义，用以投射个人情感乃至表达某种伦理的诉求。① 随着对中国传统社会疾病史的研究日益深入，相关研究在深度和广度上都取得了长足的进步与丰硕的成果。② 在具体的研究中，疾病史的相关史料在传统史籍中往往记载不足且较为分散，于是地方志等史料也日益受到研究者的关注，如冯尔康就十分重视地方志中民间医家资料的记载，并将其视为其他资料的重要补充；③ 常建华专门论述了地方志的使用方法及其在社会史研究中的重要价值。④ 近些年在此认识的基础上出现了不少以地方志为主要史料的研究成果，对地方医疗社会史的研究进行了有益的探索，但相关研究多是对史料记载内容的统计与分析，对地方志中疾病史料本身的探讨还有待深入。⑤

本文主要以明清时期的永州作为研究对象。永州位于湖南南部湘水上游，是湖南省开发较早的地区之一。具体的研究中以现存各州县明清地方志作为主要史料来源，空间范围以清代雍正末年所定永州府所辖州县为准，⑥

① 赵毓龙、张紫阳：《论吴敬梓的疾病体验与〈儒林外史〉的疾病书写》，《中医药文化》2021 年第 2 期，第 124 页。

② 相关研究可参见余新忠《中国疾病、医疗史探索的过去、现实与可能》，《历史研究》2003 年第 4 期，第 158～163 页；林柏欣《中医疾病史研究回顾》，（台北）《古今论衡》第 14 期，2006 年，第 97～112 页；王小军《中国史学界疾病史研究的回顾与反思》，《史学月刊》2011 年第 8 期，第 100～108 页；黄良俊《近 40 年中国疾病医疗史研究现状述论》，《宁德师范学院学报》（哲学社会科学版）2019 年第 3 期，第 88～96 页；等等。

③ 冯尔康：《中医药界历史人物传记资料的来源与搜集》，《中国史研究》2009 年第 4 期，第 179～181 页。

④ 常建华：《试论中国地方志的社会史资料价值》，常建华主编《中国社会历史评论》第 7 卷，天津古籍出版社，2006，第 61～73 页。

⑤ 相关研究如林鹏妹、张弓也、段晓华《北京地方志医学资料挖掘浅析》，《中医文献杂志》2020 年第 2 期，第 52～56 页；孙灵芝《古代地方志里中医药文化资源研究》，《中国医药导报》2019 年第 13 期，第 140～142 页；罗宝川《明清时期湖北方志中的疫灾与救治——兼论地方社会治疫能动的内因》，《中国地方志》2020 年第 5 期，第 87～98 页；狄鸿旭《清代华北儒医的形象与社区角色——以地方志记载为中心》，《中国地方志》2019 年第 5 期，第 57～67 页；等等。

⑥ 雍正末年，改隶原属于道州的宁远县直属于府，确定永州府领一州七县，包括道州、零陵县、祁阳县、东安县、宁远县、永明县、江华县、新田县。蓝山县因是 1962 年后才划归永州管辖，故暂不计入讨论。详见傅林祥等《中国行政区划通史·清代卷》，复旦大学出版社，2013，第 351 页。

时间上因史料限制则以明清时期为主。希望能通过对这一时期区域疾病现象的考察，揭示面对疾病时地方社会各方的应对机制；同时借助地方文献中对于疾病史料本身叙事方式的研究，进一步考察书写者在记录疾病时想要表达的深层次社会文化内涵。不当之处，还请方家不吝赐教。

一　疫病

此处疫病是各类具有较强传染性疾病的统称，在医疗卫生条件尚欠发达的社会中，是对人口和社会经济影响极大的社会灾害。随着社会经济的发展和人口的增多，各类疫病的发生概率日益增长，对地方社会的发展造成了很大的负面影响，使人们对之深怀恐惧之心。

（一）永州地方志记载瘟疫发生情况

永州"东跨五岭，南连八桂，延袤数百里"，正是通往岭南的一处重要水陆交汇之地，号称"荆楚之南钥"。[1] 明清时期永州下辖各州县也是多次发生疫情，笔者以永州各地方志记载为基础，统计时辅以其他史料，除去记载较为模糊、难以判断的情况；同时考虑到地域范围有限，故同一年发生的疫病也算作一次，最后统计明清时期永州府下辖地区共发生疫情23次（见表1）。

表1　明清时期永州疫情

序号	时间	地点	详情	出处
1	正德十二年（1517）	祁阳	祁阳、宝庆虫杀禾，大旱，大疫。	乾隆《祁阳县志》卷八
2	嘉靖十一年（1532）	永明	大疫。	光绪《永明县志》卷四十三
3	隆庆年间（1567～1572）	江华	明隆庆间，猺中大疫，县令蔡光使巫谕之。	雍正《江华县志》卷十

---

① 隆庆《永州府志》卷一，《四库全书存目丛书·史部》第201册，齐鲁书社出版社，1996，第537页。

续表

序号	时间	地点	详情	出处
4	万历七年（1579）	江华、永明	已卯，天行大疫；夏，永州、零陵旱，江华、永明大疫。	康熙《永明县志》卷十四；道光《永州府志》卷十七
5	万历十七年（1589）	祁阳	大祲且疫，民困毙枕藉于道，熙和煮粥哺饥，施药疗病，所全活不下万人。	乾隆《祁阳县志》卷四
6	万历二十九年（1601）	宁远	三月，有黑眚见，由蓝柱至本境，遍于乡野村市，其形似犬似狸，或黄或黑，每家夜聚鼓驱逐之达旦。至四月尽乃寝，自后通乡大疫。	乾隆《宁远县志》卷十二
7	崇祯十六年（1643）	零陵	七月初一日，祁阳民冯异叛，聚众杀祁藩，藩潜逃粤西，遂犯永，藩毁城外民舍数千家，杀死数十人，是年秋大疫。永州、常德大疫。	康熙《零陵县志》卷十四；光绪《湖南通志》卷二百四十三
8	顺治九年（1652）	永明	大疫，一都塘下村绝烟者数十家。	康熙《永明县志》卷十四
9	顺治十四年（1657）	宁远	疾疫虎狼叠灾，顿毙三百八十余人。	乾隆《宁远县志》卷十一
10	顺治十六年（1659）	零陵	己亥五月，火从南门至后街钟楼卫前止，燔兵营民舍数百家，是年九月，大疫。	康熙《零陵县志》卷十四
11	康熙三十八年（1699）	祁阳	己卯大疫。	乾隆《祁阳县志》卷六
12	康熙四十二年（1703）	永明	天行瘟疫，乡村十死三四。	康熙《永明县志》卷十四
13	乾隆十三年（1748）	祁阳	大疫，水济伐东富铺大杉千株为棺木，掩埋骼骸无算。	乾隆《祁阳县志》卷五
	乾隆十三年（1748）	宁远	（杨登甲）乾隆戊辰遇疫，力行诊治，活数百人。	嘉庆《宁远县志》卷七
	乾隆十三年（1748）	永明	大疫，至闭市者累月。	光绪《永明县志》卷四十三
	乾隆十三年（1748）	道州	岁大疫，（翁运标）为购良方制药疗之，亲至村落一一审视。	光绪《道州志》卷四
14	乾隆十七年（1752）	零陵	邑患疫，弥高广施药，全活甚众。	道光《永州府志》卷十五下

续表

序号	时间	地点	详情	出处
15	嘉庆十九年（1814）	祁阳	春正月，雷大雪，夏米贵，民多疫。	民国《祁阳县志》卷二
	嘉庆十九年（1814）	零陵	春正月，雷大雪，夏米贵，民多疫。	光绪《零陵县志》卷十二
16	嘉庆二十年（1815）	零陵	乡坊患疫，旦臣沿门吊问，馈以药物，绝不畏避。	道光《永州府志》卷十五上
17	道光元年（1821）	零陵	春正月，大雪，平地高五六尺，夏淫雨，甚寒，民多疫；夏，淫雨甚寒，民多疫。	光绪《零陵县志》卷十二；道光《永州府志》卷十七
18	道光三年（1823）	江华	六七月间大疫，邑人建醮禳之。	同治《江华县志》卷十二
	道光三年（1823）	永明	大疫。	光绪《永明县志》卷四十三
19	道光五年（1825）	祁阳	春大雪，深六尺。夏淫雨，甚寒，大水，民多疫。	民国《祁阳县志》卷六
20	道光十五年（1835）	零陵	道光乙未，里大疫，历比户诊之，全活甚多，乞丐远人亦获济焉。	光绪《零陵县志》卷八
	道光十五年（1835）	道州	乃灾患无伤于禾黍，而疠疫又起于闾阎，户有呻吟，涂多枕藉。	光绪《道州志》卷四
21	同治三年（1864）	江华	六七月间瘟疫流行，邑人仿古大傩礼，持戈扬盾作毆逐状，疫遂平。	同治《江华县志》卷十二
22	光绪二十八年（1902）	永明	大疫，死男妇计七八千人；入秋以来，时疫流行，死亡相继；本年时疫流行，十室九病。	光绪《永明县志》卷四十五；卷四十五
23	光绪二十九年（1903）	永明	大疫，死男妇计七八千人。	光绪《永明县志》卷四十三

资料来源：笔者根据永州各地方志记载整理。

通过对表中所统计的永州府疫病发生情况进行分析，我们可以看出疫病发生具有明显的时间分布特点，如时间越往后发生频率越高，三分之一以上的疫情发生在19世纪和20世纪初的百余年间；一年中则多发生于夏秋两季。这种情况与永州的社会经济发展及自然环境特点密切相关。

第一，社会经济因素方面，地方社会经济的发展在一定程度上促使疫情发生的概率有所提高，影响也更为广泛。地方志文本记载本身存在一定缺陷，越往前的时期文献记载留存越少；加之这些地方志基本都产生于明清时期，存在记录者对本朝之事更为关注从而导致文献本身记载缺失的情况。但即使同一朝代也存在着疫情发生概率越往后越频繁的情况，对此笔者以为永州社会经济发展同样是重要影响因素。明清时期随着政府对南方地区控制与开发的持续深入，湘南与广东毗邻地带地域经济取得了长足的发展，地域间的社会经济联系增加，区域间的人口流动性增强。① 另外，通过政府有组织的移民活动和当地人口的自然增长，永州府人口的数量和密度都达到了一个前所未有的高度，据曹树基的推测，明代湘南地区人口增长率基本在千分之十左右。② 大量的人口增加使得当地尤其是城市环境卫生变差，易于滋生疾病；从疫情传播途径的角度考虑，越来越多的人口及其流动性也为疫情传播提供了载体与渠道，使疫情发生的概率提高且影响范围更为广泛③。这一点在清代即已经为医家所认知，如清代医家王孟英即指出："人烟稠密之区，疫疠时行，以地气既热，秽气亦盛也。必湖池广而水清，井泉多而甘洌，可借以消弭几分，否则必成燎原之势。故为民上及有心有力之人，平日即宜留意，或疏浚河道，毋使积污，或广凿井泉，毋使饮浊，直可登民寿域，不仅默消疫疠也。"④

　　另外，人口的增加进一步增强了人们与自然环境的接触，湘南地区水脉纵横且多山地丘陵，气候环境复杂，易生疾疫。柳宗元形容此地"今是土也，夷之者不幸而死，岂帝之所爱耶？南方多疫，劳者先死，则彼持锸者，其死于劳且疫也，土乌能神？"⑤ 人口的增长和经济的发展促使人们加强了对山地丘陵的开发，这种日益频繁的经济性开发活动从两个方面导致

---

①　王飞：《明清时期南岭湘粤走廊及其毗邻地带社会发展研究》，硕士学位论文，暨南大学，2008，第 62～63 页。

②　曹树基：《中国移民史》第五卷，福建人民出版社，1997，第 92～99 页。

③　张剑光通过对唐代江南地区疾疫的研究也指出，江南地区疫病的发生与江南经济活动的频繁、人口的增多成正比。张剑光：《唐代江南的疫病与户口》，《上海师范大学学报》（哲学社会科学版）2007 年第 5 期，第 100～106 页。

④　王孟英：《随息居重订霍乱论》第二《治法篇·守险》，中国中医药出版社，2008，第 62 页。

⑤　柳宗元：《柳河东集》卷二十八《永州龙兴寺息壤记》，上海古籍出版社，2008，第 461～462 页。

了瘟疫发生频率的提高：一是无节制的开发活动破坏了当地的生态平衡，从而导致旱涝等自然灾害频发，而自然灾害的发生极易引发疫情；二是在山地开发的过程中人们必须进入山林，与蚊虫等疾病传播媒介的接触增多，易于引发传染性疾病。①

第二，自然因素方面，疫情的发生与当时大的气候环境关系密切。表1中明确记载发生季节或月份的疫情多发生于夏、秋两季，余新忠对清代江南疫病的季节分析中也指出了这一特点。② 一方面，永州多山地，夏秋时节气候湿热，易生疾病，康熙《永州府志》称"春潦之泾气未除，遇夏炎则蒸。三伏之暑毒未消，迎秋肃则战郁而不调，遂为苦雾为烟瘴，七八月间，人多病疟，传染甚众"。③ 另一方面，气温乃至一段时期内气候变化的异常对人体疾病有着极其重要的影响。明清时期气候上正处于小冰河期，竺可桢的研究显示，这一时段中国和世界其他地区气候总体上都是以寒冷为主。④ 大致而言，这一时期各地极端天气增多，气温总体偏于寒冷，间或有气候相对温暖、气温变化幅度较小的时期，但时间比较短。明代著名医家张景岳说："又有时行之气者，如春时应暖而反寒，夏时应热而反凉，秋时应凉而反热，冬时应寒而反温。此非其时而有其气，是以一岁之中，长幼之病多相似者，是即时行之病。"⑤ 而永州地处岭表，南岭北麓，气候受大环境影响较大。尤其在初夏及夏秋之间，气温寒热交替频繁，极易引发疾病。如道光元年（1821），"春正月，大雪，平地高五六尺，夏淫雨，甚寒，民多疫"；⑥ 道光五年，祁阳县"春大雪，深六尺。夏淫雨，甚寒，大水，民多疫"⑦；等等。人体的自然适应性对这些非正常气候情况如

① 金贤善（Kim hyunsun）：《明清两湖疫灾：空间分布、影响因素与社会应对》，博士学位论文，华中师范大学，2016，第85~90页。
② 余新忠《清代江南的瘟疫与社会：一项医疗社会史的研究》（北京师范大学出版社，2014，第65~66页）一书按照月份对疫情发生情况进行了统计，发现江南疫情主要分布于夏秋两季，发生的时间主要集中于四月到七月。
③ 康熙《永州府志》卷二，书目文献出版社，1992，第60页。
④ 参见竺可桢《中国近五千年来气候变迁的初步研究》，《考古学报》1972年第1期，第12~16页。
⑤ 张景岳：《景岳全书系列·伤寒典》，中国医药科技出版社，2017，第6页。
⑥ 光绪《零陵县志》卷十二，江苏古籍出版社，2002，第656页。
⑦ 民国《祁阳县志》卷六，江苏古籍出版社，2002，第394页。

不能及时调节，很容易发生较大规模的季节性疾病，继而引发疾疫。

大环境中的气候变化和极端天气的频繁发生进一步导致水旱等自然灾害频发，对农业生产造成了严重的影响。① 在永州各地方志中多有水旱灾害的记录，如洪武九年（1376）"秋七月，湖广大水"，永乐二年（1404）"湖广大水"等水灾；东安县明"万历十七年大旱""天启四年旱""崇祯三年大旱"，清"乾隆二十五年夏旱""四十三年旱"② 等旱灾。这些灾害的发生，一方面导致大量的人口死亡，另一方面影响了农业生产，继而引发饥荒灾害。水旱灾后或饥荒发生时，人体免疫力下降，易生疾病；夏季天气炎热，灾情发生后大量死尸不能及时掩埋处理，则会导致疫情的发生与扩大。

（二）疫情对当地社会经济的影响

疫情的发生对地方社会经济造成了很大的负面影响。疫情往往会导致作为劳动力的人口大量死亡，如不能及时救治，生存下来的人也将被迫流徙外地，破坏正常的社会和生产秩序。虽然现存地方志记载大多较为简略，且少有具体数字的描述，但从其只言片语中仍能看出疫情所造成的巨大伤亡。如至正十四年（1354），"永州大旱，是岁，湖广尽饥，疫疠死者无算"；③ 康熙四十二年（1703），"天行瘟疫，乡村十死三四"；④ 道光十五年（1835），道州"疠疫又起于闾阎，户有呻吟，涂多枕藉"。⑤ 诸如此类的描述，不胜枚举。

疫情对人口和社会秩序的影响还会对商品经济造成直接的冲击，如在乾隆十三年（1748），永明县"大疫，至闭市者累月"。⑥ 光绪二十八年（1902）永明县"入秋以来时疫流行，死亡相继，不但工匠莫觅，抑且购

---

① 徐蕊：《明清时期中国大陆的气候变化》，《首都师范大学学报》（自然科学版）2009 年第6 期，第 67 ~ 70 页。
② 光绪《东安县志》卷二，江苏古籍出版社，2002，第 18 ~ 19 页。
③ 道光《永州府志》卷十七，江苏古籍出版社，2002，第 399 页。
④ 康熙《永明县志》卷十四，江苏古籍出版社，2002，第 176 页。
⑤ 光绪《道州志》卷四，江苏古籍出版社，2002，第 92 页。
⑥ 光绪《永明县志》卷四十三，江苏古籍出版社，2002，第 603 页。

料为难。加以原委监修之蒲让卿一病不起，丧葬事毕，始据其家属将经手款目交由接委之人"，① 因疫情严重导致工匠、物料难以购买，原负责官员也染疫身亡，以至于高等小学堂迟迟不能开工建设。

疫病对人们的影响并不限于对一时社会经济的冲击，"在长期与瘟疫斗争中，一些应对预防举措或疫后庆祝活动发展为节日礼俗的一部分。随着时间的推移，节日礼俗的内涵和形式不断丰富，但驱疫祛灾则成为民俗节日的最大'公因子'"。② 如下文所要提到的，永州各地本就有崇巫尚鬼的风气，经过长期与疫病的斗争，明清时期永州的社会风俗中也多有与防治疫病有关者。端午悬挂菖蒲艾叶、系五色丝等岁时防疫习俗自不必言，具有当地特色的如"古季冬，先腊一日大傩逐疫，谚云：腊鼓鸣，春草生。村人并击细腰鼓扮金刚力士形一逐之"；③ 永明县"民有疾病，不药而信巫，祷尔于上下神祇至虔也……每岁七八月间，远招师巫猺女，桴鼓笙笛，绕行罗拜，大类蹞林之戏"。④

（三）当地疫情应对情况

表 1 所统计的还只是载于史书较为严重的疫情，未载于史籍的更是不知凡几。在医疗卫生条件还不完善的古代，这样严重的疫情必然会对人们的生命财产造成巨大的威胁与损失。为稳定社会、救助百姓，官方和民间社会一般会采取一些措施对抗疫情。

1. 官方应对措施

官方的应对措施主要包括赈济灾民和发放医药两个方面，虽然各类祈禳仪式也是官方重要的应对手段，⑤ 但在永州地方志中相关的祈禳活动则

---

① 光绪《永明县志》卷四十五，第 634 页。
② 杨志敏：《明清时期中原地区应对瘟疫民俗活动考述》，《贵州大学学报》（艺术版）2020年第 6 期，第 30 页。有关中国古代民俗节日与瘟疫的关系，还可参见孟庆云《瘟疫与中华民俗文化》，《医古文知识》2004 年第 3 期，第 12 ~ 14 页。
③ 康熙《永州府志》卷二，第 64 页。
④ 康熙《永明县志》卷二，第 26 页。
⑤ 参见张剑光《祈哀鬼神：中国古代疫病应对措施失范探析》，《兰州大学学报》（社会科学版）2021 年第 4 期，第 57 ~ 60 页；余新忠《清代江南疫病救疗事业探析——论清代国家与社会对瘟疫的反应》，《历史研究》2001 年第 6 期，第 47 ~ 48 页。

记载较少。

饥荒是引发瘟疫的重要原因，很多自然灾害也是通过引发饥荒从而间接导致瘟疫的发生。① 明代邹元标总结自己以往的救灾经验时提出："积疫之苦。人皆知救荒，不知救疫。疫者，荒之因也。民饥饿中，虚湿相蒸，始一人，终千百人，始一隅，卒穷乡极邑。"② 可见当时很多地方官员也是把解决饥荒问题作为解决疫情问题的重要一环。元至正十四年，吉安人刘潜任永州录事，"时方饥疫，邻境遏籴，永民怀金西而死。潜遣吏持所受告申恳于全守石古峰，守义其请，遂通商贩，民赖以活"；③ 明代东安县令沈梦仪"岁侦荒凶，赈抚安焦，民无流移"；④ 万历十七年（1589），"大旱，升米钱三十文，死卧载道，村落人食树皮、木根，殍死者无数。府县煮粥于南北坛以赈之"。⑤

但放粮救济毕竟不是直接解决疫情问题，所以还必须有与之配套的医疗救济措施。自明初开始，永州下辖各州县均设有医学、惠民药局等专门的医药机构，⑥ 另有安济坊、普济堂等兼涉医疗职能的社会福利机构，在面对瘟疫时，官方必然需要依靠这些官办医疗机构。还有漏泽园，专门负责埋葬无人认领的尸骸，⑦ 这在疫情发生期间是十分重要的工作。除利用官方医疗机构，一些负责任的政府官员也会积极筹措医疗资源，用于应对疫情。明天顺元年（1457）任永州知府的杨舆，"城中疫病，给医药；殁，予殡殓"。⑧ 万历十七年祁阳"大祲且疫，民困惫枕藉于道"，县令邬熙和

---

① 参见张涛《明代疫灾时空分布及环境机理研究》，博士学位论文，华中师范大学，2015，第219~224页。

② 邹元标：《敷陈吏治民瘼乞及时修举疏明》，陈子龙等选辑《明经世文编》卷四百四十六，中华书局，1962，第4907页。

③ 弘治《永州府志》卷三，《天一阁藏明代方志选刊续编》第64册，上海书店出版社，1990，第220页。

④ 隆庆《永州府志》卷十三，第704页。

⑤ 康熙《零陵县志》卷十四，江苏古籍出版社，2002，第351页。

⑥ 见弘治《永州府志》卷一，第68~86页；卷二，181~184页。

⑦ 隆庆《永州府志》卷八，第636页。

⑧ 乾隆《晋江县志》卷九，台北：成文出版社，1977，第216页；隆庆《永州府志》卷十三，第701页。

"煮粥哺饥,施药疗病,所全活不下万人"。① 乾隆十三年道州大疫,州守翁运标"为购良方制药疗之,亲至村落一一审视,或以传染为虑,曰:我为此邦父母,子弟病,忍不一顾耶?"② 翁运标作为一方长官,疫情发生后可谓尽职尽责,积极购求医药,不惧传染一一审视。最终虽然度过了疫情,翁运标本人却也因劳累过度而死。道光十五年,叶桂任职道州,"疠疫又起于闾阎,户有呻吟,涂多枕藉。公(叶桂)乃忧虞见色,痛瘝关心。舍药延医,调摄直周乎?四境沿村间,疾活全何止于千家"。③

2. 民间社会应对措施

余新忠曾多次在其研究中指出:明清时期国家对疫病救疗虽也有所作为,但总体而言缺乏制度性的规定,日渐兴起的民间力量发挥了越来越重要的作用。④ 对于地方势力而言,他们的财富、地位都系于当地,地方秩序的稳定对他们而言也更为重要。这一点在明清时期永州地区的疫情应对中即有所表现,疫情严重时一些地方的富民和民间医疗力量常常会参与救助,协助官方稳定社会秩序。大体而言,民间社会应对瘟疫的措施主要包括捐粮赈济、施医给药和宗教应对三个方面。

中国古代饥荒与疫情往往互为因果,面对可能引发疫情的饥荒,一些当地的富户会主动捐赠粮食进行救灾。如宁远县书生王绍英,"喜读书不求仕进,遇岁荒,尽散余积以赈贫乏";⑤ 明代江华蒋复春,"天顺六年天旱,纳米四百石入县仓赈饥"。⑥ 也有捐赠棺木协助抗疫的,祁阳县民何水济在瘟疫发生后,"伐东富铺大杉千株为棺木,掩埋骸骨无算"。⑦ 捐赠棺木、掩埋无主尸骸客观上减少了瘟疫的发生源,对于控制疫情极为重要。

同样也有捐医赠药者,经济条件允许的情况下一些民间医者还会主动

① 乾隆《祁阳县志》卷四,江苏古籍出版社,2002,第195页。
② 光绪《道州志》卷四,第91页。
③ 光绪《道州志》卷四,第92页。
④ 相关研究可参见余新忠《明清以来的疫病应对与历史省思》,《史学理论研究》2020年第2期,第96~101页;《中国历代疫病应对的特征与内在逻辑探略》,《华中师范大学学报》(人文社会科学版)2020年第3期,第124~129页;等等。
⑤ 嘉庆《宁远县志》卷七,台北:成文出版社,1974,第707页。
⑥ 雍正《江华县志》卷八,《故宫珍本丛刊》第156册,海南出版社,2001,第311页。
⑦ 乾隆《祁阳县志》卷五,第247页。

参加疫情救治活动，馈赠医药。零陵人何王芳，"少孤贫，治生渐裕。居近山瘴，邻里多患疫，人各戒避，王芳独时其饥渴排闷饮食之，或煎药送给，卒不染"；① 吕弥高，"乾隆十七年邑患疫，弥高广施药散，全活甚众"；② 又有萧旦臣，"嘉庆乙亥，（零陵）乡邻患疫，旦臣沿门问视，馈以药物，人以为难"。③

除了那些以医为业的医家，当地一些懂得医疗技术的士人也会主动参与到疾疫救治中来，成为重要的救济力量。宁远县学生杨登甲，"善医，乾隆戊辰遇疫，力行诊治，活数百人"；④ 零陵县士人刘方环，"尝习医理、地理，谓事亲者当并务此。乡有疠疫，施以药，多所苏全"；⑤ 永明县诸生欧阳振，"某年集府待试，疫大作，传染特甚。有患者虽亲密亦避之恐后。振修则奋身为料量医药，人皆义之"。⑥ 这些地方医者或士人不惧危险，积极主动地参与到地方抗击疫情的活动中去，也正是明清以来民间社会力量逐渐崛起的表现。

当然，有能力进行较大规模施医给药的终究只是少数人，大多数人只能做到照顾好自家亲族之人，或力所能及地兼顾邻友。祁阳孝妇许氏，"丙申岁大疫，翁姑与父母俱染疾，以一身奉两地汤药，不旬日俱瘥"；⑦ 零陵人王三瑞，"邻患时疫，莫敢过其门，三瑞躬饮食，往往获愈"；⑧ 唐士珍"族有病疫者，亲戚戒避，士珍亲问视，且医药之，居家赖以苏"。⑨

传统医药手段之外，各种祈禳仪式和巫术疗法也是重要的民间应对手段，其应用的广泛性甚至可能超过医药治疗手段。古代医疗水平有限且很多偏远地区医疗资源不足，面对疫情，很难保证每个人都能有足够的医疗资源，连作为官方人员的翁运标都在无奈之下连写了《上城隍疏》《告神

① 道光《永州府志》卷十五上，第248页。
② 光绪《零陵县志》卷十，第562页。
③ 光绪《零陵县志》卷八，第498页。
④ 嘉庆《宁远县志》卷七，第733页。
⑤ 光绪《零陵县志》卷八，第492页。
⑥ 光绪《永明县志》卷三十五，第532页。
⑦ 道光《永州府志》卷十六上，第342页。
⑧ 道光《永州府志》卷十五下，第298页。
⑨ 道光《永州府志》卷十五下，第295页。

驱疫文》等五六篇祭文，祈求神灵协助除疫，更遑论普通百姓的选择了。所以这时各种宗教、巫术力量也会趁机参与其中，成为百姓的重要求助对象。例如，元代至元年间有竹溪真人徐渊元，"某年大疫，远近乞救，或咒水与饮，或书符与佩，无弗免者"。① 受医疗资源不足和当地民族风俗的影响，利用各种巫术仪式治病的风气在永州南部道江盆地的宁远、江华、永明等地较为明显，北部零祁盆地则相对较少。当地瑶人"抱病临危，殆屠牛祭鬼禳神农，医药味，自古不曾尝"；② 宁远风俗"疗疾不求医药，祷祝虔听巫师，风浮俗鬼由然矣"，"旧俗病则卜祷吉凶，频进医药，无他事也"。③ 道光《永州府志》卷五称："楚俗信巫，宁远为最。城厢中延巫作法跳舞，谓之乐市坊爷爷或曰庆地主公公，庆三伯公，其媚神则曰庆姑婆，数日夜不等。"④ 江华"民有疾病不信医而信巫，祷尔于上下神祇至虔也。病愈则功归于神，不愈则委过于命……楚俗信鬼，此其一验欤？""疾病不信医而信巫祝，则亦愚之甚者也。"⑤ 永明县"民间疾病不事医药而营巫祝。每岁七八月，远招獞童，桴鼓笙笛绕行罗拜，大类蹛林之戏"。⑥ 新田县"新田城乡皆信巫尚鬼，崇淫祀，好争斗，余则略同宁远"。⑦ 除治疗普通疾病，在江华还常以巫术仪式驱疫。道光三年大疫，"邑人建醮禳之"；同治三年（1864）"六七月间瘟疫流行，邑人仿古大傩礼，持戈扬盾作殴逐状，疫遂平"。⑧

　　从上文中所描述的情况我们可以看出：明清时期无论是官方还是民间，在应对疫情方面的表现都具有多样性和复杂性，医学已经成为应对疫情的重要手段，但受限于医疗水平有限和医疗资源不足，各类宗教仪式疗法同样掺杂其中，作为传统医疗手段的重要补充。

①　光绪《永明县志》卷四十一，第 570 页。
②　隆庆《永州府志》卷十七，第 735 页。
③　乾隆《宁远县志》卷四，江苏古籍出版社，2002，第 416 页。
④　道光《永州府志》卷五，第 375 页。
⑤　雍正《江华志》卷四，第 241、247 页。
⑥　康熙《永州府志》卷二，第 56 页。
⑦　道光《永州府志》卷五，第 375 页。
⑧　同治《江华县志》卷十二，江苏古籍出版社，2002，第 972、974 页。

二　其他疾病

王启原在为蒋学涛《治疹管见》所作序中提到："夫后出之疾疢更有前古所未有者，若白咽之痹、扬征之疽，复为近世所数见。"① 不同的时代和地域，所发生的疾病也是多种多样的。除涉及面较广、社会危害性较大的瘟疫外，永州地方志中还记载了一些其他类型的疾病。本节仍以永州地方志记载为主，辅以其他材料，对出现较多的一些疾病和人们的应对情况略做梳理。

（一）目疾

目疾是永州地方志中出现较多的一种病症，且其中所记载患目疾者虽情形不同，但多以老年人为主，这应该是与老年人生理机能衰退有关。东安人唐杰，"继祖母蒋病目失明，杰以舌舐之目，即有见"。② 永明人陈邦镜，"父早没，其母以过哀丧明，百药不效，未睹天日者数年。尝私誓曰：母盲不拯，何以生为。遂究岐黄之秘，昼夜虔祷。妻周氏心知夫志，亦以期开母瞖为念，朝夕煮药无懈容。未几，母瞖得复明"。③ 陈邦镜的母亲因伤心过度而失明数年，陈邦镜为治疗母亲的眼睛而潜心医学，最终医治成功。零陵人张正左的母亲也有眼疾，"母患目，嗜猪肝，每食必进，无或缺"。④ 又有零陵人萧玉友，"父殁，母复患目疾，玉友尝求医于数百里外，如是凡十年，目复明"。⑤ 祁阳县邓盛极，"母病目，数延医百余里外，不惮劳悴。目瘝失血，恒侍汤药不懈"。⑥

以上均是老人得目疾而失明的案例，但因文字描述过于简单，难以对其具体病症和治疗方法做进一步的探讨。引文中张正左的母亲得目疾后喜

---

① 光绪《永明县志》卷四十四，第610页。
② 隆庆《永州府志》卷十六，第721页。
③ 康熙《永明县志》卷八，第92页。
④ 光绪《零陵县志》卷八，第512页。
⑤ 光绪《零陵县志》卷八，第489页。
⑥ 同治《祁阳县志》卷十四，台北：成文出版社，1974，第1043页。

食猪肝，对于治疗眼科疾病确有益处。孙思邈《千金食治》中称"（猪）肝：味苦，平，无毒。主明目"。[1] 李时珍《本草纲目》认为猪肝治"肝热目赤磣痛。用猪肝一具薄切，水洗净，以五味食之"。[2] 明代袁学渊编著的《秘传眼科七十二症全书》和葆光道人所著《秘传眼科龙木医书总论》也多有以猪肝入药治疗眼疾的医方。现代科学也证明猪肝含有丰富的维生素 A，可缓解眼疲劳、干涩等症状。张母在患目疾后嗜食猪肝，可见其患目疾或是因为体内缺乏某种元素。

（二）痈疽

痈疽也是永州地方志中记载较多的疾病，这与当地闷热潮湿的气候有关。痈和疽都属于疮疡，即化脓性感染疾病，不过痈多属阳证，疽多属阴证。《黄帝内经》称，"营卫稽留于经脉之中，则血泣而不行，不行则卫气从之而不通，壅遏而不得行，故热。大热不止，热胜，则肉腐，肉腐则为脓。然不能陷，骨髓不为焦枯，五脏不为伤，故命曰痈"；又云"热气淳盛，下陷肌肤，筋髓枯，内连五脏，血气竭，当其痈下，筋骨良肉皆无余，故命曰疽"。[3] 中国古代本将其视为一种疾病，后根据其来势是否猛烈，溃疡后是否易于收口愈合，以及溃疡面的深浅、形态等进行了区分。综合分析相关典籍后，范行准认为"痈即今之急性脓疡，而疽则多指今之慢性脓疡——主要属于特异型感染的，如结核性脓疡"。[4]

笔者所见永州地方志中共记载痈疽之症九例，其中八例为痈，如祁阳廪生县漆文先，"父珸生痈，每以口吮之；复患哮疾，闻新化曾达之有奇方，不惮数百里求药而归，果获愈"；[5] 朱禄藻，"父尝病痈濒危，医相视莫救，藻焚香祷天，吮脓血以药敷之，立愈"。[6] 宁远县有孝妇刘氏，"夫业贸远出，翁老病背痈溃脓，痛楚号叫欲绝，家贫不能延医。氏仓皇无

① 孙思邈撰，吴受琚注释《千金食治》鸟兽第五，中国商业出版社，1985，第 78 页。
② 李时珍：《本草纲目·兽部》卷五十，人民卫生出版社，2020，第 2161 页。
③ 佚名编著《黄帝内经·灵枢》痈疽第八十一，中国医药科技出版社，2016，第 214 页。
④ 范行准：《中国病史新义》，伊广谦等整理，中医古籍出版社，1989，第 380 页。
⑤ 乾隆《祁阳县志》卷五，第 244 页。
⑥ 同治《祁阳县志》卷十四，第 939 页。

计，为吮吸脓出弥月，率以为常，翁渐瘥"。① 也有女性因患病部位较为隐私，不愿男性医者进行医治，而女性医者又难以寻找，以至于病痈而死者，如祁阳儒生张登烈妻刘氏，"年五旬，病乳痈，招医诊治，不肯露体，遂弗药死"。② 除以上几人外，方志所载还有祁阳县唐璋和零陵县汤锡哲母亲、叔母，庾寅谷父亲等人，此处不再赘言。

还有一例光绪《永明县志》记载为疽，但其治疗后的情况颇为奇异，兹引录如下：

> 有人腹间患疽，延医治疽，愈而创口不合，肠随之出，迄不能纳。乃以线缚其肠头，赴厕则去缚，倾其矢既毕，仍缚如初，都无所苦。后十余年以他疾卒。令段成式闻之，必纂入异疾志矣。③

虽然疽在伤口溃后不易愈合，但十余年都不能愈合，腹内肠暴露于外可随时取出就有悖常理了。所以《永明县志》的编著者认为，即使是见多识广的唐朝著名志怪小说家段成式听闻，也必然会新奇地进行记录。

（三）其他疾病

除以上描述较多的疾病外，还有一些疾病记载不多，但治疗不易，同样对患者及其家庭都造成了不好的影响。如疯癫之病，零陵渲溪人谭光华，"初聘妻蒋，期而殇，继聘罗，忽患疯疾，或讽以辞婚，不听卒娶焉，生四子"。④ 罗氏应该是病情较轻，并未影响正常生活。还有上引祁阳县漆文先，"父患哮疾，闻新化曾达之有奇方，不惮数百里求药而归，果获愈。母刘氏病疯，走衡郡求医"，⑤ 因本地医者难以医治，故赴衡阳求医。再如患痹症者，永州气候夏季炎热潮湿，冬季湿寒，人至老年，对环境的适应

---

① 道光《永州府志》卷十六下，第 362 页。
② 同治《祁阳县志》卷十五，第 1127 页。
③ 光绪《永明县志》卷末，第 710 页。
④ 光绪《零陵县志》卷十，第 564 页。
⑤ 乾隆《祁阳县志》卷五，第 244 页。

性下降，很容易患风湿痹症①。如零陵萧玉友，"父芝萃，晚患疯痹，坐卧起居非玉友亲为扶掖不适。有时痰昏病狂，谓所居非己室，玉友则更负置之"，②病情颇为严重，以致影响到了神志。因气候湿热，还易生痰疾，如新田县刘三仁继母李氏，"（晚年）染痰疾，仁事汤药先尝乃进，衣不解带者十余年"。③零陵周友昆"尝得心疾，（兄）友进为遍求医学"，周友昆患心脏疾病，其兄为其遍寻名医诊治，最终治好。④

另据乾隆《祁阳县志》记载，祁阳山中盛产菌类，但一些菌类有毒，当地民众喜食野菌而不能识别，从而导致食物中毒频发：

> 祁邑山中产菌，名类甚繁，乡民喜食之，往往中毒殒命，闻前此有一家七口同毙者。其治法或用黄瓜藤，捣汁服之，颇效。或云，煮菌时用净银簪同煮，候热时取视簪色，变者有毒，否则食之。⑤

为避免中毒，除事先认真辨别外，同书卷四还针对此问题介绍了解毒方法，"掘地以冷水挠之，令浊，少顷取饮可解"。

三　永州地方志中的疾病书写

通过以上分析，我们可以发现，古代尤其是明清时期永州当地民众对各类疾病已经有了一定的认识，也会主动地用医学知识去应对日常生活中所遇到的疾病。但从相关记载的内容来看，地方志现存记载中几乎没有单纯从医学的角度关注病患的案例，似乎当时的记录者或者说是文化阶层的关注点并不在疾病及其治疗行为本身，而是更加在意疾病治疗过程背后所体现的儒家伦理和社会影响，并想要借此表达作者本身或是其所向往的伦

---

① 久居炎热潮湿之地是风湿痹症的重要病因，症状则主要有肢体筋骨、关节、肌肉等处疼痛、麻木，或关节伸屈不利、僵硬、肿大、变形等。详见余小萍、方祝元主编《中医内科学》第3版，上海科学技术出版社，2018，第365~370页。
② 光绪《零陵县志》卷八，第489页。
③ 嘉庆《新田县志》卷八，成文出版社，1974，第365~366页。
④ 光绪《零陵县志》卷八，第502页。
⑤ 乾隆《祁阳县志》卷八，第380页。

理道德观念。相关记载基本都是在践行孝悌之义、济世救民等伦理语境中展开的。刘道著在为康熙《永州府志》所作序言中即明确提到其著作目的："斯志既成，而后之官斯土者可以考因革而善政教，生斯地者亦足以镜得失而崇进修。"① 这也决定了地方志在叙述时的价值取向。换句话说，地方志中有关疾病及其应对的记载即是一种疾病的叙事文本，"叙事者有意或无意地依赖（借助）其可资利用的话语模式，通过在对事实进行加工编排基础上的讲述（书写），来呈现其诉求或意义"。② 就如清代一些族谱的书写一样，其基调即是以儒家道德礼仪为基础，以彰显儒家价值观为取向的，而在有关具体人物的叙述中，其病患叙事在根本上也是儒家价值观念和文化认同的一部分。③ 因此我们很难从这些记载中去探究疾病本身的情况，只是从相关叙述中看到地方官绅和患者亲友愈益崇高的道德形象。

如对社会影响较大的瘟疫问题，永州地方志中的描述往往极为简略，对于瘟疫发生的具体时间、病状如何、治疗详情乃至极为重要的对人口的影响都少有涉及，甚至只是"某年，疫"之类的描述。在对现存疫病的描述中，记录者更加注重的是以地方官员为代表的官方的应对和以地方士人为代表的地方力量的作为。地方志中记载的地方官员都认真负责，舍己为人；地方力量也积极参与其中，财力雄厚者捐钱施药，懂医疗技术者就亲自施治，且不收诊费。考虑到地方志本身所包含的价值取向，可以说这种记述方式折射出的是书写者对地方官员与士绅在面对灾害时的道德要求与期待。

官员中以道州知州翁运标为代表。翁运标，浙江余姚人，自幼好学，雍正元年（1723）进士，初任桐柏知县，县民即因翁运标多施惠政而为其建立生祠。乾隆八年（1743）任武陵县令，其间多有善政。乾隆十三年，被上官推荐任道州知州。④ 上任后正遇上永州大疫，翁运标在抗击疫情的过程中表

---

① 康熙《永州府志》序，第3页。
② 余新忠：《中国传统瘟疫叙事中的灾疫文化初探》，《史学集刊》2021年第2期，第20页。
③ 刘希洋、余新忠：《新文化史视野下家族的病因认识、疾病应对与病患叙事——以福建螺江陈氏家族为例》，《安徽史学》2014年第3期，第82~89页。
④ 光绪《余姚县志》卷二十三，成文出版社，1983，第664~665页。

现出了一个优秀官员的素质与担当，堪为地方官员的楷模：

> 岁大疫，为购良方制药疗之，亲至村落一一审视，或以传染为虑，曰：我为此邦父母，子弟病，忍不一顾耶？自夏及秋，疫未已，乃为文告于城隍及元阳祠，愿以身代百姓，自是疫渐平。时永郡卧人枕藉，独州境全活甚多。终以劳瘁成疾，阅岁卒于官。①

面对疫情，翁运标先是积极搜集良方购买药材，又不惧危险深入疫区，一一探查染疫的百姓。见药物起效较慢，又连写了《上城隍疏》、《告神驱疫文》、《再上城隍疏》、《告元阳文》、《告霄神文》和《示谕禳灾文》等六篇祭文，② 其中提到"境中早禾晚谷，颇称有秋，非叨神之惠不及此，今以病疫之故，使不得收获，将一日病而误一岁之计，一人病而绝一家之生"，③ 为解救疫情更是愿以身代，爱民之心可谓至诚。

地方志书中所载民间力量的积极参与则是一个值得注意的现象。正如上文所揭示的，明清时期官方在疫病灾害的应对中虽不至于无所作为，但因缺乏制度性规定，能否起到作用往往存在很大的变数。同时，各地方的官方医疗体系逐渐荒废，发挥效用有限，尤其是清代官方医疗制度全面萎缩，国家基本退出了医疗市场，这更使地方力量在疾疫应对中有了足够的参与空间。而随着地方儒医群体的壮大，济世救民等儒家观念在一些医者的医疗职业活动中产生了越来越大的影响。④ 在疫情发生时，无论是医者还是通晓医学的士人，他们本身都不存在必须承担生命风险而去救治疫情的法律责任，但受儒家济世救人学说的影响，"医学实践的本质内涵转化为士人君子的道德人格养成和社会责任实践的路径之一"，医学的功用超

---

① 光绪《道州志》卷四，第 91 页。
② 参见道光《永州府志》卷六《秩祀志·道州》（第 407 页）、卷九下《艺文志》（第 598 页）和光绪《道州志》卷十一《艺文志》（第 248~253 页）。
③ 光绪《道州志》卷十一，第 248 页。
④ 张田生：《观念史视野下清代医家的行为与身份认同》，《中医药文化》2019 年第 3 期，第 16~26 页。

越了救人进而成为济世方式的一种。① 传统地方志书中对此类情况多有记载，上文中王绍英、蒋复春、何王芳、吕弥高等地方士人和医家即是其中代表。其他地方如罗宝川对明清时期湖北地方志中的疫灾与救治的研究也表明地方社会的中上层和地方医者会通过捐谷、施棺、建立义冢、施医送药等方式积极参与疫灾中的自救与他救活动，充当了地方自保的关键角色。② 狄鸿旭对华北地方志中儒医的研究显示，除以医术治病救人外，地方医家往往还会参与到地方公共事业乃至军政事务中，是地方社会中的重要群体。③

地方志中对普通疾病的记述大多具有以下特点：一是突出患病者饱受疾病煎熬；二是治疗困难，有些甚至需要十几年；三是身边的照顾者——一般是患者的晚辈或妻子——都不离不弃，想尽各种办法医治患者，且多有请以身代者。如零陵庠生陈怀德：

> 母病时，怀德方五岁，忧虑不寝食。闻吟呻声辄跪抢地，破额出血不止……母年七十三，忽患心疾，月二三发，发则痛不可忍。怀德日夜祷请减己寿以愈母病，如是者岁余。一夜梦紫衣者曰：吾为医之，次日母果愈，后不复发。④

陈怀德自幼丧父，由母亲养大，事母至孝。他5岁时尚不懂事，见母亲因病难受即以头抢地；后母亲又患心疾，痛苦难当，陈怀德每日祈祷请求减自己的寿命换母亲的病愈，最终感动神灵，为其母治病。在这种叙述当中，地方志作者对疾病本身和治疗过程明显兴趣不大，更加看重的是事件背后所隐含的儒家伦理观念，所以才会出现这种颇具奇异性的治疗方式和康复效果。就像逯铭昕的研究中山东地区志书中对当地医家的书写一

---

① 程国斌：《中国古代医者应对瘟疫的职业行动与道德叙事》，《东南大学学报》（哲学社会科学版）2020年第5期，第20~26页。
② 罗宝川：《明清时期湖北方志中的疫灾与救治——兼论地方社会治疫能动的内因》，《中国地方志》2020年第5期，第95~96页。
③ 狄鸿旭：《清代华北儒医的形象与社区角色——以地方志记载为中心》，《中国地方志》2019年第5期，第57~67页。
④ 光绪《零陵县志》卷八，第487页。

样，这些行为与官方的褒扬肯定，"无形之中构建了一个隐形的伦理网络"。① 乾隆《宁远县志》在凡例中提到其记录原则："艺文一编亦取言足经世，期于人心风俗有所裨益，其他无关政要，概置弗录。"② 对于当地的百姓而言，"在地性"使得他们又必然处在这一隐形的伦理网络之中，受其影响或约束。即这些方志的书写之人更希望利用这种简单的叙述模式来构建一种符合传统儒家思想的伦理道德体系，从而达到教化人心、指导实践的目的，而不是客观全面地记录具体的疾病情况。这一体系更多的是通过正面的赞扬而非负面的惩戒来引导读者，这也正是明清方志作者重视"表章先哲之典刑，以风厉后学，庶几于世道少有所补，而不终为圣朝弃物也"③ 主张的体现。而在上文的叙述中各种祈禳仪式或巫术疗法在地方志中记载较少，或许也与此有关。正如美国人类学家和流行病学家罗伯特·汉所指出的，社会组织和社会文化对疾病与治疗的影响是巨大而广泛的，社会文化构建了其社会成员思考和感受疾病与治疗的方式，而在复杂的社会中，不同的社会阶层可能构建出不同的医学事实，甚至，病源与疗法还可能被文化生产出来。④

在利用疾病事例直接实现对民众的教化这一问题上最具代表者，则是明朝隆庆年间的江华县令蔡光利用大疫促使民众改风易俗之事：

> 旧时傜俗祭祀用人，每掠小儿为牲，屠人甚惨。明隆庆间，傜中大疫，县令蔡光使巫谕之。云神怒尔等祭祀有人不可食，故降尔等以灾，今后当用可食之物以祭神，必福汝。傜人冀福，遂不用人而用猪，其俗以变。⑤

江华县位于永州南部的道江盆地，少数民族众多，俗信巫鬼，至明朝时还保留着落后的用人祭祀的习俗。疫情发生时，县令蔡光借助地方巫觋

① 逯铭昕：《清代山东的乡村医生——以地方志为中心的考察》，常建华主编《中国社会历史评论》第十七卷（下），天津古籍出版社，2016，第161页。
② 乾隆《宁远县志》凡例，第380页。
③ 黄仲昭：《八闽通志》，福建人民出版社，2006，八闽通志序，第1页。
④ 〔美〕罗伯特·汉：《疾病与治疗：人类学怎么看》，禾木译，东方出版中心，2010，第91~94页。
⑤ 雍正《江华县志》卷十，第382页。

的力量，将疾疫的发生与宗教陋俗联系在一起，促使傜人改变了以人祭祀的习俗，可谓"神道设教"之典型。

四　结语

现存永州地方志中记载了丰富的地方疾病史料。其中各类疫病因传染性较强、影响较大所以留存记载较多，总体而言永州府地区的疫病记载呈现时间越往后记载越丰富的特点；疫情发生频率的增加是当时永州的社会经济因素和地理气候环境共同作用的结果。疫情的发生对当地正常的社会经济秩序造成较大的冲击。为应对这种冲击，稳定社会秩序，地方官府和民间力量都会积极地参与救治，其中既有传统医药方面的常规救治方式，也存在各种巫术仪式的治疗方式，后者主要分布在永州南部道江盆地的几个县中。

疫病之外，如眼疾、痈疽、精神类疾病和风湿类疾病也多有记载，其治疗方式多样，医巫混杂但以医为先。祁阳地区因食用菌类而出现的食物中毒是与当地饮食习惯相关联的疾病，具有很强的地域性。

地方志中保存了大量疾病史料，但记录者书写时并非是为了记录疾病本身，而是为了借此表达作者超越生物意义的伦理道德诉求。王世贞在万历《通州志·序》中说道，"古史之失在略，而今志之得在详"，但"今州邑之荐绅将举笔，而其人非邦君即先故，盖有所不得不避矣。是故古史之得在直，而今志之失在谀也"。[①] 除为尊者讳外，地方志在书写时对一些作者认为不重要的问题往往记载过于简略，且注重政治教化的书写目的有时也会影响记载的准确性。故在使用时还需仔细甄别。虽然方志史料本身存在一定不足，但其内容全面，尤其对当朝事记载较为详细，在医疗史研究尤其是地区医疗社会史研究中十分重要。经鉴定与考证后，合理使用可"补医史之缺，续医史之无；参医史之错，详医史之略"。[②]

---

① 王世贞：万历《通州志·序》，万历《通州志》，《天一阁藏明代方志选刊》第12册，上海古籍出版社，1981，第5页。
② 王明：《地方志中中医药文献研究刍议》，《中国中医药图书情报杂志》2016年第3期，第46页。

太平天国战争初期清军对伤病医疗的应变

李　彬[*]

【摘要】太平天国战争初期，咸丰帝先后任命林则徐、李星沅、赛尚阿、徐广缙为钦差大臣，前往广西镇压太平军。其间，清军上下出现了众多的伤病问题。咸丰帝的猜逼与徐继畲的轻报，加速了林则徐的死亡。继任钦差的李星沅、赛尚阿、徐广缙，与向荣、乌兰泰、达洪阿等将领及广大基层官兵，常以伤病为由，为战责和权利展开激烈的博弈，既是传统疲兵战时运作的缩影，也是考究战时医家费伯雄的重要参考。这对思考"生命史"研究有一定的意义。

【关键词】战争　称病　医疗　博弈

作为近代中国的历史节点，太平天国战争既是社会剧变的试验场，又是中国常态的参照域。长期以来，太平天国史研究成果丰硕，但多限于政治、军事、经济、文化方面。^①随着视野的拓展，丰富的史料为学界重新研究太平天国史事提供了新的空间。太平天国科学技术史就是有待开垦深耕的领域，一旦出现成果，必将灿烂夺目。太平天国战争医疗史就是其中重要的一环。它为学界了解传统中国军队在现代化之前如何具体处理军内伤病及医疗问题，提供了一扇较好的窗口。本文从医疗史的角度，集中梳理太平天国战争初期清军如何在复杂的环境下应对伤病问题，展示权谋斗争与军政医疗

---

* 李彬，江西师范大学历史系副教授。

① 详见吴善中等《太平天国史学述论》，第二章"太平天国专题史研究述论"，社会科学文献出版社，2013，第35～172页；夏春涛《太平天国再评价——金田起义170周年之反思》，《中国社会科学》2021年第7期，第186～203页。

史的重要关联，兼议"生命史"的方法意义，供学界指正。

一　权谋斗争与林则徐之死

为了镇压起义不久的太平军，咸丰帝先后任命林则徐（1850年9月至1850年10月在任）、李星沅（1850年10月至1851年4月在任）、赛尚阿（1851年4月至1852年8月在任）、徐广缙（1852年8月至1852年12月在任）为钦差大臣，奔赴广西弹压。首任钦差林则徐赶赴广西途中，旧疾多发，医治无效，最终陨落于广东普宁，举世痛悼。① 对于一代名臣林则徐（1785~1850）的死因，时人后世多有议论。概括起来，大体有"投毒说"和"病逝说"两种解释。② 根据学界的反复论证，"投毒说"捕风捉影并无实据，而"病逝说"基本是合理的。③ 笔者基本认同"病逝说"，但考察历史过程后，认为"病逝说"忽视了权谋斗争的催化作用。林则徐的病逝并非纯粹的自然死亡，而与道咸党派斗争有密切联系。

鸦片战争改变了中西关系，也深深影响了清朝内部权力格局。围绕如何处理对外关系，道光朝出现了以林则徐为代表的"抵抗派"和以琦善为代表的"妥协派"。两派在清朝的内政外交上多有争斗，直接影响了个人的命运走向。④ 政治斗争失败的林则徐被贬遣新疆，受尽苦寒，致身体健康明显下滑。放归起用后的林则徐，年过花甲，一身顽疾，行动不便，从政已是勉强，遑论军旅倥偬。道光二十九年（1849）六月十七日，林则徐上书道光帝请求开缺回籍休养，用了大量笔墨坦陈病情：

> 窃臣前旧疾迭发，自交夏至以来，所患喘嗽、疝气、脾泄诸证，倍甚于前，自顾委顿难支，深恐贻误公事，不得已奏恳恩施赏假一

---

① 杨国桢：《林则徐大传》，中国人民大学出版社，2010，第639~643页。
② 来新夏编著《林则徐年谱长编》下册，上海交通大学出版社，2011，第723~725页。
③ 参见蔡理明《林则徐死地、死因新证》，《福建论坛》（文史哲版）1985年第4期，第66~67页；来新夏编著《林则徐年谱长编》下册，第723~725页。林则徐"病逝说"亦被林氏后人基本认可。
④ 茅海建：《天朝的崩溃：鸦片战争再研究》，三联书店，1995，第1~15页。

月，将督篆交抚臣程矞采兼署，俾臣服药静摄，以冀速痊。如病势日
见减轻，虽未满一月之期，亦当急图销假。是以发折之后，复经延访
数医，商同诊治。无如心愈急切，而病之枝节愈多。缘一身之中，虚
火浮于上，痰湿滞于中，虚寒陷于下，节节互相妨碍，用药倍难。其
为治本之言者，谓脾泄之勤，疝气之痛，无非积寒所致，须服温剂为
宜；乃服之则虚火愈以上浮，唇肿舌敝，咽喉作痛，而气之下陷者如
故。因而稍加凉剂，则脾肺间湿痰更为粘结，咳嗽愈多，痰愈不出。
并因咳久成喘，上气呃逆不平，中气又不宜通，下气仍不收摄。且脾
泄多而两足软，举步似即欲僵；虚火起而两耳鸣，闻言如有所隔。屡
经抚臣程矞采、学臣孙毓溎，暨在省之司道府县，亲至臣卧房看视，
咸以用药实多棘手，不如静养为宜。而臣耿耿于心、朝夕焦急者，则
以目下虚悬职守，寤寐皆不自安。①

道光二十九年八月初四，林则徐给女婿刘齐衔的书信亦称：

> 现在浑身是病，并非借名辞官。口中唇舌肿破，喉间作痛，已阅
> 数月；中焦则积有寒痰，不时作呕；下步疝气常坠，脾泄甚勤。七月
> 末以来，又添发鼻血旧症。滇省距家太远，早一日返里却早一日放
> 心。闻京中穆中堂曾问人："林某说要告病，何以尚无折来？"就此看
> 去，似更可望速归，不至再有留滞耳。②

林则徐内外自陈，既有医药证明，又有同僚亲友作证，兼及毫不恋
栈，归心似箭，实无隐瞒的必要。从奏折、书信来看，林则徐"所患喘
嗽、疝气、脾泄"等老病，极难综合调理，且在俗务牵扯下，增添了一些
新病症，有加重的趋势，所谓"心愈急切，而病之枝节愈多"是也。半年
后，道光帝去世。按制，林则徐当赴京守灵，但因病难行。新发现的林则

---

① 《病逝增剧请开缺回籍调理折》（道光二十九年六月十七日），见林则徐全集编辑委员会
编《林则徐全集》第 4 册《奏折卷》，海峡文艺出版社，2002，第 542 页。
② 《致刘齐衔》（道光二十九年八月初四日），林则徐全集编辑委员会编《林则徐全集》第 8
册《信札卷》，第 421 页。

徐私人信件有具体印证："在途痛闻国制，原想即行进京，而气坠脚虚，实难北去。"① 君臣未会面，使咸丰帝直到林则徐去世，都未能亲自了解其真实病情，只是耳闻听说。管道有二：一是林则徐奏陈，二是他人奏说。而咸丰帝师杜受田、军机大臣潘世恩等人的奏说主流，是朝廷正值用人之际，林则徐堪当大用，病情似无大碍。②

并未亲见的咸丰帝，半信半疑，下令闽浙总督刘韵珂、福建巡抚徐继畬查报林则徐病况。③ 因此福建督抚的查病奏报，对林则徐是否起用十分重要。道光三十年五月，福建巡抚徐继畬奉命探查，"屡经面晤"林则徐，最后奏称："查该员林则徐，面貌虽形减瘦，言语精神尚觉健爽，惟所称疝气未痊，委系实情，臣当谆嘱该员上紧调理，一俟痊愈，即行遵旨进京，切勿延缓。"④ 该奏折既未提及林则徐新旧病症，也未罗列其他因由奏留林则徐，属于少报轻报，对林则徐是不利的。这等于告诉咸丰帝林则徐之前奏报有夸大不实之处，其病情尚无大碍。此时恰逢广西太平军起义正盛，而地方官弹压不力，急需更有威望和能力的官员出面镇压。⑤ 继四五月份杜受田、潘世恩等多人的举荐后，道光三十年九月十三日，通政司罗惇衍再次举荐林则徐。⑥ 当天，急切的咸丰帝便不再顾及林则徐是否真的老病难行，当即强命起用，并强调"勿违朕命"。⑦ 朝中虽不乏疑虑者，但终属少数，并未左右起用决议。⑧ 福建道监察御史富兴阿，甚至直接奏称林则徐病重难行系"传闻之言"，奏请"速发廷寄，催令林则徐作速任

---

① 谢亚衡、茅林立：《林则徐未刊书信二件》，福建省社会科学界联合会等编《纪念鸦片战争180周年暨林则徐诞辰235周年学术论文集》，2021。
② 来新夏编著《林则徐年谱长编》下册，第713页。
③ 《覆查林则徐病体疏》，见徐继畬《松龛先生全集·奏疏》，台北：文海出版社，1977，第42~44页。
④ 《覆查林则徐病体疏》，见徐继畬《松龛先生全集·奏疏》，第42~44页。
⑤ 来新夏编著《林则徐年谱长编》下册，第713~720页。
⑥ 杨国桢：《林则徐大传》，第629~630页。
⑦ 《谕内阁著前任云贵总督林则徐作为钦差大臣速赴广西悉心剿抚》（道光三十年九月十三日），中国第一历史档案馆编《清政府镇压太平天国档案史料》第1册，社会科学文献出版社，1992，第51~52页。
⑧ 赵尔巽等：《清史稿》卷三百六十三《穆彰阿传》，中华书局，1977，第11417页；《富兴阿奏陈令林则徐作速任事并以清文书写军营折报和谕旨周防泄漏折》（道光三十年十月初三日），中国第一历史档案馆编《清政府镇压太平天国档案史料》第1册，第68~69页。

事"，以免"延误事机"。^① 而林则徐对咸丰帝的起用命令，亦是比较勉强。他虽遵命应承，边调理边赶路，可还是再次变相地指出自己病重难行，不便军务，请皇帝三思。^② 徐继畬听到林则徐外调的谕旨后，特意"赴该大臣家中面晤"，名为道贺，实为催促。^③ 在皇帝的猜逼和同僚的催促下，林则徐无力辩解，不得不抱病启程，不料途中"病益大增……心脉已散，百药罔效"，猝逝军旅。^④ 这种结局不仅让咸丰帝和福建地方官失算，更出乎众人意料：没想到林则徐之前所称的病重难行是真的！

为什么真相会姗姗来迟呢？追根溯源，大体有三。一则君臣隔膜，缺乏深入的了解。二则道咸时期官风诡谲，虚诈成风，普遍缺乏政治互信。就连林则徐早年担任浙江杭嘉湖道之时，只因正直善良、敢说敢做、勤廉爱民，就不容于地方贪腐势力，也不得不称病辞官反制。旁观者多谓其称病是假，不同流是真，并不相信盛年林则徐的病重说辞。林则徐虽私下写诗痛骂贪官污吏，但在公开场合为了减少敌对，经世致用，不得不继续委曲求全，坚持并弥合之前的说辞，可不久等到道光帝出面抚慰起用后，林则徐便积极复出为官做事，不再死脑筋地一味称病，使心智、权谋等"为官术"逐渐成熟。^⑤ 因此无论清官还是贪官，在人情诡诈的官场交际中，称病虚实掺杂，常被作为权斗手段而缺乏足够的政治互信。急于作为的咸丰帝和久经官场的近臣，考察众臣特别是林则徐以往称病历史，很难轻信林则徐单方面的一纸说辞。那么他人近距离的侦测密报便显得尤为重要。

---

① 《富兴阿奏陈令林则徐作速任事并以清文书写军营折报和谕旨周防泄漏折》（道光三十年十月初三日），中国第一历史档案馆编《清政府镇压太平天国档案史料》第1册，第68~69页。

② 《林则徐奏报于十月初二日由籍力疾启程驰赴广西折》（道光三十年九月二十九日），中国第一历史档案馆编《清政府镇压太平天国档案史料》第1册，第66~67页。

③ 《福建巡抚徐继畬奏为林则徐在广东普宁县病故事》（道光三十年十月二十五日），中国第一历史档案馆藏朱批奏折，档号：04-01-16-0162-058。

④ 《遗折》（道光三十年十月十九日），林则徐全集编辑委员会编《林则徐全集》第4册，第547~548页。

⑤ 来新夏编著《林则徐年谱长编》上册，第93~105页。后人在研究林则徐等著名人物时，不要忽视人物的权谋能力，只批评奸恶者的争权逐利，而讳言尊者、亲者的权谋。无论恶者还是贤者，若要生存发展，就必须有权力。没有权谋就干不了事。权力越大做事越顺利，反之则难以做事立足，甚至危及性命。政治权谋本身无好坏，而是取决于人的主观追求。凡是经世留名的人物，在权谋能力上不比奸恶者低，甚至常超越之。学界对林则徐等近现代名人的权谋研究，还远远不够，有待加强。

三则地方官的奏报。福建巡抚徐继畲的轻报催促就是不可忽视的重要因素。在林则徐抱病启行及向上奏报的过程中，徐继畲是关键的中间人。从徐继畲的奏折来看，他亲自探查林则徐病况的次数并不多，对林则徐的生命健康比较冷淡，似乎乐得林则徐离闽外调。徐继畲与林则徐同处福州，为何不亲自去反复探核查病况，如实托出？为何徐继畲不奏留林则徐在福建养老，反而奏称林则徐"面貌虽形减瘦，言语精神尚觉健爽，惟所称疝气未痊，委系实情"，报轻不报重，然后催促他"上紧调理"，从速启程？根据时局和二人的过往，徐继畲的轻报催促似乎并不是无意的。

林则徐卸任返乡后，遇到了英人制造的神光寺事件。林则徐强烈反对妥协媚敌，不顾衰病无权，广泛联络爱国士绅民众，四处活动，坚决反对英人入城，一时震动朝野。① 时任闽浙总督刘韵珂和福建巡抚徐继畲既想防止"边衅"，又欲逼走英人，主张走妥协阴制的路线，遭到以林则徐为首的强硬派官绅激烈抨击，被斥为"汉奸"，以致名声受损和政务不顺。② 徐继畲对在野的林则徐发动士民围攻自己十分不满，曾在奏折中不点名地批评他回乡后不安分守己，"以目前之小事，不顾后日之隐忧"，准备弹劾林则徐阻挠和局。③ 可见二人当时关系之恶劣。只要林则徐继续待在福建，徐继畲要继续走妥协阴制之路，则必须压制甚至排挤以林则徐为首的强硬派。④ 道光帝死后，咸丰初年权力格局重新洗牌。血气方刚的咸丰帝既不满前朝贪污守旧，也不满战败耻辱，遂罢斥枢臣穆彰阿、耆英等妥协派，鼓励广州反入城事件，开始对外强硬。⑤ 作为著名的强硬派代表，林则徐廉能卓著，人脉宽广，影响巨大，本受朝野关注。而林则徐在神光寺事件中的积极运作，似乎让外界误以为他身体尚健，仍有能力办事，或"不甘寂

---

① 林立群：《林则徐临终前半年在福州的活动》，《福建论坛》（文史哲版）1988 年第 1 期，第 74～75 页。
② 赵迎选：《徐继畲与英人租屋事件》，《晋阳学刊》1991 年第 2 期，第 105～107 页；俪永庆：《神光寺公案辨析》，《历史研究》1992 年第 6 期，第 70～79 页。
③ 来新夏编著《林则徐年谱长编》下册，第 712～713 页。
④ 来新夏编著《林则徐年谱长编》下册，第 714～721 页。
⑤ 茅海建：《论刘韵珂——兼评鸦片战争时期的主和思想》，《近代史研究》1988 年第 4 期，第 88～107 页。

寞",仍想出面管事。咸丰帝及其近臣通过奏报,也显然看到了林则徐在该事件中的影响力,难免会对林则徐之前的告病乞休产生怀疑:既然自陈年老多病,行动不便,非要告老还乡,不问政事,为何回到老家不彻底清休,反而抛头露面,四处联络,插手地方政务甚至国家外交?看来之前所奏也未必尽实。那么之前为何不驱车赴京守灵,恪尽臣节,辅佐新主?先皇对你恩宠有加,难道与穆党有矛盾,就不顾君臣大义,借口不来?既已罢斥穆党,仍有心力,何不调到广西"平叛",不比留闽继续跟地方官"吵闹"好吗?这不既能防止林则徐在福建"拉帮结派""尾大不掉",减少福建矛盾,又能解决广西问题,还能显示新皇权能吗?一石三鸟的帝王良术!军机大臣、御史与咸丰帝的互动,显示了他们既看重林则徐的威望能力,又不相信林则徐病重难行,因此合力催促林则徐星夜兼程,"迅速前进"。①

咸丰帝外调林则徐赶赴广西平乱,客观上为徐继畬调虎离山排除障碍、对外阴制提供了绝佳的机会。徐继畬详细道出林则徐的全部病情,在政治斗争中无异于自讨苦吃。来新夏先生名著《林则徐年谱长编》述及徐继畬与林则徐的矛盾时,有语"(弹劾)恰因朝廷拟召用林则徐而不得不中止"。② 该句"恰"字用得颇妙,而殊不知"不得不"则可能另有深意。此"恰"或许是当事人有意为之。福建督抚排挤林则徐,有阴阳两套办法:阳则公开弹劾挤走,阴则迎合新皇之意暗地外推。阳谋与众多官绅民众作对,成本太高,不易成功;阴谋则顺水推舟,极易成功。③ 而他少报轻报林氏病情,既能照顾到咸丰帝的猜忌,完成王命,将矛盾踢给咸丰帝,又能调虎离山,减少与"巨绅"林则徐及其拥护者的纠扯,乃一石三鸟的应对良策。

因此"尤为闽大吏所忌"的林则徐被远调,则是福建妥协阴制派求之不得的事情。④ 目前尚不清楚徐继畬是否主动起过"调虎离山"或"借刀

① 《富兴阿奏陈令林则徐作速任事并以清文书写军营折报和谕旨周防泄漏折》(道光三十年十月初三日),中国第一历史档案馆编《清政府镇压太平天国档案史料》第1册,第68~69页;《寄谕林则徐著即兼程驰赴广西以期迅歼劫城会众》(道光三十年十月初四日),中国第一历史档案馆编《清政府镇压太平天国档案史料》第1册,第70页。
② 来新夏编著《林则徐年谱长编》下册,第712页。
③ 邵雍:《中国近代对外关系史研究》,合肥工业大学出版社,2013,第22~40页。
④ 魏源:《圣武记》卷十《道光洋艘征抚记下》,岳麓书社,2011,第486页。

杀人"之类的念头，但是他与咸丰帝的互动，客观上促成了林则徐的抱病启程。对老病交加的林则徐来讲，新皇猜逼和大臣排挤无疑是其死亡的重要催化剂，而诱因则是与林则徐羁绊多年的"先进的野蛮人"——那帮难缠的英国人。

林则徐去世后，朝野震动，极尽哀荣，被誉为近代中国抵抗派的正面英雄代表，影响深远。① 回顾这个传奇人物，神光寺事件和太平天国战争的内在联系，显示英国侵略者在鸦片战争后引起的内外斗争，是远距离加速林则徐死亡的重要因素。林则徐因抗英而闻名，也因抗英而亡。因此就林则徐的死因而论，添加"权斗说"亦不为过。暮年的林则徐卸任返乡后，受习惯和志向影响，始终闲不住，阴差阳错地抱病赴战，命不由己，令人无限同情。后期继任的李星沅（1797～1851）、赛尚阿（1794～1875）等高官，亦如林则徐一样，在战时医疗上难以自主。

二　前线将帅的伤病缠斗

继任钦差的李星沅、赛尚阿，受自然环境、身体健康、心理素质等影响，在战时处理自我及下级伤病时，有非常复杂的应对过程，这为观测传统社会中的将帅如何利用病情、病假进行权谋博弈，提供了较好的窗口。

（一）将帅的整体情况

广西作为著名的"瘴气"区域，长期盛行疟疾、痢疾、霍乱等常见传染病，令本地人及到此的外地人深受其害。② 在医药条件不发达的时代，湿热环境与高发传染病，对到此的外地人的威胁尤为严重。前往广西征剿的官兵，以外省军队为主，除了要应对太平军这类"主观敌人"，还要应对特殊气候、水文、地理环境等"客观敌人"，征剿难度加大。从医学常

---

① 蒋廷黻：《中国近代史》，江苏人民出版社，2019，第26～30页。
② 梅莉、晏昌贵、龚胜生：《明清时期中国瘴病的分布与变迁》，《中国历史地理论丛》1997年第2期，第33～44页；黄世棉：《明清时期瘴疾对广西的影响》，《传承》2008年第8期，第86～87页。

识而言，身体机能是人应对客观环境和各类伤病的基础条件，心理素质是主观条件。一般而言，积极乐观的青壮年，要比消极保守的老弱群体抵抗力强，具备更强的生存能力。

在著名的"瘴乡"作战，清军无论在体能配比上，还是心理建设上，都准备不足。清军以老弱之师，对战少壮的太平军。就体能的重要指标——年龄而言，战初清军指挥人员的严重老龄化，是非常突出的现象，如表1、表2所示。

表1　太平天国战争初期参战清军与太平军重要将帅年龄对比（1850年）

清军将帅	年龄（岁）	太平军将帅	年龄（岁）
林则徐（闽）	66	洪秀全（粤）	36
李星沅（湘）	54	杨秀清（粤）	27
赛尚阿（蒙）	56	冯云山（粤）	35（？）
郑祖琛（浙）	66	韦昌辉（粤）	24（？）
邹鹤鸣（苏）	57	石达开（粤）	19
周天爵（鲁）	75	秦日纲（粤）	29（？）
向荣（川）	58	李开芳（粤）	24（？）
乌兰泰（满）	58	林凤祥（粤）	25
秦定三（黔）	56	罗大纲（粤）	39（？）
张敬修（粤）	26	胡以晃（粤）	约36
江忠源（湘）	38	赖文光（粤）	23
姚莹（徽）	65	林启荣（粤）	29
徐广缙（徽）	53	曾天养（粤）	60

注：（？）处是因其生年不确定，罗尔纲先生依据旁人言说大体推断而出的。
资料来源：笔者根据赵尔巽《清史稿》、罗尔纲《太平天国史》、王盾《湘军史》统计得出。

表2　湘军参战初期与太平军重要将帅年龄比较（1853年）

湘军将帅	年龄（岁）	太平军将帅	年龄（岁）
曾国藩（湘）	41	洪秀全（粤）	39
胡林翼（湘）	40	杨秀清（粤）	30
左宗棠（湘）	40	冯云山（粤）	卒
李续宾（湘）	34（29）	韦昌辉（粤）	27（？）
曾国荃（湘）	28	石达开（粤）	22
刘长佑（湘）	34（22）	秦日纲（粤）	32（？）

续表

湘军将帅	年龄（岁）	太平军将帅	年龄（岁）
刘蓉（湘）	36	李开芳（粤）	27（?）
鲍超（川）	24	林凤祥（粤）	28
彭玉麟（湘）	36	罗大纲（粤）	42（?）
杨载福（湘）	30	胡以晃（粤）	约39
罗泽南（湘）	44	赖文光（粤）	26
王鑫（湘）	28	林启荣（粤）	32
骆秉章（粤）	60	曾天养（粤）	63

注：（?）处是因其生年不确定，罗尔纲先生依据旁人言说大体推断而出的。
资料来源：笔者根据赵尔巽《清史稿》、罗尔纲《太平天国史》、王盾《湘军史》统计得出。

整体来看，太平军和湘军的重要将帅，不仅在地缘、业缘上有较大的相似性，在年龄结构上也大体相当，均以少壮为主，多敢于任事，为增强内部凝聚力提供了多重保障。而满汉官员及八旗绿营将帅之间的地缘、业缘差距明显，又缺乏长久共事磨合的前期人事基础，老龄化严重，虽经验丰富，但久浸官场，清廉者少而刚愎，世故者多而疲滑，不利于迅速形成强有力的指挥核心，一致对敌，反而埋下了投机取巧、扯皮推诿、派系纷争等隐患。年轻气盛的咸丰帝，在战争初期的人事布局，带有明显的仓促性，既是权谋不成熟的表现，也是政权换代之际人才青黄不接的必然结果。

与老龄化问题相伴而生的是多伤病、易病逝、好畏难。50岁以上的清军将帅，如林则徐、李星沅、郑祖琛（1784～1851）、周天爵（1775～1853）、向荣（1792～1856）等，多有旧伤病，几经军旅波折冲击，加速老病之体衰亡，能熬过战争的极少。战争初期，彭蕴初对"衰年入瘴乡"的郑祖琛即颇表同情。① 而湘军将帅虽有旧伤病，但依托少壮之躯，大多能活到同光时期，建功立业，享受胜利果实。前往广西征剿的下层官兵，多有畏难避战之心。据亲历战争的丁守存观察，前线清军多选择白昼晴天

① 彭蕴初：《得梦百书》，转引自夏春涛《太平天国与晚清社会》，北京师范大学出版社，2018，第12页。

作战，畏避雨夜，不如太平军之英勇无畏。① 外省官兵长途跋涉后，在雨热环境中征战，亦常生疾病。督战的姚莹（1785～1853）评价远来参战的安徽兵曰："名为五百，而病者甚多。"② 夏秋军内上下常患疟疾、痢疾等传染病。③ 上层多老病，下层多畏难，加之雨热疫病，必会直接影响作战计划、速度、效率等诸多方面，故今人不可过于强调士气问题。

除年龄、伤病劣势，清军作战心理消极，怯战迁延，更不待言。④ 老弱多病的身体现实，和易致伤病的雨热瘴乡，就成为清军官兵在前线进行避战博弈的重要砝码。

（二）钦差的伤病处理

1. 李星沅

道光三十年十一月十二日至咸丰元年（1851）四月十六日，李星沅赴广西出任第二任钦差大臣。⑤ 李星沅看似年富力强，实则早在道光二十九年就有"肝气时作胀"，此次奔赴广西实为抱病出征。⑥

随着败仗增多，清军将领加剧争权扯皮，官兵称病者日渐增多。李星沅愤懑不已，在"瘴乡"复发旧病，日渐加重，直接影响指挥调度。李星沅不愿落个养病避战的恶名，给政敌口实，因此选择边指挥边治疗，一边向咸丰帝禀明病情，一边发誓恪尽"血诚"，"亟进养心理脾之剂"，但在军务不顺、多方掣肘下"医治未见痊愈"，深受煎熬。⑦ 但咸丰帝比较失望，反应冷淡，

① 丁守存：《从军日记》，太平天国历史博物馆编《太平天国史料丛编简辑》第 2 册，中华书局，1961，第 280～312 页。
② 《诸将进攻之信未确状》（咸丰元年闰八月二十三日），姚莹《中复堂遗稿续编》卷一，同治六年重刻本，第 6～7 页。
③ 《至新墟回成篑已得事尚可为壮》（咸丰元年闰八月十六日），姚莹《中复堂遗稿》卷三，第 6 页。
④ 半窝居士：《粤寇事纪实》，太平天国历史博物馆编《太平天国史料丛编简辑》第 1 册，第 5～8 页。
⑤ 田靖：《李星沅年谱》，硕士学位论文，兰州大学，2016，第 111～115 页。
⑥ 散见李星沅自道光二十九年正月廿三（1849 年 2 月 15 日）起至二月日记，见袁英光、童浩整理《李星沅日记》下册，中华书局，1987，第 774～776 页。
⑦ 《李星沅奏报心疾复发力疾驰赴武宣片》（咸丰元年三月十三日），中国第一历史档案馆编《清政府镇压太平天国档案史料》第 1 册，第 295～296 页。

鉴于李星沅重病难主事，以"回籍养病"的名义将其撤下，改换赛尚阿为钦差。① 咸丰元年三月二十六日，李星沅怀着羞愧和不甘，病死瘴乡，时年55岁。② 相比后期的钦差，李星沅类似"英年早逝"。这除了军政掣肘、长期气闷，恐怕与他前期日益严重的"基础病"不无关系。道光二十九年，久不言病的李星沅，在日记中多处记录自己的病情和求医问药之事，显示所患"肝气"、"肉结"或"血瘤"等病症，久治不愈，成为顽疾。③ 本需静养医疗的他，身处矛盾重重的战争旋涡，无疑会加速死亡。

对于李星沅的病和死，周天爵的反应耐人寻味。周天爵在李死后，上折说自己多次看望病重的李星沅，并聘请医生为其治疗，助其服"清理之剂"，而李星沅非常感激，诸多相托，还特意提到自己虽年迈，但疾病已愈。④ 表面看周李关系似乎非常好。实际上李星沅之所以迁延无功，气闷疾甚，加速病死，有一部分原因是年迈气盛的周天爵不听节制，自搞一套，与老将向荣争权夺利，让李星沅备受掣肘，难以完成会战计划，以致渐无权威，气急病甚。⑤ 周天爵两面三刀，当面慰问李星沅，"相对泣下"，但转身就向皇帝揭李星沅的短，领军自战，不听节制，一遇战败就诿过于人，甚至夸张地说失利"皆李星沅一人之过"。⑥ 李星沅在临终时未提及周天爵的掣肘难管，甚至还夸周"素性朴忠"，似在为周的升迁抓权做铺垫，可能也是为了保护军中亲子。但他也并未提及周天爵宣称的"亲切"慰问，似意有未平。周天爵炮制的感人话语，一则是对李星沅临终举荐投桃报

---

① 《谕内阁著赛尚阿驰赴广西接办钦差大臣事务并传知邹鸣鹤即赴巡抚新任》（咸丰元年四月二十五日），中国第一历史档案馆编《清政府镇压太平天国档案史料》第1册，第433～434页。

② 《李星沅奏报病势增剧谨将钦差大臣关防交抚臣周天爵监用折》（咸丰元年四月十一日），中国第一历史档案馆编《清政府镇压太平天国档案史料》第1册，第397～398页；《周天爵奏报钦差大臣李星沅病逝并自陈患病已愈折》（咸丰元年四月十四日），中国第一历史档案馆编《清政府镇压太平天国档案史料》第1册，第406～407页。

③ 袁英光、童浩整理《李星沅日记》下册，第774～780页。

④ 《周天爵奏报钦差大臣李星沅病逝并自陈患病已愈折》（咸丰元年四月十四日），中国第一历史档案馆编《清政府镇压太平天国档案史料》第1册，第406～407页。

⑤ 崔之清主编《太平天国战争全史》第1卷，南京大学出版社，2002，第137～138、145～146页。

⑥ 崔之清主编《太平天国战争全史》第1卷，第145页。

李；二则是为了掩盖自己的劣迹，以恩树威；三则是为了向咸丰帝表明自己健康能干，可以独当一面。咸丰帝对李星沅之深受掣肘、抱病督军而含恨前线比较同情，下令厚葬厚恤，赏赐李母"人参十两"，激励来者。咸丰帝对周天爵的任性擅权，虽心知肚明，但因前线暂无统摄，令其暂署钦差，谆谆告诫"切勿过形激愤"。① 周天爵征剿仍无突破，待赛尚阿到后，咸丰帝还是将其打回副手。② 过两年，78 岁高龄的周天爵亦病死于军中。③

2. 赛尚阿

咸丰元年四月初二日至咸丰二年四月二十三日，旗人赛尚阿出任第三任钦差大臣。④ 赛尚阿到任后，发现派系纷争、军队伤病及兵心泄玩现象非常严重。至夏秋季节，受疫病影响，称病者不减反增，直接影响了会剿计划。据奏报，"诸军伤病实多，可用者不及其半。此等事原不肯言，恐贼闻之……新墟一带瘟气甚大，壮勇民人病者死者甚多，颇有传染之患"。⑤ 就军中具体情况，姚莹描述道："军中病者甚多。大将自巴向长刘李皆病外，副将自王绵绪以病乞假归省，安义王镇病在梧州，和春病重口眼全歪，尚在平乐博春……游击以下颇多，而不敢言病，至于兵丁则无日不有死者。"⑥ 赛尚阿需要时间来抚慰军队身心，恢复战力。赛尚阿拉上大将向荣向皇帝奏报给部队请假休养，得旨允准。官兵得令后，四散医养，"有随营医治者，有寄家留象州、武宣、桂平、平南等处医治者"。但向荣等部兵勇趁机大养大歇。"此等兵在营就养，不但不能得用，转需人服侍，一人之病累及数人，况病后软弱，亦难冲锋冒敌。"面对这些难愈的疲顽

---

① 《周天爵奏报钦差大臣李星沅病逝并自陈患病已愈折》（咸丰元年四月十四日），中国第一历史档案馆编《清政府镇压太平天国档案史料》第 1 册，第 406～407 页。

② 《谕内阁周天爵著革去总督衔毋庸暂署钦差大臣即回省暂署巡抚并与向荣等一并交部议处》（咸丰元年五月初二日），中国第一历史档案馆编《清政府镇压太平天国档案史料》第 1 册，第 470 页。

③ 赵尔巽等：《清史稿》卷三百九十三《周天爵传》，第 9068～9070 页。

④ 《寄谕赛尚阿著即驰赴广西军营接办军务李星沅驰回湖南》（咸丰元年四月初二日），中国第一历史档案馆编《清政府镇压太平天国档案史料》第 1 册，第 358～359 页；《赛尚阿奏覆患病情形并待徐广缙到西会筹剿办事宜折》（咸丰二年四月二十三日），中国第一历史档案馆编《清政府镇压太平天国档案史料》第 3 册，第 228～229 页。

⑤ 《向提军籍病逗留状》（咸丰元年九月初四日），姚莹《中复堂遗稿》卷三，第 14 页。

⑥ 《覆中丞兵数敷实状》（咸丰元年九月初八日），姚莹《中复堂遗稿》卷三，第 16 页。

士兵，急于立功的赛尚阿失去了耐心，决意遣散疲弱，另选精壮。① 但外省精壮来到广西瘴乡，不仅依旧无法逃脱雨热疫病的打击，更要面临日益激烈的高层权斗。②

新来满人大将达洪阿（？~1854）、乌兰泰（？~1852）与汉人老将向荣之间的称病缠斗，是特别突出的。达洪阿奉命协助赛尚阿广西平叛，到前线后不满当配角，常以"感冒""疝病"为由，大摆资格，对赛尚阿交代的助攻任务多不配合，引起赛尚阿、向荣、乌兰泰等人的反感，急欲除之而后快。③ 对钦臣和诸将的排斥，达洪阿消极反制，声称病情变重，并跑到浔州调养，闭关不出。赛尚阿、姚莹对达洪阿深感"禁之无名，用之不可"，接到其主动请假后，正中下怀，马上奏请咸丰帝赶紧把他调走。④ 咸丰帝允准，以养病为名将其调回京城，以免继续纠缠延宕。⑤

挤走了达洪阿，清军的实际兵权由向荣和乌兰泰分掌。由于战事反复，将领之间扯皮增多，向荣也玩起了称病反制的把戏。1851年7月，清军在向荣的主导、乌兰泰的协作下，攻下双髻山和猪仔峡，对战太平军暂时掌握了主动权。向荣备受朝野瞩目，意图乘胜追击，全歼太平军。但满将巴清德（？~1853）妒忌争功，牵滞不前，使向荣功亏一篑。向荣怒火伤肝，气病难行，拖延清军攻势约11天，给了太平军喘息的机会。此次向荣抱病调养，绝非有意避战，而是被迫反制巴清德。赛尚阿无奈，只能允许向荣暂养后，再行组织攻击。⑥

官村岭惨败后，向荣公开怨恨乌兰泰驰援不力。双方在姚莹等人的干

---

① 《赛尚阿奏请撤换伤病怯战兵勇并将不思出力之都司白人鹏等撤销保举片》（咸丰元年闰八月十六日），中国第一历史档案馆编《清政府镇压太平天国档案史料》第2册，第308~309页。
② 丁守存：《从军日记》，太平天国历史博物馆编《太平天国史料丛编简辑》第2册，第280~312页。
③ 崔之清主编《太平天国战争全史》第1卷，第221~242页。
④ 《赛尚阿奏陈副都统达洪阿任性轻率现告病假请召回京折》（咸丰元年八月初五日），中国第一历史档案馆编《清政府镇压太平天国档案史料》第2册，第208~209页。
⑤ 《谕内阁达洪阿旧疾复发著即来京调理折》（咸丰元年八月十六日），中国第一历史档案馆编《清政府镇压太平天国档案史料》第2册，第242页。
⑥ 崔之清主编《太平天国战争全史》第1卷，第233~234、239~242页。

预下，矛盾由小变大，从此水火不容，互相倾轧。^① 面临皇帝、钦差、大将和藩台的多方压制掣肘，向荣孤掌难鸣，选择称病疗养，屡次在奏折中不厌其烦地描述自己的病情，甚至还宣扬回梧州调治，请假20余日，对乌兰泰不配合，以退为进，阴图反制。由于向荣及部下的称病避战，乌兰泰多次失败，接连弹劾。赛尚阿不仅不去设法弥合裂痕，维持团结，反而卷入部下争斗旋涡，拉偏架，并在乌兰泰、姚莹的怂恿下，向咸丰帝严参向荣称病避战。^② 咸丰帝对向荣称病避战给予了革职留营的警告。^③ 向荣更加消极，接连称病。^④ 姚莹主张对向荣及其部下削其兵权，治其罪过。^⑤ 向荣所部看不清形势，纷纷称病，避战自保，静观其变。^⑥

尽管赛、乌、姚多方整顿，但是军中士气难复，几番折腾，屡战屡败，最终让太平军成功地突围北上。^⑦ 赛尚阿战败无功，也开始学起前任钦差李星沅，奏称"不敢自言疾病"，在营中"时加调摄"，只要"一息尚存，不敢少懈"。^⑧ 咸丰帝非常失望，以养病为由将其换下，改用粤督徐广缙督剿。^⑨ 姚莹则"忧愤致疾"，继续抱病参战，不久于1853年病死长沙，终年58岁。^⑩

---

① 崔之清主编《太平天国战争全史》第1卷，第288~310页。

② 《赛尚阿奏报省前进日期并特参因病诿卸怯退之提督向荣等折》（咸丰元年九月初八日），中国第一历史档案馆编《清政府镇压太平天国档案史料》第2册，第374~375页。

③ 《谕内阁向荣巴清德著即革职仍责令随营效力李瑞著即革职拿问治罪》（咸丰元年九月十八日），中国第一历史档案馆编《清政府镇压太平天国档案史料》第2册，第395~396页。

④ 《赛尚阿奏覆遵查巴清德向荣尚无推诿等情并近日战况折》（咸丰元年十月初三日），中国第一历史档案馆编《清政府镇压太平天国档案史料》第2册，第446~447页。

⑤ 《向提军籍病逗留状》（咸丰元年九月初四日），姚莹《中复堂遗稿》卷三，第13~14页。

⑥ 《覆中丞兵数敷实状》（咸丰元年九月初八日），姚莹《中复堂遗稿》卷三，第16~17页。

⑦ 罗尔纲：《太平天国史》第1册，中华书局，1991，第29~40页。

⑧ 《赛尚阿奏报邹鹤鸣向荣掣肘难驭并添兵追剿自桂林北窜之敌情形折》（咸丰二年四月十二日），中国第一历史档案馆编《清政府镇压太平天国档案史料》第3册，第177~180页；《赛尚阿奏覆患病情形并待徐广缙到西会筹剿办事宜折》（咸丰二年四月二十三日），中国第一历史档案馆编《清政府镇压太平天国档案史料》第3册，第228~229页。

⑨ 《寄谕季芝昌于汀漳泉各标内挑选精兵三千听候赛尚阿徐广缙咨调》（咸丰二年四月十三日），中国第一历史档案馆编《清政府镇压太平天国档案史料》第3册，第180~181页；王涛：《两广总督徐广缙革职后行迹考述》，上海中山学社编《近代中国》第34辑，2021，第51~66页。徐广缙自咸丰二年四月至十二月出任第四任钦差大臣，因武昌失守，被革职拿问。

⑩ 赵尔巽等：《清史稿》卷三百八十四《姚莹传》，第2837页。

不过相比李星沅、周天爵、姚莹及战死的乌兰泰，赛尚阿是熬过战争的罕见"高寿"者。此人历经风波，先后熬死了乾隆、嘉庆、道光、咸丰、同治六位皇帝，一直挺到光绪元年才咽气，终年81岁，当真是官场奇迹！脾气大或爱脸面的，在太平天国战争中多半活不过70岁。赛尚阿何德何能？或许与此人性格习惯有关。批评者谓赛尚阿心慈手软，处事尤似老婆婆，毫无果敢狠辣之风。① 这种风格好似猪八戒取经，能成就尽把子力，不成就回高老庄，不需拼命。赛尚阿原是蒙古贵族，绝不怕没饭吃，适合当"人际润滑油"，令自己和他人其乐融融，对个人健康寿命或许有利。若非赛尚阿脸皮够厚、心宽体健，无论在怎样的环境中都能吃得消、睡得下，善于逆来顺受、自我排解，饮食修养得当，这个北方汉子断难在军政波折中活得那么久。

三　中下层官兵战时医疗——以向荣所部为例

以上主要是钦差大臣与清军主要将领在身体及医疗上的博弈争斗。那么具体到军队内部，主要将领、官兵以及重要医生是如何应对伤病医疗问题的呢？向荣所部战时医疗史或可提供一定的参考。

（一）老病疲亡

向荣被清军内部誉为"老成干练"，能征惯战。② 清军永安失利后，向荣再次复出领兵，抱病尾随追击太平军，后奉命组建江南大营，但战果了了。③ 年过花甲的向荣，老病缠身，历经广西瘴乡近三年的苦战纠缠，已是药不离身，日薄西山，畏于严旨，不得不继续抱病参战，边打边养，难

---

① 赵尔巽等：《清史稿》卷三百九十二《赛尚阿传》，第 9062 ~ 9064 页。
② 半窝居士：《粤寇起事纪实》，太平天国历史博物馆编《太平天国史料丛编简辑》第 1 册，第 5 页。
③ 王建华：《论 1853—1856 年间的清军江南大营》，《军事历史研究》1988 年第 1 期，第 104 ~ 110 页。

免影响攻势。① 自知下场不妙的赛尚阿，革职前狠参向荣称病误军，欺诈
冒功。② 新任钦差徐广缙则对向荣软硬兼施。徐广缙奏称："现在向荣在省
养病。臣在高州，询之总兵福兴，向在直隶知其素有气痛之症，想因守城
积劳，旧病复发，似尚非托故迁延……似尚可供驱策。"③ 此举乃拉拢向荣
为己所用。但向荣不为所动，说疾病难以速瘥，要长期调养，甚至还威胁
辞官回乡，欲要更大的权力。徐广缙见其不吃敬酒，直接奏参向荣托病避
战，请皇帝将其发配新疆。④

向荣畏惧，抱病启程，上书自辩。向荣的自辩颇具心思。他绘声绘色
地描述自己如何在战争中屡得伤病，如何辛苦，实欲告诉咸丰帝自己作战
有功，因此伤病缠身，并非无故捏病，间歇调理是理所应当的。⑤ 大将如
此，手下称病泄玩者比比皆是。向荣为安抚军心，对初次请假调理的官
兵，一般都会给予假期，或在附近民房医养，或延医营中治疗，对病重垂
危者奏请回籍医疗，并调买拔毒散、"暑药"、"冬衣"等，多方体恤，比
较注意所部医养。⑥ 但不少官兵仍钻请假医疗的空子，托病久假不归，往
往三四个月不见踪影，甚至干脆开溜，骄奢淫逸。向荣对这样的官兵严参
革职，希望止住坏风气，但屡犯屡参，屡参屡犯，无可奈何。⑦ 湘军名帅
胡林翼对此严厉批评道："将骄兵惰，终日酺嬉，不以贼匪为意。或乐桑

---

① 《徐广缙奏复向荣有过有功尚可弃瑕录用请严饬勉图报效折》（咸丰二年六月初十日），
　中国第一历史档案馆编《清政府镇压太平天国档案史料》第 3 册，第 384～385 页。
② 《赛尚阿奏报查明提督向荣被参各款折》（咸丰二年六月二十四日），中国第一历史档案
　馆编《清政府镇压太平天国档案史料》第 3 册，第 414～416 页。
③ 《徐广缙奏遵查复向荣有过有功尚可弃瑕录用请严饬勉励报效折》（咸丰二年六月初十
　日），中国第一历史档案馆编《清政府镇压太平天国档案史料》第 3 册，第 384～385 页。
④ 《徐广缙奏参将提督向荣革职发往新疆折》（咸丰二年七月十四日），中国第一历史档案
　馆编《清政府镇压太平天国档案史料》第 3 册，第 454 页。
⑤ 《向荣奏报自桂林起程赴湖南援剿折》（咸丰二年八月初二日），中国第一历史档案馆编
　《清政府镇压太平天国档案史料》第 3 册，第 495～497 页。
⑥ 太平天国历史博物馆编《吴煦档案选编》第 3 辑，江苏人民出版社，1983，第 221 页。
⑦ 参见《斥革都司吴勇片》（《向荣奏稿》，中国史学会主编《太平天国》第 7 册，上海人
　民出版社，1957，第 68 页）、《参奏借病久延及办事乖方之都司守备等员折》（同上，第
　165～166 页）、《请将副将周鳌革职离营片》（同上，第 183 页）、《游击李瑞革职片》（同
　上，第 233～234 页）、《请革广西游击韩世禧职片》（《向荣奏稿》，中国史学会主编《太
　平天国》第 8 册，上海人民出版社，1957，第 469 页）。

中之喜，或恋家室之私，或群与纵酒酣歌，或日在赌场烟馆，淫心荡志，极乐忘疲，以致兵气不扬，御侮无备，全军覆没。"①

随着时间推移，年近古稀的向荣，越发腿肿足疾，药不离身，自感时日无多。② 张集馨具体描述道："老病交侵，不下山者已经两载……每晚向帅于薄暮后，即见如鼠如狐者，千百成群，积压枕藉，终夜不能成寐，而形体渐次支离，因诣宁国寺拈香上匾，焚疏祷祈……余度其衰气已乘，恐将登鬼箓。"③ 咸丰六年（1856）江南大营溃败后，向荣痛感："臣罪深矣，臣力竭矣……上无以报君父，下无以对生灵，死且不能瞑目，伏枕哀鸣，无任瞻念呜咽之至。"④ 张集馨谓向荣"遭此大创，愤急病发，自谓英名扫地，重负委任，亦即奄逝"，终年64岁。⑤

（二）费伯雄医治向荣考疑

"愤急病发"是向荣死亡比较可靠的说法。实际上，心理素质极强的向荣在病死前，一直积极寻医觅药。据近人记载，孟河名医费伯雄就是医治向荣的重要医家。⑥

费伯雄医治向荣之事，目前最早见于翁同龢日记。同治十一年（1872）十一月十五日，翁同龢带侄子求诊过程中，听说了当地人对费伯雄的传颂："此君亦善士，以治向军门得名，向酬以三品顶戴。"⑦ 这则材料成为中外学者研究孟河费氏医派崛起的原始材料，影响甚广。⑧

---

① 《胡林翼集》第2册，岳麓书社，2008，第932页。
② 《夺毁五里牌黄桥庄等处贼垒折》（咸丰六年七月初三日），《向荣奏稿》，中国史学会主编《太平天国》第8册，第670页。
③ 张集馨：《道咸宦海见闻录》，中华书局，1981，第172页。
④ 《遗折》，《向荣奏稿》，中国史学会主编《太平天国》第8册，第672页。
⑤ 张集馨：《道咸宦海见闻录》，第173页；赵尔巽等：《清史稿》卷四百〇一《向荣传》，第3038页。
⑥ 赵燕：《费伯雄生平考》，《西部中医药》2012年第2期，第63～64页；赵燕：《费伯雄先生年谱》，《中医文献杂志》2011年第2期，第41～45页。
⑦ 《翁同龢日记》第2册，中华书局，1988，第946～947页。
⑧ 赵燕：《费伯雄生平考》，《西部中医药》2012年第2期，第63～64页；赵燕：《费伯雄先生年谱》，《中医文献杂志》2011年第2期，第41～45页；〔德〕蒋熙德：《孟河医学源流论》，丁亦谔等译校，中国中医药出版社，2016，第67～69页；姚海燕：《孟河医派兴盛原因考》，《中医药文化》2006年第1期，第30～33页。

不过考察历史，这段故事传说既有模糊之处与漏洞，也有夸张之处。

一则孤证难明。翁同龢日记是旁观者言，而非费伯雄自说，没有其他更具体真切的材料相印证，属于逻辑上的孤证，难断真假。直到目前，后人也不清楚费伯雄治疗向荣的详细过程，单凭费氏论著不易核实用药及疗效。

二则事实前后矛盾。既说费伯雄把他治好，又何来不久后的"愤急病发"？或许是费伯雄用特殊疗法，暂止住了向荣的咯血，减轻其病痛，恢复其精神，让老病已久的向荣误以为旧病已除，高声赞扬。然后费伯雄名利双收，匆匆离去。但根据战史材料，向荣旧病并未根除，以致因战败"愤急病发"，猝逝军营。根据常识思考，治愈老病多年的向荣，何其不易！费伯雄不到一个月就能治好他？如此前后不一，说明个中另有隐情。今人李夏亭摘编"清军将军张国梁"评曰："伯雄私语张国梁，谓军情紧急，向公必不坐视，数月后复发，吾以无能为役矣。后果应验，国梁叹为神人。及至大营告急，国梁殉职前使人告知伯雄，速离避祸，得留良医，可救终生。"[1] 这种说法，似乎比较合乎医疗逻辑，但可惜未注明出处，亦系孤证，聊作参考。费伯雄治疗向荣的具体资料，仍需再探。

三则"向酬以三品顶戴"，有史实错漏。这种表述粗糙随意，夸大了向荣的权位，也不符合清朝法制。只有皇帝才有权授予官吏品级和顶戴。武将向荣只有建议之机，却无决策之权。再者，清朝医官品级较低。清代太医院院使为最高品级太医，所冠品级不过正五品。[2] 所以"三品顶戴"的医官，根本不存在。除非捐款买官，如南海巨富伍崇曜，花费数百万巨款，捐得布政使衔二品顶戴。[3] 三品顶戴虽比不上二品，但亦是重要品级。文官三品指道员以上的省级或中央级官员，如按察使、大理寺卿等；武官三品，乃是参将或游击。[4] 如此高品级的文武职官，需有深厚资历、重大政绩、显赫战功、巨额捐纳，方可获得。费伯雄并无职官履历，仅凭临时治疗向荣及其官兵，就能轻而易举地获举如此高的品级官位？即便向荣有

① 李夏亭主编《孟河医派三百年——孟河医派研究荟萃》，学苑出版社，2010，第543页。
② 任锡庚：《太医院志》，1917年石印版，第4~5页。
③ 章文钦：《广州十三行与早期中西关系》，广东经济出版社，2009，第69页。
④ 陈蒲清：《陶澍传》，岳麓书社，2011，第190~192页。

心替其捐款，但是否有巨款捐纳三品？因此该话可能仅是土人传闻或讹传，有待考实。

当太平军从永安突围，发展到长江流域后，清军惊惧，从上到下告病避战者层出不穷。其中最有名的当属湖北巡抚龚裕。太平军攻入湖北时，龚裕紧急奏病开缺回籍疗养，带头逃跑，对湖北防务起到了非常恶劣的影响。[①] 咸丰帝非常恼恨，决定杀一儆百，并对地方官兵大量请病避战高度警惕起来。[②] 清廷收紧了战时病假制度，严化核查，正法威逼，极力遏制不良风气。咸丰二年五月二十五日，咸丰帝严令："嗣后有统兵大员有临阵脱逃或托病迁延，致误军机者，着该大臣督抚一经查明确实，即行据实参奏，请旨正法；其参游一下各员，如有逃避畏葸，以致失地丧师者，着一面奏闻，一面即于军前正法，以肃军律，不得巧为开脱，致启徇纵之渐。"[③] 但八旗绿营兵多已"志懦气堕"，习气已深，骄横残民，难以言战。[④] 这迫使清廷不得不变革兵制，挽救危机。

四　总结

在求新图变的时代下，我们习惯了以近代制度和技术的标准，来凸显历史的"变相"意义，而忽略历史的"常相"现实。其实，质变性的"变相"并不能代替量变性的"常相"，成为历史的主流。不了解这个常态，就不了解变动的稚嫩和困境。技术低效的时代下，人们如何在常态现实中，通过博弈获得其他优势，稍加弥补，才是社会的主流运作模式。

在战争中，医疗资源本就稀缺。太平天国战争初期清军的伤病医疗应

---

① 《龚裕奏报不谙军旅现复患病请准开缺折》（咸丰二年五月初四日），中国第一历史档案馆编《清政府镇压太平天国档案史料》第 3 册，第 265～266 页。

② 《谕内阁龚裕恳请开缺著交部严议新抚常大淳未到以前仍责成戴罪筹办防堵事宜》（咸丰二年五月初十日），中国第一历史档案馆编《清政府镇压太平天国档案史料》第 3 册，第 296 页。

③ 《谕内阁著程矞采将余万清严审并与王揆一对质嗣后统兵各员贻误军机者著参奏正法》（咸丰二年五月二十五日），中国第一历史档案馆编《清政府镇压太平天国档案史料》第 3 册，第 337 页。

④ 陈继聪：《忠义纪闻录》卷三，光绪壬午年刻版，第 14 页。

变，就是传统军队在制度、技术未质变前的常见主流。战争的主要矛盾，决定了官兵的健康整体处于次要地位。传统军队没有孕育出完善的医疗体制，以致战时医疗具有强烈的应急性、残缺性及低效性。制度技术的残缺落后和环境的动荡，导致战时军内医疗之效果多属空谈。身处其中的上下官兵大体心知肚明，故如何利用环境及伤病在复杂的势态中争取优势地位或自我急需，就成为主流，而真正的医疗反倒成为次要。官场之上，伤病话语虚实掺杂，没有很大可信性，导致当局者常不以为意，顾左右而言他。这就是在先秦至太平天国战争中，为何王朝军队的不少医疗话语往往似是而非，借病言他者为主，亦与官场交际中的"托病""称病""告病"等权谋现象，大体相似。① 中国传统社交多忌讳公开谈论疾病、死亡等衰亡气象。公开称病说死，多有不正常或者不得已的机缘因由。厘清这种不正常或者不得已的机缘因由，或许是深入研究"生命史"或医疗社会史的重要突破口，由此才能与其他领域真正建立有机联系，而不是凭空猜测，或者削足适履，强材料以就我，进而使医学史健康、茁壮成长。

要想分析好历史上的疾病医疗话语，需要用整体眼光，综合考察，深入进去，细化研究，理解历史人物在复杂环境中的各种利益考量，进行博弈分析，深入理解生命在历史长河中如何与自然、社会综合互动。② 医疗史的纵横深入发展，或许真的能让我们超越意识形态，慢慢地不再仅仅争论谁对谁错，而是追求人的解放和长远价值。

---

① 曹丽莉：《变局中的乱象——晚清上层官员托病现象探析》，《中国国家博物馆馆刊》2022年第 9 期，第 133～143 页。
② 余新忠：《追寻生命史》，北京师范大学出版社，2021，序言。

流动医疗与地方防疫*

——全面抗战时期卫生署医疗防疫队与浙江细菌战防治情形初探

姬凌辉**

【摘要】卫生署医疗防疫队是战时医疗救护体系的重要组成部分，担负着军队和民间医疗防疫工作的重任，具有流动医疗的特性，又与传统的地方防疫网络相配合。抗战时期日军曾在浙江省发动细菌战，造成部分地区鼠疫流行，卫生署医疗防疫队第一时间进入疫区从事防疫与调查工作，并与地方防疫委员会协同推进。然而抗疫工作受制于卫生署医疗防疫队的设备、规模与人数，防疫手段较为单一，也暴露出战时医疗救护体系的尴尬与不足。

【关键词】抗战　卫生署医疗防疫队　浙江　细菌战　流动医疗

近年来学界对常德细菌战①、浙赣细菌战②的研究已较为丰富，相比较而言常德细菌战的研究更为成熟。究其原因，常德因细菌战造成了两次鼠疫大流行，且离陪都重庆较近，因而国民政府给予其高度关注，所保存的

---

* 本文系国家社科基金青年项目"近代中国中央卫生行政制度研究（1905—1949）"（编号：21CZS053）的阶段性成果。

** 姬凌辉，浙江大学历史学院特聘研究员。

① 有关常德细菌战的研究主要有张华《美国对常德细菌战情报的收集》，《近现代国际关系史研究》2017年第2期，第108~122页；张华《伯力士在日军实施常德细菌战后的防疫工作初探》，《北京联合大学学报》（人文社会科学版）2017年第2期，第61~67页；朱清如《"经济效果"：侵华日军细菌战之重要目标——以常德细菌战为例》，《湘潭大学学报》（哲学社会科学版）2016年第5期，第131~135页；陈致远《从中、俄、美、日史料看"常德细菌战"》，《湖南社会科学》2016年第1期，第211~216页；朱清如《1941—1942年常德细菌战防疫工作检讨》，《湖南社会科学》2016年第1期，第217~222页；陈致远《日军常德细菌战致死城区居民人数的研究》，《民国档案》2006年第2期，第106~117页；等等。

② 有关浙赣细菌战的研究主要有徐珺《抗战时期衢州地区细菌战研究》，硕士学位论文，湘潭大学，2018，第1~48页；朱清如《侵华日军衢州、宁波细菌战致死居民人数考》，

史料也比较多，除了常德市档案馆所藏的细菌战资料外，还有"陈文贵报告书"和"鲍里查报告书"，这些报告是在国际联盟、卫生署主导下对常德鼠疫的全面调查的结果，极具史料价值。[①] 然而史料的相对集中性可能造成了部分学者研究抗战时期侵华日军细菌战的地域局限性，进而导致对浙江细菌战的研究相对不足，实际上浙江衢县是侵华日军在前线发动细菌战的较早地点，进而波及浙江全省。[②]

值得注意的是，全面抗战时期日军曾在浙江省发动细菌战，关于人为"敌机散毒"与鼠疫非正常流行之间的关联性问题，学界虽有不同看法，但并不能就此解构细菌战的真实性。[③] 细菌战发生后，一方面卫生署组织专家多次调查各地鼠疫流行和日军细菌战情况，另一方面卫生署医疗防疫队还深度介入疫病流行地区，展开防疫救治工作。但是目前学界研究主要聚焦在中国红十字会救护总队及分队等民间救护力量上，[④] 而对官方力量卫生署医疗防疫队的研究较为匮乏。职是之故，本文拟从卫生署医疗防疫队的研究入手，进而探讨"医防队"在浙江省细菌战防治过程中发挥的作用及其工作特点。

《军事历史研究》2015 年第 1 期，第 35～40 页；陈致远《侵华日军在中国南方实施的细菌战》，《军事历史研究》2015 年第 1 期，第 27～34 页；包晓峰《日军对浙江实施细菌战的罪行综述》，《党史研究与教学》2005 年第 4 期，第 38～46 页；张启祥《细菌战的真相终将大白于天下——侵华日军细菌战的浙江调查》，《史林》2004 年增刊第 S1 期，第 116～124 页；邱明轩编著《菌战与隐患》，香港天马出版有限公司，2004，第 1～111 页；徐浩一《侵华日军浙赣细菌战中的炭疽攻击》，《中共党史研究》2002 年第 2 期，第 93～97 页；黄可泰、邱华士、夏素琴主编《宁波鼠疫史实——侵华日军细菌战罪证》，中国文联出版公司，1999，第 1～197 页；邱明轩编著《罪证——侵华日军衢州细菌战史实》，中国三峡出版社，1999，第 1～211 页；李力、郭洪茂《论日寇浙赣细菌战及其后果》，《社会科学战线》1995 年第 5 期，第 84～90 页；等等。

① 转引自中国社会科学院近代史研究所近代史资料编译室主编《侵华日军 731 部队细菌战资料选编》，王希亮、周丽艳编译，社会科学文献出版社，2015，第 406～407 页。

② 中国社会科学院近代史研究所近代史资料编译室主编《侵华日军 731 部队细菌战资料选编》，王希亮、周丽艳编译，第 455～456 页。

③ 参见周东华《1940 年宁波鼠疫"敌机散毒"考》，《史林》2020 年第 6 期，第 103～114 页；周东华、苏相宜《1940 年宁波鼠疫"敌机散毒"补考》，《日本侵华南京大屠杀研究》2021 年第 3 期，第 38～44 页。

④ 主要有张健俅《中国红十字会初期发展之研究》，中华书局，2007，第 175～248 页；戴斌武《中国红十字会救护总队与抗战救护研究》，合肥工业大学出版社，2012，第 1～289 页。

一　卫生署医疗防疫队的设置及其概况

早在 1935 年，卫生署便组建巡回医疗队，分赴湘、鄂、鲁、皖、赣等省水灾区域，协助地方办理防疫工作，① 偶尔举办卫生展览会，② 只不过多为临时性举措。1937 年 11 月，国际联盟③（以下简称"国联"）派遣卫生署三支流动医疗队来华，帮助中国办理军医院工作。④ 1938 年 1 月，国联派遣卫生专家来华会同内政部卫生署筹划防疫事宜。⑤南京失守后，沿海沿江各省次第沦陷敌手，前后方军民辗转流徙，沿途所至，疫病丛生，各地卫生组织或随着各级政府解体而解体，或迫于经费的窘迫而难以为继，倒毙路旁之人比比皆是，"关于此大量流徙之民众，医疗卫生，实极重要，但终付阙如"。⑥

面对日益严峻的难民和后方民众医疗救治问题，1938 年行政院通过了"设置医疗防疫队办理难民及后方民众医事救济工作计划"，该计划首先对现有的国联来华防疫团、诊疗防疫队、卫生院、卫生所、公私医院、教会医院、中国红十字会等组织或机构开展的医疗防疫工作进行了反思，认为"殊觉不足，中央应有普遍之医疗防疫组织，以应当前需要"，决定组建一百支防疫队和三所防疫医院，其中医疗防疫队编为七个大队，"分配于各省区，协助地方卫生机关，联络合作，卫生署仍须视事实上之必要，随时调动"。⑦

---

① 《地方防疫工作之协助办理》，《中国国民党指导之下之政治成绩统计》第 7 期，1935 年，第 30 页。

② 《巡回防疫队莅沙》，《农村服务通讯》第 7 期，1936 年，第 57 页。

③ 国际联盟于 1920 年 1 月 10 日正式成立，是世界上第一个"促进国际合作和实现国际和平与安全"的政府间组织。它通常被称为联合国的"前身"。

④ 《各国医师志愿来华服务》（一九三七年十月二十二日），收入彭明主编《中国现代史资料选辑》第五册（上），中国人民大学出版社，1989，第 651 页。

⑤ 《国联助我防疫卫生专家一部到华卫生署已派员会同筹划》，《申报》（汉口）1938 年 1 月 26 日，第 2 版。

⑥ 颜福庆：《沿公路线设立卫生站之必要及劳工卫生问题》，《中华医学杂志》（上海）第 24 卷第 12 期，1938 年，第 956 页。

⑦ 《国内医讯杂志：行政院通过设置医疗防疫队》，《广西健壮社医学月刊》第 3 卷第 11 期，1938 年，第 1 页。

医疗防疫队的主要工作内容包括：（1）在难民聚集之地，开展疾病治疗以及传染病预防注射、调查、诊断、隔离收治等工作；（2）办理饮水及一般消毒、灭虱等工作；（3）在必要地点开展巡回医疗，办理民众和难民的医疗卫生防疫工作；（4）办理卫生宣传演讲和卫生教育训练，向民众和难民灌输卫生知识；（5）协助各地方办理当地民众和难民的急救工作，并给予训练指导；（6）其他临时防疫事项。

医疗防疫队主要由医师和护士组成，相关人员经过技术训练、精神训练、军事训练后才能入队。主要训练机关是内政部卫生署卫生实验处，并由公共卫生人员训练所协助办理；分区训练机关包括西安国联防疫委员会第一防疫团、内政部卫生署西北区防疫专员联合办事处、长沙国联防疫委员会第二防疫团、内政部卫生署华中区防疫专员联合办事处、南京国联防疫委员会第三防疫团、内政部卫生署华南区防疫专员联合办事处、重庆卫生署卫生实验处。[1]

医疗防疫队医师总额初步定为 100 名，护士 200 名，编成 7 个大队，每队设队长 1 人，大队之下，置若干小队，每一基本小队，设医师 1 人，护士 2 人。医疗防疫队性质分为流动与固定两种。"如某一地域，难民甚多，而民众亦有多数传染病之象征，则增加小队，固定驻诊，否则随时流动于其他各地应诊……各大队得根据各该管区情形，随时调度小队。"[2] 以每 4 分队编组为 1 队，共计 25 队，其中包括医疗防疫队 23 队，细菌检验队、卫生工程队各 1 队，另外设立防疫医院 6 所、卫生材料站 5~8 所，汽车运输队 8~14 队。[3] 不难发现，医疗防疫队的总体编制规模不大。

卫生署医疗防疫队原本只打算运转六个月（1938 年 5 月至 10 月），其间经费总开支为 29.4 万元，月支 4.9 万元。临近期满，经内政部卫生署呈报国民政府请求续办，"但为应事实上之需要，亟须继续扩充办理"，又编

---

① 《国内医讯杂志：行政院通过设置医疗防疫队》，《广西健壮社医学月刊》第 3 卷第 11 期，1938 年，第 2 页。

② 《难民医疗防疫队下月起陆续成立医师护士将加以短期训练分布各省流动或固定诊治》，《申报》1938 年 4 月 23 日，第 2 版。

③ 《内政部卫生署医疗防疫队各队站院组织规则》，《医防通讯》第 1 期，1939 年，第 6 页。

制1938年11~12月以及1939年全年经费预算达58.8万元。① 此后卫生署医疗防疫队基本维持到了1948年前后。②

1938年6月，卫生署医疗防疫总队（总队亦称大队部）在湖南长沙正式成立，林可胜任总队长、彭达谋任副总队长，③ 负责管理、联络、考核、奖惩各分队。④ 但没过多久，林可胜便去接手红十字会救护总队长职务，辞去医疗防疫总队部职，并由卫生署委任李廷安、王祖祥二人接理队务，分别担任总队长和副总队长，总队部亦从桂林迁往重庆。⑤

医疗防疫总队在工作步骤、分队组建、设备运输、经费支配、材料供给等方面"应兴应革"之处颇多。1939年2月，李廷安、王祖祥二人，参照许世瑾、荣启荣、苏德隆等人的意见，根据该队工作区域"辽阔"的特点，对组织架构进行了调整，⑥ 如图1所示。

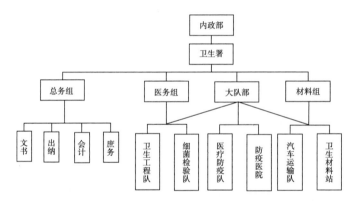

图1 内政部卫生署医疗防疫队组织系统

资料来源：《内政部卫生署医疗防疫队组织表》，《医防通讯》第1期，1939年，第2页。

---

① 《国民政府训令渝字第二七号（二十八年一月七日）》，《国民政府公报》（1927年南京创刊）渝字第117号，1939年，第9~10页。

② 《机关组织报告表（卫生部医疗防疫总队）》（1948年7月1日），《卫生部东南鼠疫防治处、南京精神病防治院、黑热病防治处组织、业务报表及有关文书》（1947年12月至1948年10月），中国第二历史档案馆藏，档号：一二/1/3392。

③ 《卫生署计划组一百防疫队赴各县工作 颜福庆将赴滇筹备制造血清》，《申报》（汉口）1938年3月1日，第2版。

④ 《医疗防疫队大队部办事细则》，《医防通讯》第1期，1939年，第5页。

⑤ 《医疗防疫队总队部移渝》，《中央日报》1939年1月15日，第4版。

⑥ 《致各队员书》，《医防通讯》第1期，1939年，第1页。

与此同时，还进一步明确了各区队大队长的职权，规定各大队长负责监督和指挥本队一切工作，同时总队部拥有对各队事务的最高管理权，各区大队驻防地点不得随意更换，必须征得总队部同意方可，若有紧急事件发生，可见机行事，但事后须详细报告给总队部。各区大队长还应注意联络当地卫生机关、防疫机关以及中国红十字会医疗队及其他团体，协同开展医疗防疫救护工作。[①] 随后又制定了《医疗防疫大队部办事细则》《内政部卫生署组织医疗防疫队办法》《内政部卫生署医疗防疫队总队部处务规则》《内政部卫生署医疗防疫队各队站院组织规则》《内政部卫生署医疗防疫队出差旅费规则》等规章制度。[②] 以下是各区大队基本情况。

1. 粤湘桂线。大队长是甘怀杰，部址暂定零陵现在通讯处宜山西七街15号，下辖第十一、第十三、第二十一医疗防疫队，第一、第二防疫医院，第一检验队和第一工程队，工作路线向西往桂林，向东往祁阳、衡阳、宝庆，向南往耒阳、郴州、坪石、曲江、老隆、梅县。

2. 湘西线。大队长是周振，部址先是芷江，后迁至沅陵第四防疫医院，下辖第十四、第十五医疗防疫队，第四防疫医院，工作路线向东往黔阳，向北往阮陵、桃源，向西往晃县。

3. 鄂川线。大队长是戴芳渊，部址在万县西山路14号，下辖第四、第九医疗防疫队，工作路线向东往恩施、巴东、宜都、松滋、沙市，向西往涪陵、重庆。

4. 江西线。大队长是方颐积，部址在吉安江西卫生处，下辖第三、第十六医疗防疫队，第八防疫医院，工作路线向东北往临川、东乡、南昌、浮梁，向南往兴国、赣县，向西往安福、莲花。

5. 豫陕线/豫秦线。大队长是李文铭，部址在西安通济坊15号，下辖第五、第六、第七医疗防疫队，第七、第十一防疫医院，第二检验队，第二工程大队，第四材料站，工作路线向东北往临潼、渭南、潼关、洛阳，

---

① 《内政部卫生署医疗防疫队大队长职权说明》，《医防通讯》第1期，1939年，第1页。
② 《医防通讯》第1期，1939年，第5~8页。

向西南往蓝田、商南、淅川、南阳，向西往宝鸡、凤县、汉中。

6. 广西线。大队长是杨玉阶，部址在（桂林区除外）宜山西七街15号，下辖第十、第十九、第二十医疗防疫队，第五材料站，工作路线向东往大塘、柳州、荔浦，向南往迁江、宾阳、南宁、龙州，向东南往贵县、玉林、容县、梧州，向北往怀远、河池、六寨。

7. 福建线。大队长是陆涤寰，部址在福州福建卫生处，下辖第十八医疗防疫队、第九防疫医院。

8. 浙江线。大队长是陈万里，部址在浙江永康浙江卫生处，下辖第十七医疗防疫队。

9. 甘肃线。大队长是钟之英，部址暂定兰州，下辖第二十三、第二十四医疗防疫队，工作路线向东往定西、平凉、泾川，向东南往渭通、天水，向东北往靖远、沙坡、宁夏，向西北往登水、浪古，向西往西宁。

10. 贵州线。大队长是朱章赓，部址在贵阳卫生委员会，下辖第二十二医疗防疫队、第二材料站，工作路线向东南往贵定、马场坪、都匀、独山，向东往马场坪、黄平、三穗、玉屏，向西往清镇、平坝、安顺、镇宁、盘县，向西北往清镇、黔西、大定、毕节，向北往息烽、遵义、桐梓。

11. 四川线。大队长是翁文渊，部址在北碚旅客服务社，下辖第一、第十二医疗防疫队，第十二防疫医院，第三材料站，工作路线向东往（水路）涪陵、丰都、忠县，（陆路）綦江、南川、彭水、黔江，向西往（水路）江津、合江、卢县、眉山、成都，（陆路）合川、遂宁、成都。

12. 云南线。部址以昆明为中心，下辖第一材料站，工作路线向南往宜良、开远、蒙自、老街，向东往宜良、开元、文化、富川，向西往安宁、楚雄、大理、腾冲，向东北往马龙、曲靖。

13. 粤西线。大队长是张茂林，部址先是在廉江，后迁至广州，下辖第二医疗防疫队，工作路线向东北往茂名、信宜，向东往东水、阳江，向南往海康、徐闻、海安，向西往安铺、廉州、钦州。

14. 山东线。下辖第二医疗防疫队，工作路线以惠民为中心。①

按照《各队院请领材料暂行办法》规定，设立若干材料站供应各队：(1) 宜山材料站，供应第一路、第四路、第六路、第七路、第八路；(2) 贵阳材料站，供应第二路、第十路；(3) 重庆材料站，供应第三路、第二路；(4) 西安材料站，供应第五路、第九路；(5) 昆明材料站，供应第十二站、第十三站。由于医疗药品器材种类过于繁多，便采取"标准材料箱"办法，方便运输和分配。② 另制定有《医疗防疫队卫生工程队管理办法》《医疗防疫队细菌检验队管理办法》。③

医疗防疫队具有"流动医疗"性质，"于广大区域内从事流动工作，需要自备交通工具及多数初级医护人员"，国民政府另外拨配卡车购置费59000 元，初级医护人员训练费 2415 元。④ 医疗防疫队一旦到了地方，按规定地方各级政府须特殊照顾，"关于该队工作之进行，办事处所及宿舍之寻见，随时尽量协助，特予便利。并请饬保安处分令所属，对于该队工作人员，随时予以保护"。⑤ 此外，各地方政府亦有组建防疫医疗队的举措，主要用于临时防疫。⑥

根据《1938 年 6 月—1946 年医疗防疫总队各队历年工作统计表》可知，医疗防疫队主要工作内容包括：(1) 防疫工作，即预防接种传染病管制，涉及牛痘苗、霍乱疫苗、霍乱伤寒混合疫苗、鼠疫疫苗的接种，以及传染病调查、标本检验、转送医院、家庭隔离、病家消毒、检疫、住院等情况；(2) 诊疗工作，即初诊、复诊以及巡回诊疗病人情形；(3) 保健工作，分为产前检查、接生、产后访视、健康检查；(4) 其他工作，包括卫

---

① 资料来源：《大队部分布表》(1939 年 4 月 1 日制)，《医防通讯》第 1 期，1939 年，第 3 页；《内政部卫生署医疗防疫总队队部及各队院驻地表》(1939 年 2 月 12 日制)，《医防通讯》第 1 期，1939 年，第 3 页；《据呈报本年工作区域路线准予备案——卫生署指令医疗防疫队总队部》，《内政公报》第 12 卷第 1~3 期，1939 年，第 83~84 页。

② 《各队院请领材料暂行办法》，《医防通讯》第 2 期，1939 年，第 1 页。

③ 《医防通讯》第 2 期，1939 年，第 3~4 页。

④ 《国民政府训令渝字第三三八号（二十八年六月十九日）》，《国民政府公报》(1927 年南京创刊) 渝字第 163 号，1939 年，第 21~22 页。

⑤ 《准内政部咨为组织医疗防疫队出发各地工作请饬属予以协助及保护等由自应照办令仰遵照》，《江西省政府公报》第 1065 期，1938 年，第 9~10 页。

⑥ 《防止疫疠流行本府组防疫医疗队》，《绍兴县政公报》1939 年 5 月 7 日，第 1 版。

生演讲、卫生表演、个别谈话、家庭访视、粘贴标语、散发传单、发行壁报、饮食店摊井水消毒、河水消毒、厕所坑缸消毒、灭虱、灭鼠消毒、焚烧垃圾、垃圾处置等。①

医疗防疫队工作实际开展情况各地不一。例如在湘西地区便遇到交通运输困难、民众防疫意识欠缺等问题，但地方官员与各界人士尚能鼎力相助，②"组织防疫委员会，办理饮水消毒，及取缔营业，并借政治力量，使注射检疫增加效率，同时推动医事机关，作防疫注射，共同努力，收事半功倍之效"。③ 这种流动医疗与地方防疫相结合的工作方式使得医疗防疫队实际工作范围扩大，效果大大增强。医疗防疫队也在有条件的地方设置灭蚤治疥站，为士兵、难民、壮丁、民众等提供免费医疗，预防斑疹伤寒、回归热及治疗疥疮。④

太平洋战争爆发后，国内所需的医疗药品和器械来源日益减少，从1941年起，中国红十字会医疗防疫队纷纷将工作重心从医疗转到防疫上。⑤相形之下，卫生署医疗防疫队仍然坚持医疗与防疫并举。到了1943年立法院制定了《中华民国红十字会战时组织条例》，红十字会交由卫生署主管，由蒋梦麟担任会长，胡兰生担任救护总队长，⑥ 此后卫生署医疗防疫队力量得以迅速扩充。

卫生署医疗防疫队较为广泛地参与了前线后方传染病防治工作。诸如，1941年福建省建瓯、建阳、邵武等地，以及湖南省常德、桃源等地发生鼠疫，由第二大队派队院防治。1944年江西的黎川、浙江的永嘉、福建的林森均发现鼠疫，由第四大队派队防治。1945年云南的西芒市一带发现

---

① 卫生部医疗防疫总队编《卫生部医疗防疫总队业务概况》，重庆市图书馆藏，编印时间不详，无页码。

② 周振：《二年来卫生署医疗防疫队在湘西工作概况（续完）》，《边声月刊》第1卷第6期，1940年，第30~31页。

③ 周振：《二年来卫生署医疗防疫队在湘西工作概况（续一）》，《边声月刊》第1卷第5期，1940年，第33~34页。

④ 《衢医疗防疫队免费治疗》，《前线日报》1941年11月28日，第4版；《湘省组救护队赴战区工作办理医疗防疫等事》，《大公报》（桂林）1943年12月27日，第4版。

⑤ 第三大队：《防疫重于医疗》，《中国红十字会会务通讯》第8期，1942年，第4页。

⑥ 《国内：立法院制定红会组织条例受卫生署主管》，《西南医学杂志》第3卷第2期，1943年，第37页。

鼠疫，由第三大队派队主持防治。1946年江西省南昌发现鼠疫，由第一大队办理调查预防工作。同年福州鼠疫复发，建瓯、顺昌、浦城、南平等地先后发现鼠疫，均由第四大队派队分别驰援防治。与此同时，浙江的庆元亦发生鼠疫，亦由该大队派队防治，同年3月，辽宁省四平市（今属吉林省）发生鼠疫流行甚烈，由第十大队派队防治。1947年3月南昌再次发现鼠疫，由第一大队主持防治时，赣东一带即临川、南城、上饶、九江各地仍有零星发现，故而第一大队分区工作，派队协助当地卫生机关共同防疫。[1]

又如湘桂黔前线上，根据战况，医防队总队将此三省划分为一个疫区，配备了第一大队，该大队管辖了九个附属单位，均相应做出调动。其中第二防疫医院、第一细菌检验队、第十一巡回医防队由原驻湖南零陵地区调往三省战区；第一大队部、第二巡回医防队、第一卫生工程队、第一材料库，由原驻广西桂林地区调往三省战区；第十三巡回医防队由原驻南宁地区调往百色；第十五巡回医防队由原驻地广东曲江迁往连县。其后随着日军进逼，第一大队及附属单位先后迁往贵阳，未及休整，又被医防队总队派去负责黔桂和川黔两道上的防疫救护工作。[2]

根据1948年7月"机关组织报告表"可知，总队长为荣启荣，副总队长为蔡元进，设有技术组、材料组、总务组、人事室、会计室等5个组室。[3]另外增设秘书、视察、技师、技术员等职员46人。大队分驻华北、华中、华南各省冲要地区，共设医疗防疫大队十队，卫生工程大队一队，医疗防疫大队辖医疗防疫队四队，防疫医院一院，细菌检验队、卫生工程队各一队（配合大队业务，办理当地环境卫生事宜），材料库一所，卫生工程大队辖巡回卫生工程队六队（分驻各省市，协助当地卫生工程事宜），

---

① 卫生部医疗防疫总队编《卫生部医疗防疫总队业务概况》，重庆市图书馆藏，编印时间不详，无页码。
② 胡克成：《湘桂黔前线上的卫生署医防队》，《公医》第1卷第2期，1945年，第17~20页。
③ 《机关组织报告表（卫生部医疗防疫总队）》（1948年7月1日），《卫生部东南鼠疫防治处、南京精神病防治院、黑热病防治处组织、业务报表及有关文书》（1947年12月至1948年10月），中国第二历史档案馆藏，档号：一二/1/3392。

各大队职员总人数均为 62 人，[①] 实际驻扎地址变动不居，不同时期统计结果亦不相同。

需要注意的是，除了红十字会救护总队、卫生署医疗防疫队外，各省市亦成立有医疗防疫队，用于弥补地方卫生机构力量的不足。例如 1935 年福建省成立四支医疗防疫队，办理巡回医防工作。抗战胜利以后，先后成立巡回医防机构的省份有浙、闽、赣、湘、桂、鄂、黔、滇、川、陕、甘等，滇黔两省并分设滇西鼠疫防治队及抗疟队。截止到 1948 年，全国设置医疗防疫队的省市有 18 个省市，共计 41 队。[②]

二　医疗防疫队在浙江省细菌战中的作用及工作方式

（一）浙江省细菌战概况

1937 年七七事变以后，当七三一部队不断扩大生产规模，为细菌战而生产细菌之时，国人依然认为，"细菌战的危险容易被夸张过分。细菌武器在理论上固有许多可能，实施时却有许多困难，其中有些是不可越的"。[③] 这点也表明时人并没有意识到一场细菌战即将降临。

从 1939 年起，七三一部队与南京一六四四部队互相配合，开始向杭州周边的萧山地区撒播霍乱、炭疽、痢疾等病毒，致使萧山地区各种流行疾病频发。1940 年，日军为了切断海外援助中国的物资交通线，出动海军舰队封锁了宁波沿海，并从海上和空中分别对宁波城进行反复进攻和空袭，但遭到中国军队的顽强阻击。日军的计划未能得逞，遂改变了作战方式，经日本最高军事当局批准，决定对浙赣沿线城市实施鼠疫等细菌武器的攻击作战。1940 年 7 月 21 日，中国派遣军作战参谋井本熊男飞到哈尔滨，同石井部队商议作战事宜，决定编成由七三一部队和一六四四部队成员组

---

① 卫生部医疗防疫总队编《卫生部医疗防疫总队业务概况》，重庆市图书馆藏，编印时间不详，无页码。

② 《民国丛书续编》编辑委员会编《民国丛书续编第一编：中华年鉴 1948（4）》，上海书店出版社，2012，第 392 页。

③ 《细菌战》，《东方杂志》第 35 卷第 3 期，1938 年，第 49 页。

成的"奈良部队",由石井四郎亲自指挥,骨干成员包括大田澄、增田知贞、金子顺一、增田美保等40余人。

"1940年7月25日,关东军下发《关作命丙第659号》命令,命令利用铁路或飞机运送奈良部队和器材,其中包括270公斤左右的伤寒、副伤寒、霍乱、鼠疫、炭疽菌等病菌。"此后,日军共分两个阶段对浙江展开大规模细菌战。第一个阶段,"从1940年9月至11月,日军细菌部队向浙江省的宁波、金华、温州、台州、玉山、衢县、丽水展开了大规模的细菌攻击作战,日方称之为'杭州细菌作战'"。第二个阶段是在1942年日军作战过程中,"再次对衢县、江山、玉山、广丰、广信、常山、丽水、金华等地实施细菌作战,导致大量无辜平民染病、死亡"。[1]

细菌武器的具体散布方法为从培养基上将大量培植的肠内细菌(即霍乱、伤寒、副伤寒、赤痢)刮下,加肉汁和丙三醇各少许,制成菌液,放入飞机的"降雨器"中,由空中散布。鼠疫菌、炭疽菌为干燥细菌〔用"干冰"(雪状碳酸)凝冻培养的细菌,使之干燥〕,能污染空气,使人患肺鼠疫和肺炭疽病。炭疽菌、鼻疽菌和瓦斯坏疽菌因对外界环境变化有强大抵抗力,所以用它制造细菌弹,带鼠疫菌蚤则不用加工即可用飞机散布或用鼠疫弹散布。[2] 日本关东军七三一部队在日本空军八三七二部队、南京"荣"字部队、广州"波"字部队的配合下,[3] 在浙江、江西、湖南以及华中等地区发动了细菌战,[4] 引起了鼠疫和霍乱的大流行,给国民政府的战时医疗防疫工作造成了严峻的挑战。从最新披露的史料来看,细菌战作战效果是极其惊人的,鼠疫菌是"最优秀的弹种",日军播撒的鼠疫跳

① 张宪文主编,高晓燕、王希亮编著《日本侵华图志》第15卷《化学战与细菌战》,山东画报出版社,2015,均见第273页。
② 〔日〕榊原秀夫等:《"满洲七三一部队"罪恶史》,人民政协全国委员会文史资料研究委员会编《文史资料选辑》第91辑,文史资料出版社,1983,第173页。
③ 韩晓、邹得里:《日本关东军平房细菌工厂纪实》,人民政协黑龙江省委员会文史资料研究委员会编《黑龙江文史资料》第9辑,黑龙江人民出版社,1983,第153页。
④ 〔日〕榊原秀夫等:《"满洲七三一部队"罪恶史》,人民政协全国委员会文史资料研究委员会编《文史资料选辑》第91辑,第174页。

蚤造成的人员伤亡远大于目前实际公开数字。①

根据指挥官井本熊男少佐的《作战日志》（又称《井本日志》）可知，1940年9月18日，细菌部队初步确立的攻击目标为宁波、衢县、金华、玉山、温州等地。随之开始了细菌攻击作战，到1940年10月7日，"计攻击6次，跳蚤1g，约1700□"，"效果待定。密侦"，"没有发生C（霍乱），P（鼠疫）或许能够成功"，并强调须"重复反复攻击方法"。② 所以，从10月下旬开始，日军细菌部队开始了以撒播鼠疫为重点的攻击作战。

"1940年10月27日，日军飞机向宁波城投下混有鼠疫跳蚤的小麦之类物品。据时任鄞县（宁波旧称）卫生院内科主任的孙金铭回忆，'1940年10月27日早六七点钟，一架日本飞机进入市区低空飞行，向市中心的东大街、开明街交叉的商店、住宅一带抛撒小麦、小米之类的东西，这些东西落在庭院或屋顶。有人还听到飞机离开后屋顶上有啪啦啪啦的声音'。10月29日，发现第一位患者，两日后死亡，经卫生院检查确认死于鼠疫。到了12月2日，第一期鼠疫流行35天，死亡109人。与此同时，金华、玉山、广信、广丰等地也遭受到日军细菌战的攻击。"③

1940年11月27日，浙江省卫生处处长陈万里在赴衢县视察鼠疫防治情形的路上，途经金华，见一架敌机散布白色物品，"且有白雾一缕随之"。④ 11月28日，日军再次空袭金华，"二架散布白烟，并有鱼子状颗粒落下"，后经陈万里、刘经邦、柯主光、郑介安、吴昌丰等人检验，辨明在形态学上"系鼠疫杆菌"。⑤ 此前鄞县（今宁波）、衢县（今衢州）已

---

① 王希亮：《日本新发现的细菌战资料简介》，收入中国社会科学院近代史研究所近代史资料编译室主编《侵华日军731部队细菌战资料选编》，王希亮、周丽艳编译，第654~656页。

② 《井本日志》1940年9月18日，1940年10月7日，转引自张宪文主编，高晓燕、王希亮编著《日本侵华图志》第15卷《化学战与细菌战》，第275页。

③ 张宪文主编，高晓燕、王希亮编著《日本侵华图志》第15卷《化学战与细菌战》，第275页。

④ 《陈万里、刘经邦、柯主光给浙江省主席黄绍竑的报告（1940年12月）》，收入彭明主编《中国现代史资料选辑·第五册补编》，中国人民大学出版社，1993，第122~123页。

⑤ 《浙江省政府主席黄绍竑致重庆蒋介石电（1940年12月5日）》，收入彭明主编《中国现代史资料选辑·第五册补编》，第121~122页。

先后发生鼠疫，"发病均极迅速"，据调查，鄞县在疫情暴发的前一周，敌机曾在疫区投下小麦，敌机亦曾在衢县投下谷类及小米，这些空投物品中均混携带鼠疫杆菌的跳蚤，"该两县鼠疫之所以发生，似与敌机散布是项物质有极大致关联，且证以最近敌机在金华掷下鼠疫杆菌之举动，又可得一敌机施行细菌战之证明。敌人用心既已如此毒辣，吾人为求安定后方，抗战胜利起见，非加紧防制对策不可，而此次防疫工作之有效推动，加强行政方面之力量，较重于技术之防治是时势上所必然"。①

（二）流动医疗与地方防疫相结合

卫生署在全面抗战期间召开过两次全国防疫会议，一次是在 1940 年 5 月，一次是在 1943 年 5 月，所议事项皆与日军细菌战造成的霍乱、鼠疫流行有关。② 但第二次全国防疫会议所议事项又远不止于此，"连同县卫生问题，卫生人员之动员，药品器材之增产，一并讨论"，③ 进一步规范了疫情报告和防治机制。在第一次全国防疫会议后，同年开始推行军民联合防疫，卫生署会同军医署设立了战时防疫联合办事处（又简称防联处），统筹前线后方防疫工作，④ 制定有《疫情报告办法》，按照疫情严重与否，分为电报与旬报两种，具体行文格式有明确规定，力求简明扼要，公文流转划分初站、中站、基站、总站四级上报顺序，其中基站包括卫生署、军政部军医署、后方勤务部卫生处，负责集中各初站、中站的疫情报告，总站即战时防疫联合办事处，集中全国各地疫情报告。⑤

---

① 《陈万里、刘经邦、柯主光给浙江省主席黄绍竑的报告（1940 年 12 月）》，收入彭明主编《中国现代史资料选辑·第五册补编》，第 122～123 页。

② 《卫生署长金宝善致行政院呈文（1943 年 3 月 13 日）》，收入彭明主编《中国现代史资料选辑·第五册补编》，第 131 页。

③ 卫生署编印《卫生署第二次全国防疫会议报告》，重庆市图书馆藏，1943 年 5 月，第 1 页。

④ 战时防疫联合办事处规定应报告的传染病计有霍乱、伤寒、赤痢、斑疹伤寒、回归热、疟疾、天花、白喉、猩红热、流行性脑脊髓膜炎、鼠疫等十一种。报告的方式采用电报及旬报两种。自 1945 年起，战时防疫联合办事处遵照"修正国际卫生公约"，开始向"联总"报告重要疫情，到了 1946 年将其改组为全国防疫联合办事处。参见民国丛书续编编辑委员会编《民国丛书续编第一编：中华年鉴 1948（3）》，第 385 页。

⑤ 《专载：疫情报告办法》，《浙江省政府公报》第 3233 期，1940 年 7 月 11 日，第 36～40 页。

对此，1940 年 8 月浙江省政府民政厅相应制定了"浙江省二十九年各县防疫办法"九条，要求各县（卫生处直属各卫生院所及巡回医防队）遵照战时防疫联合办事处疫情报告办法，切实报告疫情。① 同年 12 月浙江省又制定了《浙江省防制鼠疫紧急处置办法》，要求各县应于疫情发现之日立即组织防疫委员会，以当地党政、军警、卫生等机关负责人为委员，县长担任主任委员。并将发现鼠疫的地点划为疫区，疫区周围再划警戒区，严格控制人口流动，进行隔离注射治疗。② 同时还制定了《浙江省鼠疫疫情报告办法》和《浙江省政府指示各县办理防制鼠疫要点》。③

鉴于浙江省鼠疫疫情渐重，1940 年 12 月 6 日，第三战区长官顾祝同与蒋介石商议，要求卫生署所属中央防疫处生物学研究所赶制大量鼠疫菌苗及血清，"以应急需"。④ 同年 12 月 10 日，李济深亦给国民政府发电文，要求各省加强地方卫生行政，未雨绸缪，"查鼠疫系九大传染病之一，传染性甚为剧烈，现虽仅发现于浙江，然敌性残暴，将来难免不随处播散，似应及早预防"。⑤ 12 月 20 日，蒋介石电令卫生署与军医署统筹防疫办法。⑥ 1941 年 1 月 6 日，蒋介石电令各省军政首长注意严加防范，再次要求卫生署与军医署协同防治鼠疫。⑦

在鄞县城区发现疫情后，1940 年 11 月 6 日，卫生署第十七医疗防疫队随即会同浙江省卫生处巡回医疗防疫队、军政部第四防疫分队以及省卫生实验所、卫生处相关人员，携带药品和器械前往鄞县开展防治工作。鄞

---

① 《浙江省二十九年各县防疫实施办法》，《浙江省政府公报》第 3241 期，1940 年 8 月 21 日，第 20 页。

② 义乌市档案馆编《侵华日军义乌细菌战民国档案汇编》，中国文史出版社，2016，第 2 ~ 3 页。

③ 义乌市档案馆编《侵华日军义乌细菌战民国档案汇编》，第 4 ~ 5 页。

④ 《顾祝同致重庆蒋介石电（1940 年 12 月 6 日）》，收入彭明主编《中国现代史资料选辑·第五册补编》，第 123 页。

⑤ 《国民政府军事委员会桂林办公厅主任李济深致重庆行政院院长电（1940 年 12 月 27 日）》，收入彭明主编《中国现代史资料选辑·第五册补编》，第 123 ~ 124 页。

⑥ 《卫生署致行政院秘书处函（1941 年 2 月 7 日）》，收入彭明主编《中国现代史资料选辑·第五册补编》，第 124 ~ 125 页。

⑦ 蔡盛绮编辑《蒋中正总统档案：事略稿本》第 45 卷（1940 年 12 月至 1941 年 3 月），台北："国史馆"，2010，第 218 页。

县当局于同年 11 月 6 日已成立防疫处,封锁疫区,设立隔离病院,计收容疫区居民 253 名,死亡 61 名,民众接收受注射的民众为 23343 人,此外还成立有疫区善后委员会,办理疫区民众的救济及随身物品的消毒工作。① 经各队防治,不惜以焚毁疫区为代价,最终鄞县鼠疫得以在短期内迅速扑灭。② 从以上时间节点,不难发现,卫生署医疗防疫队及时赶到现场扑灭疫情,远比上级部门之间公文周转更加行之有效,凸显了医疗防疫队流动性作战的优势。

1940 年 12 月,敌机飞袭金华,散布鼠疫杆菌,此后浙江省的庆元、浦江、平阳,福建省的南平、松溪、德化、安溪、建瓯、仙游、龙溪等地也出现了不同程度的鼠疫疫情。③ 自浙闽疫情集中暴发后,国民政府高层开始认为细菌战已不是偶然事件,于是卫生署遵照上级指示会同军医署和国联防疫专家伯力士博士(Dr. Robert Pollitzer)紧急拟定《防制敌机散布鼠疫菌实施方案(卫生技术部份)》,通令全国。其中规定,调查工作交由中国红十字会总会救护总队,要求其会同国联医官前往疫区详查。鼠疫疫苗制造和储备工作交由卫生署中央防疫处和西北防疫处,并于可能感染范围内分存,国内制备数量不足之数,交由红十字会总会向国外募集。各地方细菌检验设备由卫生署负责办理,军政部各防疫队细菌检疫设备则由军医署办理。杀鼠灭蚤注射消毒等器材,由卫生署、军医署及红十字会总会救护总队等机关共同筹备。防疫人员包括各省与各卫生机关的防疫专员、卫生署医疗防疫队、军政部防疫大队、红十字会总会救护总队。并由战时防疫联合办事处编译《鼠疫防治实施办法》,分发给各队防疫人员。④

---

① 《卫生署致行政院秘书处函(1941 年 2 月 7 日)》,收入彭明主编《中国现代史资料选辑·第五册补编》,第 124~125 页。

② 《国民政府军事委员会桂林办公厅代电(1940 年 12 月 27 日)》,《三战区、浙江省政府、卫生署关于日军在浙江进行毒气战、细菌战的文件、电报》,浙江省档案馆藏,浙江省卫生处档案,档号:L029 - 006 - 0844。

③ 《本年浙闽两省鼠疫情形(1940 年 12 月 10 日止)》,《三战区、浙江省政府、卫生署关于日军在浙江进行毒气战、细菌战的文件、电报》,浙江省档案馆藏,浙江省卫生处档案,档号:L029 - 006 - 0844。

④ 《卫生署快邮代电》(1941 年 2 月 19 日),《内政部卫生署关于公务人员考绩、整理债务等给卫生用具修造厂的训令》(1941 年 1 月至 12 月),中国第二历史档案馆藏,内政部档案,档号:12/1/3558。

到了 1941 年 2 月，日军又试图在安徽广德投放细菌弹，被当地民众及时扑灭。① 此后日军将发动细菌战的地点转向了激战正酣的湖南常德，据湖南省政府主席薛岳电称，"敌机支晨在常德、桃源投下颗粒，市区已发现鼠疫，两日死亡十余人，情况危急，经美国广德医院协同化验，确系鼠疫杆菌"。② 以常德战役为标志，日军此后施行的细菌战愈演愈烈。

实际上，此前浙江鄞县和衢县疫情虽被及时扑灭，但并不等于说不会出现二次感染和扩散，因为鼠疫杆菌是看不见、摸不着的，可由跳蚤、老鼠等媒介迅速传播。1941 年 4 月，浙江鄞县和衢县鼠疫疫情复发。与以往局部暴发不同，此次呈现散发性特点，"防疫特难，若不设法彻底根除，恐将变成地方性疾病"。③

1941 年 5 月至 6 月，义乌东江桥一带出现疫情，但并不严重，陈万里商请义乌县县长章松年设法先行准备隔离病舍，以免临时仓促，"如有鼠疫嫌疑病人，应即设法隔离"。④ 随着浙江省疫情的扩散，第三战区长官顾祝同、卫生署署长金宝善、浙江省政府主席黄绍竑联合命令浙江各地注意防范，注意加强中央与地方防疫卫生机关的合作。⑤

1941 年 10 月 9 日，义乌县防疫委员会正式成立，⑥ 同年 10 月 14 日发现鼠疫，不久渐炽，卫生署派第四路医疗防疫队队长过工程到义乌参与防

---

① 《顾祝同致黄绍竑电（1941 年 2 月 26 日）》，收入彭明主编《中国现代史资料选辑·第五册补编》，第 125 页。

② 《代电卫生署金署长宝善、军医署卢署长致德令迅救治》，收入周美华编辑《蒋中正总统档案：事略稿本》第 47 卷（1941 年 9 月至 12 月），台北："国史馆"，2010，第 475～476 页。

③ 《战时防疫联合办事处疫情旬报（1941 年 4 月 20 日）》，《三战区、浙江省政府、卫生署关于日军在浙江进行毒气战、细菌战的文件、电报》，浙江省档案馆藏，浙江省卫生处档案，档号：L029 - 006 - 0844。

④ 《浙江省卫生处关于加强防疫给义乌县政府的电》（1941 年 7 月 17 日），收入义乌市档案馆编《侵华日军义乌细菌战民国档案汇编》，第 8 页。

⑤ 《浙江省政府转发第三战区司令长官关于协助推进防疫工作给有关单位的电》（1941 年 9 月），收入义乌市档案馆编《侵华日军义乌细菌战民国档案汇编》，第 9～10 页。

⑥ 《义乌县防疫会议记录》（1941 年 10 月 9 日），收入义乌市档案馆编《侵华日军义乌细菌战民国档案汇编》，第 13 页。

疫工作。① 同年 11 月，中国红十字会派第三十二队队长刘宗歆到义乌协助防治。② 11 月 8 日，在防疫委员会第六次会议上，决议通过了关于卫生署医疗防疫队请求添购煤油、防蚤衣、衣刷的议案，③ 此举表明地方防疫机构还是较为支持卫生署医疗防疫队开展工作的。此外卫生署卫生工程队还负责训练掩埋夫，以便增进他们的掩埋防疫技术和卫生防疫常识。④ 根据《义乌县防疫委员会第八次委员会议记录》（1941 年 11 月 24 日），此次会议之前，淮第四十九军在驻防区发现鼠疫，亦由卫生署医疗防疫队前往开展防疫工作。⑤ 1942 年义乌沦陷后，各防疫队撤出，日军进驻之后，发现鼠疫仍然存在，尤其是荣山、江湾一带最为猖獗，日军决定直接烧毁崇山村，根据《崇山乡乡长、江湾镇镇长关于崇山村被日军焚毁请求拨款赈济给义乌县县长的报告》，"焚毁去二百余户，计屋四百余间，约计灾民七百余人，损失一时难以调查，一般灾民啼饥嚎寒，哭声振天，为吾义空前之浩劫"。⑥ 此后浙赣铁路沿线直到 1947 年仍有鼠疫出现。⑦

以上是义乌地区的情况，我们再来看看云和地区的防疫情况。"云和鼠疫疫区较前日益扩大，整个城区几无一干净土，而以建国路上之机关区、司前巷、县仓巷、古官巷、保育巷、周宅巷、中正街西段为盛。因天晴地燥，隔离欠严密，留验不认真，封锁不实行，以致传播迅速，死亡日众。寓居城区者谈鼠色变，寿枋供不应求，僧道日夜出门，街头巷尾，常

---

① 《义乌县防疫委员会第三次会报》（1941 年 10 月 14 日），收入义乌市档案馆编《侵华日军义乌细菌战民国档案汇编》，第 30 页。

② 《义乌县防疫委员会第五次委员会议记录》（1941 年 11 月 1 日），收入义乌市档案馆编《侵华日军义乌细菌战民国档案汇编》，第 64 页。

③ 《义乌县防疫委员会第六次委员会议记录》（1941 年 11 月 8 日），收入义乌市档案馆编《侵华日军义乌细菌战民国档案汇编》，第 73 ~ 77 页。

④ 《义乌县防疫委员会第七次委员会议记录》（1941 年 11 月 17 日），收入义乌市档案馆编《侵华日军义乌细菌战民国档案汇编》，第 79 ~ 81 页。

⑤ 《义乌县防疫委员会第八次委员会议记录》（1941 年 11 月 24 日），收入义乌市档案馆编《侵华日军义乌细菌战民国档案汇编》，第 88 ~ 89 页。

⑥ 《崇山乡乡长、江湾镇镇长关于崇山村被日军焚毁请求拨款赈济给义乌县县长的报告》（1942 年 11 月 19 日），收入义乌市档案馆编《侵华日军义乌细菌战民国档案汇编》，第 160 页。

⑦ 《浙江省卫生处举行浙赣线鼠疫联防会议致义乌县县长的函》（1947 年 12 月 12 日），收入义乌市档案馆编《侵华日军义乌细菌战民国档案汇编》，第 205 页。

闻哭声，情形至为凄惨。"① 鉴于疫情严重，甚至有人提议将临时省会从云和迁往丽水。

1943年12月19日，卫生署第六巡回医疗防疫队队长章树津先行抵达云和。20日，浙江省卫生处召开省会临时防疫委员会，召集各防疫工作队负责人举行谈话会，重点讨论云和地区的鼠疫防治问题。最终按照章树津的提议，各医疗防疫单位应分工合作：（1）灭鼠消毒工作，城区由医防队担任，乡区由省会卫生事务所担任；（2）疫情报告工作，除民众主动报告外，由省审察大队、县警察局、乡镇公所负责调查报告；（3）执行隔离、留验及检疫病人或尸体工作，由省警察大队、县警察局、省会卫生事务所、县卫生院担任；（4）预防注射工作，由医防队负责，县政府予以协助，主动前往卫生事务所和省立医院注射的民众仍照旧办理；（5）隔离治疗工作，仍由省立医院担任，必要时请医防队予以协助；（6）检验研究工作，除请伯力士博士担任外，由卫生试验所和隔离病院共同负责；（7）设置检疫站，除大港头外，择要在局村先设一站，由省警大队派五人，县卫生院派护士、助理护士各一人，协助医师一人开展工作。②

追溯可知，1935年12月，浙赣路玉南段通车，③ 虽然通车时间较晚，但这也意味着铁路线串联江西与浙江以后，防范疫情的难度大大增加。实际上，浙赣两省的鼠疫疫情并没有因为抗战结束而结束。抗战胜利以后，联合国善后救济总署和行政院善后救济总署各省分署相继成立，医疗防疫救济工作再度被提上日程，各省纷纷组建医疗防疫队。④ 1947年浙南各县鼠疫流行，2月卫生署派医疗防疫队第四大队所属第六巡回医疗防疫队前往衢州，协助办理防疫工作。⑤ 1948年浙赣铁路沿线疫情复起，东南鼠疫防治处处长查良钟、卫生部防疫专员伯力士等一行5人前往南昌、上饶、

---

① 《云和正加紧防疫各医疗单位分工合作中央医防队抵云协助·又讯》，《大公报》（桂林）1943年12月22日，第4版。
② 《云和正加紧防疫各医疗单位分工合作中央医防队抵云协助·云和通讯》，《大公报》（桂林）1943年12月22日，第4版。
③ 《浙赣路玉南段通车纪念特刊》，《浙江新闻》1936年1月15日，第4张第13版。
④ 《南昌市医防队成立》，《行总周报》第34期，1946年，第15页。
⑤ 《医防队抵衢州协助防治鼠疫》，《申报》1947年2月8日，第1张第3版。

衢州视察浙赣路疫情。[①] 随后当局组织巡回医疗防疫队两组,一组自杭州至上饶,一组自上饶至南昌,实施沿线各站毒鼠工作,并由东南防疫处卫生工程组拨给毒鼠药"1080"与"安妥"。[②] 同年 3 月 20 日,卫生署医疗防疫队拟将原驻汉口的第三医防大队调杭,与南昌的第一大队分驻浙赣路沿线各地,"积极加强防疫,以免鼠疫蔓延"。[③] 7 月,第三大队正式奉令调浙,驻在衢州负责浙赣路沿线鼠疫和霍乱的防治工作,"路局已饬各医院各站,与该队所属各队统加紧联系,并协助运输各项医药器械"。[④]

总之,不难发现,浙江省卫生处实际上在流动医疗与地方防疫之间起到穿针引线的作用,这原本也是该处技术股的部分职责所在,即防止传染病,指导和协助各市县办理战时救护事项。[⑤] 从地方防疫来说,流动医疗起到了补充的作用,但从全国防疫来看,鼠疫仍然属于"严重可虑"之列,[⑥] 两者之间的反差凸显了战时防疫工作的艰难性与复杂性。

三 结语

有时人认为医疗防疫队制度过于新颖。"医疗防疫队支省级待遇,队里没有会计。卫生处管不着。专署和县府不敢管。工作自由,办公没有时间限制,不要签到,治疗、防疫可做可不做。药品报销自由,经费开支也自由。党团参可以'相应不理',地方绅和新闻记是摸不到风。"[⑦] 还有人认为提供免费医疗和救治服务的医疗防疫队并不是所到之处都会受到热烈欢迎。"卫生部医防第五大队到了长沙很多日子,因为没有房子放药品,

① 《东南防疫处查处处长等视察沿线疫情发表讲话建议成立巡回检疫队需用医疗器材可供给》,《浙赣路讯》第 164 期,1948 年,第 1 页。

② 《总医院成立巡回医疗防疫队》,《浙赣路讯》第 226 期,1948 年,第 1 页。

③ 《卫生部医防队预防浙赣鼠疫两大队分驻浙赣线》,《申报》1948 年 3 月 21 日,第 1 张第 2 版。

④ 《医防第三大队调浙担任本路沿线防疫》,《浙赣路讯》1948 年 7 月 16 日,第 2 版。

⑤ 《修正浙江省民政厅卫生处规程第二条、第四条第二款及第五条条文》,《浙江省政府公报》1939 年 4 月 11 日,第 3143 期,第 4 页。

⑥ 《蒋介石日记》(手稿本),1941 年 11 月 27 日,斯坦福大学胡佛档案馆藏。

⑦ 《社论:为省立医院哀! 为县卫生院哭! 为医防队庆幸! 为员工诊疗所骄傲!》,《卫生旬刊》(长沙)第 77 期,1948 年,第 2~3 页。

开门诊，所以一直无法开展工作。"① 这些批评的声音一定程度上反映了医疗防疫队开展工作的情形与困境。实际上战时医疗救护体系是一个非常庞杂的系统，至少包括战时卫生人员联合训练所、卫生署医疗防疫队、卫生署公路卫生站、军政部防疫大队、中国红十字会总会救护总队等方面的力量，其中医疗防疫队作为政府性的防疫力量，在前线和后方确实都发挥了不小的作用，这一点从浙江细菌战的防治工作上可见一斑。

再者，细菌战是真实发生过的历史事件，只不过受当时相对落后的调查研究以及技术手段所限，"至于鄞、衢两地之流行原因，是否与敌机散布麦、蚤等异物有关，因当时检查程度未能完备，不能确证其带有鼠疫杆菌，而职等因证物不足，无从彻底复查"，② 导致时人无法有效、合理地解释日机散毒与鼠疫流行之间的关联。毕竟在当时迅速组织防疫力量扑灭疫情，要比证明敌机散毒本身更为紧迫，在浙江省细菌战防治工作中，卫生署医疗防疫队与各地防疫委员会的有效配合，凸显了流动医疗与地方防疫相结合的工作特点。

最后，从全面抗战时期的整体防疫工作来看，常德细菌战、浙赣细菌战所引发的传染病流行，构成了战时医疗防疫工作的重要内容之一。对此，卫生署、中国红十字会、地方政府均有不同程度的应对方式。其中，卫生署医疗防疫队、浙江省卫生处与地方防疫委员会之间的密切配合具有一定的特色。因此，从流动医疗与地方防疫的视角去重新审视战时医疗防疫问题也是深化理解抗战史与医疗史的题中之义。

---

① 《长沙没有人欢迎医防队》，《卫生旬刊》（长沙）第86期，1948年，第4页。
② 《事由：据本署防疫处处长容启荣等报告在浙考察研究鼠疫情各节呈请鉴核由（1941年2月22日）》，《三战区、浙江省政府、卫生署关于日军在浙江进行毒气战、细菌战的文件、电报》，浙江省档案馆藏，浙江省卫生处档案，档号：L029-006-0844。

晚明杭州儒士张卿子的医隐形象建构与医名流传*

戚瑜清　郑　洪**

【摘要】 晚明通医儒生张卿子，早年入学南京国子监，但无意仕途，遂隐居田园，他虽涉医，却是为保生养全，并不以行医作为主要职业，仍然重视儒士的社会身份。而在清代文士厉鹗、吴振棫等人的书写中，张卿子被塑造为因明清易代、不仕清廷而在明末隐于医、业医为生的医隐形象，并获得明遗民身份。从医学角度来看，张卿子医隐形象的建构反映了他的医学成就与儒士精神，成为他身后医名塑造和流传的重要影响因素。

【关键词】 张卿子　医隐形象　明遗民　医名

张卿子（1589～1668）生活于明末清初时期，为浙江杭州地方文化名人，在文坛和医界均享有盛誉。近年来，中医地域性医学流派研究呈兴盛景象，位于杭州的"钱塘医派"便是地域医派的一个代表。钱塘医派形成于明末清初，延续至清代光绪年间，是以杭州侣山堂为中心，集讲学、研经和诊疗于一体的医学流派。① 张卿子作为钱塘医派开创人物之一，受到了多位医学研究者的重视，对其医学思想和学术贡献的研究已有了较为显著的成果;②

---

* 本文系国家社会科学基金重大项目"宋元以来中医知识的演变与现代'中医'的形成研究"（18ZDA175）的研究成果。

** 戚瑜清，浙江中医药大学博士研究生;郑洪，浙江中医药大学教授。

① 张承烈主编《钱塘医派》，上海科学技术出版社，2006，绪论，第5页。

② 相关研究如张承烈主编《钱塘医派》，上海科学技术出版社，2006，第10～11页;张志远编著《中医源流与著名人物考》，中国医药科技出版社，2015，第163～164页;竹剑平等《钱塘医派述要》，《中华医史杂志》2004年第2期，第74～79页;李嘉璞《〈张卿子伤寒论〉特点初探》，《山东中医学院学报》1988年第4期，第56～58页;张遂辰《张卿子伤寒论》，魏小萌等校注，中国中医药出版社，2015，第281～284页;等等。

史学界则关注他的儒医身份，张卿子将儒家济世仁德的精神引入医学职业中，彰显出与草泽铃医所不同的儒医形象。① 梳理清代关于张卿子的文献，相较医学文献，地方志与清人文集对张卿子则有着更多的着墨。近年来，史学研究者通过对历史文本的建构成分的解读和对影响文本书写的因素的探讨，在研究历史人物的形象变迁方面积累了一定的研究成果。② 冯玉荣、郑洪和郝长燚③等学者也将此研究范式应用于医学史研究领域，探讨医家形象的变迁和社会身份的认同，多集中于儒、医的身份选择和社会地位的讨论，以及精英、大众之间的形象差异。

根据既往研究成果，笔者发现对于张卿子的医隐形象和明遗民身份尚未有深入的研究。关于张卿子的生平，医学界大多概括为少习举业，游历金陵，才华卓著，却在明末隐于医，悬壶于杭城里巷，业医治生，突出了他在鼎革之际弃儒为医的事迹。并且，其名被收录于谢正光编写的《明遗民传记索引》中。"古之至人不居朝廷，必隐于医卜。"士人不居于庙堂，而隐居业医者，称为"隐医"，是古代医者群体中的一类。④ 但考诸史料，张卿子在有生之年并非以医为主要职业，其明末隐于医的说法来自清代文人。笔者以社会史为研究视角，以张卿子著作以及相关方志与文集为史料，以期探讨张卿子医隐形象的建构过程及其影响因素，并且，在此基础上来理解张卿子医名在后世的塑造与流传。

---

① 冯玉荣：《儒道医风：明清医者画像中的理想形象》，《华中师范大学学报》（人文社会科学版）2016 年第 1 期，第 138 ~ 150 页。
② 周毅：《清代安庆方志中的"忠节"书写及其演变——以抗清殉节者的"忠节"书写为中心》，《史学史研究》2020 年第 1 期，第 105 ~ 116 页；李晓方：《明清南赣方志王阳明历史书写的时空形态及其变迁》，《江西师范大学学报》（哲学社会科学版）2019 年第 2 期，第 80 ~ 85 页；周毅：《从康熙六十年〈安庆府志·列女传〉看地方志女性历史书写的模式化》，《史学史研究》2017 年第 3 期，第 114 ~ 121 页；王一娜：《方志中的历史记忆与官绅关系——以晚清知县邱才颖在方志中的不同记载为例》，《社会科学研究》2016 年第 6 期，第 173 ~ 180 页。
③ 冯玉荣：《医与士之间：明末清初上海李延昰的边缘人生》，《复旦学报》（社会科学版）2014 年第 56 卷第 5 期，第 19 ~ 27 页；郑洪：《历史文本演化下的人物形象变迁：以萧山楼英传记为例》，《中国地方志》2020 年第 1 期，第 46 ~ 54 页；郝长燚：《不断被记忆的李时珍——李时珍形象演变与社会文化变迁》，硕士学位论文，南开大学，2011。
④ 刘德荣主编《福建历代名医名著珍本精选》第 1 卷，中国中医药出版社，2014，第 501 ~ 502 页。

一 兼通医学的儒士：晚明张卿子的自我呈现

张卿子，原名张遂辰，生于明万历十七年（1589），卒于清康熙七年（1668），字卿子，一字相期，号西农，祖籍江西，随其父徙杭州。卿子少习儒业，又善诗古文，精于易学，著有诗集《湖上》、《白下》、《蓬宅》和《衰晚》四编，《易医合参》《射易淡咏》等书。根据诗集《白下》所辑诗歌和自序，可知张卿子曾入南京国子监学习。

明代国子监，即明代太学，是代表国家最高教育水平的教育机构，分为北京、南京两处。明太祖朱元璋初设国子监，位于南京鸡鸣山下，后因明朝定都北京，便将明成祖朱棣在北京所设的国子监称"国子监"，而原国子监则称为"南京国子监"。[①] 国子监通过推行学业积分制和监生历事制度，为国子监生提供政治出路，是除科举之外的另一条入仕途径。明代初中期，国家择会试下第举人中之优秀者，或全国各府州县品学兼优的生员入监以培养实用性人才，入仕为官，学生出监后均能量才任用。明景泰年间，首开捐资入监之例，[②] 使国子监生成分日益复杂而生源质量下降，国子监教育逐渐衰微。随后监生数量急剧增多、国学教育质量下降等问题出现并日趋严重，而政府又因财政危机等无法很好地解决这些问题，渐成积弊，故至明代晚期，国学教育日益衰败，在监学生人数众多，而出路壅滞，入仕机会则少之又少。

张卿子诗集《白下》自序云：

> 岁乙卯丰干余楚客挟余游成均，成均尤贵胜，年少佳公子，聚为朋曹，……第余独屏弱，终索莫，自将招邀屡谢，故游不能尽名胜，惟随地之寄，瞩交不能尽贤豪，唯（惟）杯酒之相接，赋咏不能尽还往，唯（惟）兴会之偶至。虽然，凡不能尽者，意落落倍长也。……

---

① 李国钧、王炳照总主编，吴宣德著《中国教育制度通史》第 4 卷，山东教育出版社，2000，第 39 ~ 42 页。
② 张光莉：《明代国子监研究》，硕士学位论文，河南大学，2006，第 13 ~ 15 页。

戊午一再至，以罹忧去，自是疾疢相寻，神理奄尽。今年勉一入都城门，计始游，已十阅孟陬矣。……无论金紫贵人，即六馆时彦，亦寡从游，以彼方盛志功名，俊气勃勃，未尝不投契寻盟，顾君与操，慷慨当世，一不偶而挽首若丧然，后知时命不可争汲汲，知己难遭遇也。乃叹余辈虽托足铅椠，犹得放意江山，或不失所以自胜者哉。兹岁阴且集东陂，可念余亦欲别舍主人以归，回睇亭皋叶下，情为之伤而怀则淡若，正所谓落落不能尽者，可不尽也。①

此自序写于甲子年（1624）秋末。根据自序记载，张卿子于明万历四十三年（1615）至南京国子监学习，因体弱多病，明万历四十六年离开南京，后明天启四年（1624）春季到南京，秋末再欲离开。卿子放弃学业原因有二：一方面是因其身体多病，"屡弱终索"，"游不能尽名胜"，"交不能尽贤豪"；另一方面也有现实压力，正如上述，明代晚期国子监生出路壅滞，入仕做官竞争大而机会少，"以彼方盛志功名"，"当世一不偶而挽首若丧然"。张卿子对于能否入仕做官，谓之"时命不可争"，故在自序中表明无心仕途，读书之余"放意江山"，以求自得。卿子从南京回到浙江后，曾在武康县（属浙江湖州府）卜居数年，后回杭州城东里巷居住，直至终老。诗集《蓬宅》《衰晚》二编即此时期所作。张卿子在其诗集中展现了一幅适宜洒脱的隐逸生活图卷，"我生善病功名疏，达命寡求聊自喜"，② 以农耕读书、交游结社为乐。明清鼎革后，张卿子已年逾五十，年老多病，故交零落，亦感慨时运艰难，悲凄之情愈甚，则愈加"浮沉里闬间，聊以保喘息"。③

张卿子涉猎医学，是因幼年善病而自检方书，"顾善病，喜读黄帝书"，④ 故见同病者则生恻隐怜悯之心，便"为之决死生，辨强弱"。⑤ 卿子虽同情周围同病者，并为其诊治，但未将行医作为他的主要职业，不愿

---

① 张遂辰：《白下编》自序，沈乃文主编《明别集丛刊》第5辑第55册，据1926年刻本影印，黄山书社，2013，第496页上~第497页上。
② 张遂辰：《蓬宅编》卷一，沈乃文主编《明别集丛刊》第5辑第55册，第538页上。
③ 张遂辰：《衰晚编》卷一，沈乃文主编《明别集丛刊》第5辑第55册，第554页下。
④ 张遂辰：《蓬宅编》自序，沈乃文主编《明别集丛刊》第5辑第55册，第524页上。
⑤ 张遂辰：《蓬宅编》自序，沈乃文主编《明别集丛刊》第5辑第55册，第524页下。

以医显名。他未留下为他人诊病的医案类著作，所著的相关医书《张卿子伤寒论》《张卿子经验方》，体现了宋代以来尚医士人医学著作的特点。《张卿子伤寒论》的体例是仿儒家尊经注疏的方式，在每条条文下注各家释义，注释内容以金代成无己《注解伤寒论》为主，又增补后世诸家，详博周全。《张卿子经验方》所辑为各种简便易廉的民间验方，虽然此书尚不知是出张卿子本人所编用以推广，还是门人集卿子所用之方而编成之，但从张卿子为另一本医书《秘方集验》所作序言中可知，卿子推崇古人集方之传统，利己利人，其《秘方集验序》云："陆宣公在忠州，哀古方书以永日。盖一以卫生，一以济世，古人用心之厚，往往如此……故莫若取其所已试而屡验者，施之于世，济人卫己，庶几可以两全而无误……东坡有云：予无病而多蓄药，见病者得药，为之体轻。"[1]

在张卿子的诗集中几乎没有医药相关的诗作，而是展现了他作为一个传统文人的形象。他寄情山水，喜好诗文，交游结社，追求雅致的生活状态。在其友人文集，如晚明官员祁彪佳（1602～1645）的著作中，亦少有涉医之事。根据《祁彪佳日记》，张卿子与祁彪佳相交时间为明崇祯六年（1633）至崇祯十三年，恰逢祁彪佳归乡修养之时，二人经常一同阅览古书，或与友人交游结社，相互交流。而涉医之事，仅见于一处，《祁彪佳日记·感慕录·庚午岁》载："（八月二十八日）午后再出陈体玄寓，携酌饷之，值张卿子来，为之诊脉乃别。"[2]

此外，张仲礼在研究19世纪中国士绅群体收入的过程中，基于全国方志资料，发现未出仕的士绅获得收入的来源包括处理各种地方公共事务、充当官员的幕僚、教学、行医、经商以及撰写墓志铭、书法绘画等。[3] 马勇虎等以清代徽州秀才胡廷卿为个案研究，展现了胡氏教学、行医、经商等多样的谋生方式与收入变化。[4] 张卿子放弃举业也意味着失去了国子监

---

① 王梦兰纂集，张遂辰鉴定《秘方集验》，王云英、王作林校点，中医古籍出版社，1990，秘方集验序，第1页。
② 《祁彪佳日记》中册，卷十《感慕录》，张天杰点校，浙江古籍出版社，2016，第461页。
③ 张仲礼：《中国绅士研究》，上海人民出版社，2008，第297～301页。
④ 马勇虎、李琳琦：《晚清乡村秀才的多重角色与多样收入——清光绪年间徽州乡村秀才胡廷卿收支账簿研究》，《安徽史学》2018年第3期，第143～153页。

生可享受的廪粮、冬夏衣物、灯油纸张灯、年节赏赐等物质待遇。① 从他的诗篇中可以看出，隐居后的他躬耕农事，在《山桥农舍》《农舍喜晴》《服农》《采药寄山中老友》《武康田舍感作》等多首诗歌中表达了对古代隐士的仰慕和欣羡以及对农事的热衷。其次，明清时期民间书坊业兴盛，张卿子参与多部古籍的校订，"所著书甚多，其丹黄评定凡百余种行世"，②也为他增加了额外的经济收入。可知，行医并非是他唯一的收入来源。

张卿子认为医学有济世之能，具儒家济世关怀之精神，《金匮要略广注·张卿子序》云："夫士君子处茅草而负利济苍生之望者，莫若医也，故起而为仕则盐梅鼎鼐，以所学佐朝廷；处而为士则著书立说，以所学拯凋敝。"③ 所以，受儒家观念影响，行医对于张卿子来说是士人实现济世理想、肩负社会责任的一个途径，其目的不是获取厚利，而是致力于济世救人。再者，行医所获得的报酬有很大的弹性空间，除了诊金，病家还有其他的酬谢方式。④ 如张卿子为"西泠十子"之一的陆圻（1614～？）治病，陆圻作《谢张卿子》一诗以答谢之。

可见张卿子认可医学有济人之功，但学习医学知识、治病救人仅是他发扬儒家仁爱济世精神的一个途径，卿子仍重视自己的儒士身份，不希望世人单单以医者身份来认识他。在古代医者一直被视为逐利卑下的"方技"之流，虽然宋代以来尚医风气的形成，使士人逐渐走入医学领域，儒医群体出现，但医生的独立价值和社会地位并未有显著的提升，反而强化了视其为儒的附庸的意识，⑤ 尚医士人在医、士身份之间的选择，亦坚持士者身份，不希望因涉医而使自己的社会身份发生变化。所以，张卿子因体弱多病和现实压力而放弃仕途，隐居田园山水，医药只是其生活的一个

---

① 李国钧、王炳照总主编，吴宣德著《中国教育制度通史》第4卷，第118～126页。
② 康熙《浙江通志》卷三十七，凤凰出版社编印《中国地方志集成·省志辑·浙江》第2册，据清康熙二十三年（1684）刻本影印，2010，第458页上。
③ 李彣：《金匮要略广注》，《张卿子序》，《续修四库全书》子部第989册，据清康熙刻本影印，上海古籍出版社，1995，第2页。
④ 王敏：《清代医生的收入与儒医义利观——以青浦何氏世医为例》，《史林》2012年第3期，第79～88页。
⑤ 余新忠：《"良医良相"说源流考论——兼论宋至清医生的社会地位》，《天津社会科学》2011年第4期，第120～131页。

方面，并非以此为主要职业。

二 隐于医的明遗民：清代中后期文士对张卿子的书写

方志中张卿子的记载始于清代康熙年间，此后其人物传记多见于杭州地方笔记或文集之中。清代康熙年间除了《仁和县志》记载有别外，《浙江通志》、《杭州府志》和《钱塘县志》中张卿子传记差别并不大。成书于雍正六年（1728）的厉鹗（1692～1752）《东城杂记》出现书写上的变化，强调了张卿子于明末之时隐居行医的事迹，后被乾隆《杭州府志》采用，一直沿用至民国《杭州府志》。清代道光年间，吴振棫（1792～1871）《国朝杭郡诗辑》在厉鹗的基础上增加了张卿子的医学事迹。故可将张卿子传记的书写分为三个阶段，其医隐形象的形成和明遗民身份的获得主要在清代雍正至道光年间。

清代早期，张卿子以地方精英的形象被记载于方志文苑传或儒林传。康熙《浙江通志》载：

> 张遂辰，字卿子，仁和人。内行纯挚，少习举子业，应试不售，慨然叹曰：制艺本以取功名，既入官，即弃去，此不足学。退而穷综四大部，及于星文、历象、医学，内外典无不该贯，尤精于易。往学者反复辩难，若挹水于河，咸餍足去。善诗，长七言排律，所著书甚多，其丹黄评定凡百余种行世，又以岐黄术济人，其子若孙及门下弟子，皆能传其业，多以医学名世云。[①]

卿子作为地方基层士人群体的一员，创作诗词，研究经史，旁涉"星文、历象、医学，内外诸典"以及培养学生，与诸学者"反复辩难"，对地方文化、教育等方面有重要影响。"西泠十子"之一的孙治（1619～1683）即十分推崇张卿子，其《赠张卿子序》称："吾乡有贤人焉，曰卿

[①] 康熙《浙江通志》卷三十七，凤凰出版社编印《中国地方志集成·省志辑·浙江》第2册，第458页上。

子先生，天下莫不高贤先生之行义，而吾以为古今之所未有者也。此非余之私言也，夫富贵而名磨灭，惟非常之人称焉。然其表见于世者不过数端，曰某者儒林、某者文苑、某者高士、某者耆旧、某者方伎、某者独行也，乃吾观于先生则固已各极其至，无遗憾者矣。"①

清雍正年间，张卿子的形象出现了转变。对张卿子"医隐"形象建构起到了关键性作用的人物是清代浙派诗人厉鹗。厉鹗，字太鸿，号樊榭，浙江钱塘人，清康熙五十九年（1720）举人，乾隆元年（1736）荐博学鸿词，一生未入仕，以布衣终老，诗才清逸，著有《樊榭山房集》《游仙集》《湖船录》《辽史拾遗》《东城杂记》等。②《东城杂记》成书于清雍正六年（1728），是厉鹗通过"从故籍参稽，每有所得，辄掌录之，又于交朋质问，复得一二"③所辑录的杭州东城遗闻旧事。其中《张隐君卿子》载张卿子小传云：

> 张隐君遂辰，字卿子，一字相期，号西农。少颖异，于书无不窥，工为诗，以国子生游金陵时，名大起，见赏于董尚书其昌、陈征君继儒。明末，潜名里巷，为医自给。能探丸起人死，人争迎致之。卜筑东城，诗格益澄澹孤峭，多自得之语。在西泠流派外，可自名家。隐君每于岁阑，定勉诫子息云："家足过年之用，座无寒士之求。不惟有愧本心，抑且无别庸俗。"又尝述其祖龙墩公，贫止一布袍，除日逢急者，即解赠之。清门世德，可以激薄停浇矣。④

厉鹗明确地称张卿子为"隐君"，并在张氏传记中突出了其行医之事与医学成就："明末潜名里巷，为医自给。能探丸起人死，人争迎致之。"最后，举例二事以强调张氏高洁的品行，"清门世德，可以激薄停浇矣"。

---

① 孙治：《孙宇台集》卷八，《四库禁毁书丛刊》集部第148册，据清康熙二十三年（1684）孙孝桢刻本影印，北京出版社，1997，第731页下。
② 申屠青松：《厉鹗年谱长编》，浙江工商大学出版社，2016，第29～190、238～249页。
③ 厉鹗：《东城杂记》卷上，《东城杂记原序》，徐吉军点校，王国平总主编《杭州文献集成》第3册，杭州出版社，2014，第708页。
④ 厉鹗：《东城杂记》卷上，《张隐君卿子》，徐吉军点校，王国平总主编《杭州文献集成》第3册，第718～719页。

厉鹗对张卿子传记的叙述模式为少时游学金陵，得到了当时名士公卿的赏识，但于明末之时弃仕为医，将行医作为主要职业。以明末为时间节点，把他"潜名里巷"与行医两件事联系起来，突出了明末前后张卿子社会身份的差异。但在厉鹗看来，张卿子又与一般医者不同，他具有儒学背景，又有高尚的品行，以儒家精神教化乡里。可见，作为文士的厉鹗更加重视藏身于医事之下的张卿子士人身份，将其行医之事带入"隐于医"的模式。

与上文康熙《浙江通志》中的张卿子传记相比，厉鹗突出了张卿子的"隐士"形象。虽然在厉鹗之前的张卿子传记中也涉及其隐逸思想，如康熙《浙江通志》描写张氏"少习举子业，应试不售，慨然叹曰：制艺本以取功名，既入官，即弃去，此不足学"。① 孙治称张卿子为"高士"，② 但并非特别强调。明清时期，隐逸内涵已发生变化，不再具有清贫避世、不与人交、不拘世俗功利的特点，而是趋向世俗化、心隐化，即由山林转向城市，不拘泥于避世的地点、方式，隐逸思想与济世思想共存，这在当时已然成为一种普遍现象。③ 张卿子虽不入仕途，但仍在地方社会积极发挥着儒家济世之功用。其次，厉鹗在张卿子隐居后着重突出了行医之事。相比之前的传记记载张氏隐居后主要为治学读书，于文末略附从医之事，在厉鹗的描写下，将张卿子为从医之事提前，"潜名里巷"与"为医自给"二者呈现出一种"因果关系"，表明了张卿子隐逸前后士、医的社会身份转变。张卿子借医以藏身，更能体现他的隐逸思想。

厉鹗最初购得张卿子诗集《湖上》《蓬宅》二编，后友人丁敬赠以他编，"手自移钞，缀以评语"，④ 可见珍视之。厉鹗如此推崇张卿子，亦与

① 康熙《浙江通志》卷三十七，凤凰出版社编印《中国地方志集成·省志辑·浙江》第2册，第458页上。

② 孙治：《孙宇台集》卷八，《四库禁毁书丛刊》集部第148册，据清康熙二十三年（1684）孙孝桢刻本影印，北京出版社，1997，第731页下。

③ 参见张德建《明代隐逸思想的变迁》，《中国文化研究》2007年第3期，第19～35页；许建平《山情逸魂——中国隐士心态史》，东方出版社，1999，第327～356页；钟慧《隐逸与实学——高攀龙的诗文世界》，硕士学位论文，西南大学，2019。

④ 赵万里：《张卿子先生遗集四卷》，冀淑英、张志清、刘波主编《赵万里文集》第3卷，国家图书馆出版社，2012，第389页。

其个人的生平经历、隐逸情怀不无关系。清康熙五十九年（1720）后，厉鹗多次入京参加科考均落榜，同时其所处的政治社会背景亦带来现实压力，使他的心态由最初的希望科举入仕，逐渐趋于淡泊名利。① 清代雍正、乾隆年间对浙地士人的"文治"措施和钳制政策使得士人噤若寒蝉，与厉鹗相交的多位好友或是仕途历经艰难，或是淡漠科举。② 厉鹗性格孤峭，喜好自然山水，在科举经历后，选择远离政治而转向山林野趣，笔下诗歌亦多呈孤寂幽僻之风，③ 表达了他的淡泊超脱的隐逸情怀。

厉鹗对张卿子"隐君"的评价影响了江浙文人，清乾隆年间，出现了多位文士吟咏张卿子画像的现象，颂其超凡脱尘、淡泊高洁的隐士之风。张卿子画像是明天启二年（1622）著名画家曾鲸（字波臣，1564～1647）所绘，《蕉廊脞录·张遂辰像》云："上有丁敬身、杭大宗、厉樊榭、梁芗林、蒉林、周穆门、柳洁夫、沈墉士、彭芝庭诸先生诗。"④ 梁启心《题张卿子先生遗像》云："先生古学者，一画探微旨。生当前明衰，丝乱不可理。筮待遁上九，决策隐不仕。时出医国手，活人以自喜。姓字熟闾巷，至今名其里。"⑤ 沈潜德题诗云："闲向苏堤开杏圃，不为良相即良医。魏美追翔千仞鸿，潜夫甘饿荜门中。西冷自苦多高隐，为慕孤山处士风。"⑥ 在诸诗人的描绘下，张卿子既具有精湛的医术，又不失儒士本色。周京《题张卿子先生遗像》云："迹似林逋长子孙，术如仓扁道心存。"⑦ 丁敬《曾波臣鲸绘张卿子隐君小像》云："苦心托轩歧，活人功肯有。公是韩伯休，名姓到童妇。……虚堂展画像，低回获瞻久。衣冠鲁诸生，须眉杜陵

① 吴华峰：《厉鹗的科举经历与出处抉择》，《古籍研究》2018 年第 2 期，第 43～53 页。
② 王小恒：《综论清中期浙派诗群活动时期的政治生态》，《天水师范学院学报》2016 年第 1 期，第 10～15 页。
③ 袁静兰：《论厉鹗的孤寂幽僻诗风》，硕士学位论文，湘潭大学，2016，第 5～13 页。
④ 吴庆坻：《蕉廊脞录》卷七《张遂辰像》，张文其、刘德麟点校，中华书局，1990，第 221 页。
⑤ 梁启心：《南香草堂诗集》卷四，《清代诗文集汇编》第 276 册，据清乾隆刻本影印，上海古籍出版社，2010，第 173 页下。
⑥ 转引自董志仁《晚明杭州医人张卿子事迹》，吴章穆主编《百家名医临证经验》，浙江科学技术出版社，2006，第 688～691 页。
⑦ 周京：《无悔斋集》卷十三，《四库全书存目丛书》集部第 277 册，据清乾隆刻本影印，齐鲁书社，1997，第 232 页下。

叟。何妨太瘦生，道胜神自厚。俨然高视外，一任云衣狗。"①

清乾隆四十九年（1784），杭州知府郑沄聘邵晋涵为主纂官以修《杭州府志》。对张卿子的记载，不从康熙《杭州府志》，而是采用厉鹗《东城杂记·张隐君卿子》的内容，特别值得注意的是，该志的纂修者将张卿子纳入隐逸传。另外，清代道光、咸丰年间，吴骞《尖阳丛笔》、张鉽《杭都杂咏》等杭州地方笔记中对张卿子的记载，也都延续厉鹗《东城杂记》的书写模式。可见张卿子隐居业医为生的隐君形象得到杭城当地文士和官修府志的认同。

相较于上文张卿子的自我呈现，在清代中期士人的书写下，张卿子隐居后的社会身份与谋生途径已然发生变化，从通医儒生转变为杭世骏所称"早谢诸生业，业医自给"② 的医者方技之流；但是在古代士人眼中，始终认为医学为"小道"，并且根据张卿子早年经历和文学成就，称其为隐于医的隐君以示尊重，此为张卿子医隐形象建构过程的第一阶段。明末、隐逸不仕与医学事迹，成为其医隐形象的基本结构。从医学角度来看，张卿子因隐居不仕而从医为生，医术高超且具有儒学背景，符合"儒医"的定义，有助于其医名的塑造。随后，清代晚期文士的书写则进一步丰富了张卿子隐于医的原因。

清道光年间，由吴颢原辑，吴振棫重辑的《国朝杭郡诗辑》明确将张卿子归为前明遗老一类。《国朝杭郡诗辑》是清代地方类清诗总集，收录自清代顺治至嘉庆初年的杭郡诗人之作。吴颢初辑《国朝杭郡诗辑》16卷，刊于清嘉庆五年（1800），后毁于火，清道光十年（1830）始吴振棫重编为 32 卷，"棫居忧里门，得旧印本，重加纂录，厘为三十二卷"。③《国朝杭郡诗辑》体例为先列姓氏，再为诗人小传，最后列其诗，以人标目，人以时序。

---

① 丁敬等：《西泠八家诗文集》（上），《丁敬卷·砚林集拾遗》，萧建民点校，西泠印社出版社，2016，第 138 页。
② 杭世骏：《杭世骏集》卷四十七，蔡锦芳、唐宸点校，浙江古籍出版社，2015，第 3 册，第 679 页。
③ 吴振棫：《国朝杭郡诗续辑序》，吴振棫辑《国朝杭郡诗续辑》，清光绪二年（1876）钱塘丁氏重刻本。

张卿子小传及诗歌辑录于卷二，"由前明科目入仕或不入仕暨前明遗老入国朝有年者合为卷"。① 在厉鹗的基础上，吴振棫着重书写了张卿子隐于医之后的医学事迹，以及他乐善好施的高隐之风。《国朝杭郡诗辑》载：

> 张遂辰……高怀卷迹，似严君平、郑子真一流人，而文藻胜之。《野花》十首，人尤艳称，故有"张野花"之目。生平好谭《易》，其于黄帝扁鹊书尤有洞垣之妙，岁辄活数百人。余所居宅后有张卿子巷，即先生旧居处。当时妇孺皆震其名，委巷流传，竟成故实。同时钱塘靳若霖为南宋医官靳从谦之后，家有御赐《百子图》，命所居之巷为百子图。世传其小儿医名与卿子埒。②

民初之时，清代遗老、吴振棫之孙吴庆坻（1848～1924）所著《蕉廊脞录》卷四载张卿子小传，内容即源于《国朝杭郡诗辑》。卷四所记均为忠孝节义的人物，以明末"殉节"及遗民不仕清朝的最多。另清遗老杨钟羲（1865～1940）《雪桥诗话》卷一明遗民事迹与诗作中亦载张卿子，内容与厉鹗《东城杂记》中相仿。

吴振棫等人肯定了张卿子的明遗民身份，暗示了其明末隐于医的原因，丰富了张卿子的医隐形象。明遗民是明清易代下特殊的一类士人群体，他们出生于明朝，在易代后追念故国旧君，不仕新朝，对清廷采取回避或抗争的政治态度。除了自我身份认同与当时群朋间的互相身份认同外，遗民资料的汇集者或研究者，通常以易代与不仕两个条件，作为明遗民身份的判断依据。张卿子经历朝代更迭，在明末隐逸不仕的行为，弃儒从医的身份转换，往往暗示着政治立场，即出于对明朝的忠贞而隐逸。

明遗民群体是清初时期在主流社会之外的一股社会力量，被清廷视为影响统治的一大因素，采取笼络和压制等方式对待之，而随着清朝政权日益稳固，遗民心态转变，遗民群体亦逐渐淡出历史舞台。张卿子却在晚清以后的书写中逐渐获得明遗民身份，其动因或许与清末民初之时，晚明相

---

① 吴颢原辑，吴振棫重辑《国朝杭郡诗辑》卷二，清同治十三年（1874）钱塘丁氏重刻本。
② 吴颢原辑，吴振棫重辑《国朝杭郡诗辑》卷二。

关人物与事件被重新提及，明遗民传记增多有关。明遗民传记自清初即有撰写，但未有广行，① 现代学者谢正光、范金民所编《明遗民录汇辑》收录了七部明遗民传记，其中孙静庵、陈去病、陈伯陶和秦光玉所著之书皆作于民初。此时期遗民传记被反复书写，使"明季人物，尤其是遗民形象，能够于民元前后大放光芒，成为一时文化风尚的关注核心"。② 清末革命者挖掘明遗民事迹，表彰忠义气节，是为宣传反清思想。清遗老们也对明遗民产生兴趣，关注那些以诗酒为常事的晚明遗民，在近代倡新的趋势下坚守中国固有文化，③ 选择与晚明殉节高士所不同的生存方式。

随后，在文学领域中，张卿子的明遗民身份则更加显然可见。民国时期，诗人吴用威（1873～1941）偶得张卿子诗集四编，于1926年重刊，并撰写后记附于书末。吴氏在后记中简述了张卿子其人其事，以及该诗集流传、重刊之历程，并直接称张卿子为"明遗民"："明遗民张卿子先生，吾乡高士也。鼎革后隐于医，所著诗有《湖上》、《白下》、《蓬宅》、《衰晚》四编，传本绝罕。"④ 学者赵万里（1905～1980）参与编修《续修四库全书总目提要》的工程，为张卿子诗集撰写提要云：

> 遂辰字相期，又字卿子，钱塘人。明亡隐居不出，以布衣终其身。此编皆古今体诗，诸体杂厕，殆有纪年意味。……遂辰之为诗，气势俊爽，才情雄发，出入岑、刘、郊、岛间，而近体尤擅胜场。秋风禾黍之音，斜阳故国之思，情见乎辞，不能自已。读其诗者，亦可悲其遇矣。⑤

又学者邓之诚（1887～1960）编撰《清诗纪事初编》综论清诗，以诗证史，而且设前编收录明遗民之诗，以略睹明末清初时事。张卿子亦被编

① 《清初所见"遗民录"之编撰与流传（代自序）》，谢正光编《明遗民传记索引》，上海古籍出版社，1992，第2页。
② 秦燕春：《清末民初的晚明想象》，北京大学出版社，2008，第164页。
③ 桑兵：《民国学界的老辈》，《历史研究》2005年第6期，第3～24页。
④ 张遂辰：《衰晚编》卷二，沈乃文主编《明别集丛刊》第5辑第55册，第580页下。
⑤ 赵万里：《张卿子先生遗集四卷》，冀淑英、张志清、刘波主编《赵万里文集》第3卷，第389页。

入明遗民之列，其小传为：

> 张遂辰，字相期，号西农，钱塘人，诸生，明亡后隐于医。……
> 其诗清丽，早年由初唐以窥齐梁，曲终奏雅，丽而不淫，非西泠十子
> 所能仰望，晚经丧乱，一唱三叹，如怨如慕。①

张卿子的生平书写从厉鹗的"明末潜名里巷，为医自给"转变为"鼎
革后隐于医"，或"明亡后隐于医"，突出了明清易代对他的影响，因易代
而隐于医；同时，对张卿子诗歌的评价也突出其悲戚感伤之情，"斜阳故
国之思"，"晚经丧乱，一唱三叹，如怨如慕"，侧面反映他对故明的忠贞。
可见，张卿子明遗民身份得到了近代文人的认可，并且在其生平书写上出
现了相应的细微变化。

张卿子医隐形象建构的第二阶段则始于吴振棫等人，他们将张氏归入
明遗民之列，在第一阶段的基础上赋予了张卿子隐逸的原因，丰富了张卿
子个人的思想与品质，由此张卿子因明清易代、不愿仕清而于明末隐于医
的医隐形象基本建构完成。

三　张卿子医名的塑造与流传

明清时期，地方医政逐渐衰退，地方医官品位地下，人员稀少，不能
为地方民众发挥公共服务作用。官方医疗资源不足，百姓求医问药难度增
加，只能转向民间医者群体，而且此时除了宫廷御医之外，国家对民间医
生的资格认定尚未有其技术考核的评判标准，故而民间医疗兴盛，医家的
来源和种类增多，医疗市场呈现开放性与多元化的特点。② 庞大的群体使
得医者质量良莠不齐，医者根据医术、出身、行医方式等因素被分为不同
层次，上层者即儒医群体。

---

① 邓之诚：《清诗纪事初编》，上海古籍出版社，1965，第 246 页。
② 祝平一：《药医不死病，佛度有缘人：明清的医疗市场、医学知识与医病关系》，（台北）
《"中研院"近代史研究所集刊》2010 年第 68 期，第 1～50 页；张田生：《观念史视野下
清代医家的行为与身份认同》，《中医药文化》2019 年第 3 期，第 16～26 页。

儒医群体将儒家观念、行为带入医疗实践当中，形成了一系列的职业意识与规范，使得儒医的社会地位高于其他医者，也更为病家所青睐。所以，医者为塑造儒医形象、提高自己在医疗市场的竞争力，则采取了各种方法与策略，除了自身的医术医德之外，自我宣传、社会交往和民间认可等因素对于古代医者的医名获取与流传均有重要影响。[①] 同时，后人对医家传记的书写与医籍的整理也有助于身后医名的彰显。

那么，张卿子医隐形象的建构在其医名塑造与流传过程中发挥了怎样的作用呢？由前文可知，虽然张卿子的医术在为人诊病的过程中渐为人所熟知，但是他对自己的身份界定是精通医学的儒士，涉医而不愿以医显名，不希望世人单单以医者的身份来认识他，自然不会有意识地营销自己的医术或塑造自己的医名。若仅从后世医学领域的相关记载来看，张卿子身后随着时间的流逝而逐渐变得籍籍无名。

清代康熙年间，卿子之名尚可见于王宏翰《古今医史》和陈梦雷《古今图书集成·医术名流列传》。《古今图书集成·医术名流列传》中引康熙《仁和县志》的记载，而《古今医史》所载则更为简略，甚至将张卿子之名"张遂辰"错写为"张遂"。

> 张遂，字卿子，浙江钱塘之老医，与喻嘉言、徐忠可友善，释注仲景伤寒论，编七卷行世。[②]

清代中后期，有关张卿子的人物传记则不再见于其他医学著作中。至民国时期，近代学者夏孙桐（1857～1941）因参与编修《续修四库全书总

---

① 相关研究见王敏《清代松江"医、士交游"与儒医社交圈之形成——以民间医生何其伟为个案的考察》，《社会科学》2009年第12期，第147～155页；余新忠《扬州"名医"李炳的医疗生涯及其历史记忆——兼论清代医生医名的获取与流传》，《社会科学》2011年第3期，第142～152页；冯玉荣《医籍、医名与医理：明末李中梓的儒医形象及知识传承》，《华中师范大学学报》（人文社会科学版）2014年第4期，第121～129页；王嘉乐《滑寿的社交圈与医名的获取》，《中华医史杂志》2016年第4期，第197～203页；赵士第、马金生《医、儒、士之间：明清时期徽州医者社交网络及其影响》，《地方文化研究》2019年第6期，第72～80页；等等。

② 王宏翰：《古今医史》续增二，周仲瑛、于文明主编《中医古籍珍本集成（续）·综合卷》，湖南科学技术出版社、岳麓书社，2014，第387～388页。

目提要》工程，为《张卿子伤寒论》撰写提要时，不明张卿子其人其事，称"卿子以字行，钱塘人，事实郡邑志皆不详"。①

同时，张卿子的医著《张卿子伤寒论》自明末成书后，在清代刊行甚少，流布不广。"明清之间，杭州医家坛坫颇盛，志聪出卿子门下，名最著，所撰诸书皆行于世，而卿子著述则罕流传。"②考历代《杭州府志》艺文志中均未有该书的记载。清代医家对此书评价亦尔尔，"少称道及之"，③医家俞震评历代伤寒之书云："仲景书为叔和编次，或有差误，而聊摄注解，殊觉稳当。续注者张卿子、王三阳、唐不严、沈亮宸、张兼善、张隐庵、林北海诸人，总不越其范围。"④直至20世纪30年代，《张卿子伤寒论》被医家曹炳章（1878～1956）编入上海大东书局出版的《中国医学大成》丛书，才得以重刊广行。

可见，清代医学文献对张卿子医名的流传所发挥的作用较为有限，相比之下，清代文人对张卿子医隐形象的建构，则成为张卿子身后医名塑造和流传的重要影响因素，可侧面反映他在医学领域的成就。

《东城杂记》载："明末，潜名里巷，为医自给。能探丸起人死，人争迎致之。"⑤《国朝杭郡诗辑》载："其于黄帝扁鹊书尤有洞垣之妙，岁辄活数百人。"⑥从士人群体对张卿子传记的书写中，可以看出张卿子的医术高明，治愈了很多病患。吴振棫还将其与世医靳若霖比肩。"余所居宅后有张卿子巷，即先生旧居处。当时妇孺皆震其名，委巷流传，竟成故实。同时钱塘靳若霖为南宋医官、靳从谦之后，家有御赐《百子图》，命所居之巷为百子图。世传其小儿医名与卿子埒。"⑦以此表明民间对张卿子医学

---

① 夏孙桐：《张卿子伤寒论提要六卷（医学大成本）（提要）》，中国科学院图书馆整理《续修四库全书总目提要（稿本）》第10册，齐鲁书社，1996，第338页下。

② 夏孙桐：《张卿子伤寒论提要六卷（医学大成本）（提要）》，中国科学院图书馆整理《续修四库全书总目提要（稿本）》第10册，第338页下。

③ 夏孙桐：《张卿子伤寒论提要六卷（医学大成本）（提要）》，中国科学院图书馆整理《续修四库全书总目提要（稿本）》第10册，第338页下～第339页上。

④ 俞震：《古今医案按》卷一，袁久林校注，中国医药科技出版社，2014，第21页。

⑤ 厉鹗：《东城杂记》卷上，《张隐君卿子》，徐吉军点校，王国平总主编《杭州文献集成》第3册，第718～719页。

⑥ 吴颢原辑，吴振棫重辑《国朝杭郡诗辑》卷二。

⑦ 吴颢原辑，吴振棫重辑《国朝杭郡诗辑》卷二。

水平的认可。

康熙《仁和县志》还记载有两则张卿子医案：

> 塘栖妇人伤寒，十日热不得汗，或欲以锦黄下之，主人惧，延遂辰脉之，曰：脉强舌黑而有光，投锦黄为宜。今舌黑而润不渴，此附子症也；不汗者，气弱耳，非参、芪助之不可。一剂而汗。月搪沈文学咯血，遂辰处一方，退谓其友曰：当小愈，再发则不可治矣。易他医果愈，阅数月死。友骇之，请其故，曰：一日咯血，遂床蓐卧，此不独心肺伤，五脏皆损矣。得稍延□□壮参力胜也。①

此两则医案体现了张卿子在诊断、用药和疾病预后方面有精确的判断。但在厉鹗、吴振棫等士人群体的书写下，除了对张卿子医术医德的描写，还有与儒医形象建构相关的其他因素，例如士人视角下的"隐于医"，在医家看来恰好体现了医者由儒入医的职业出身，对隐君高尚品行的叙述能够体现儒医的济世关怀精神等。

最后，张卿子医隐形象的建构与医名流传，使他在特定的社会文化背景下重新得到重视，在医学史上占有一席之地，进而能够在兴起的地域医学流派中成为代表人物。20 世纪 50 年代中国医学史研究受到苏联的影响，对医学人物的研究侧重平凡性。② 拥有遗民身份的张卿子被视为具有良好道德品质的医家而得到颂扬，医史学家王吉民（1889～1972）撰写《晚明医人张卿子像》一文，刊于《中华医史杂志》，其载张卿子生平：

> 考张氏名遂辰，字卿子，号相期，原籍江西，随其父徙杭州，遂为钱塘人。少时已颖异，于书无所不览，尤工诗词，曾赋野花诗十首，蜚声众口，因有张野花之称。明万历中以国子生游金陵，才名鹊起，华亭董其昌倾倒之。所著诗有《湖上》、《白下》、《蓬宅》、《衰晚》

---

① 康熙《仁和县志》卷二十一，《中国地方志集成·浙江府县志辑》第 5 册，上海书店出版社，1993，据清康熙二十六年（1687）刻本影印，第 439 页上。
② 纪征瀚：《从 20 世纪 50 年代的〈医史杂志〉看苏联对中国医学史研究的影响》，《中华医学会医史学分会第十四届一次学术年会论文集》，中华医学会医史学分会，2014，第 136～142 页。

四编。崇祯季年，诗格益澄澹孤峭，多自得之语，在西泠十子外，自成一家。

鼎革后，意殊愤郁，潜名里弄，以医自给，远近争迎，后卜筑城东，自号西农老人，日与往还者，如徐镜非，〔、〕严印持，〔、〕武顺武敕两兄弟而已。现在杭州城东旧悬壶处，呼张卿子巷，具见张氏当时的盛名和医术的高妙，所以至今还留〔流〕传着使人称道不衰。①

王吉民对张卿子的评价很高，称其为"爱国医人"，比之大儒傅青主，"自清军入关，中原变换了颜色，一般的文人志士，不顾出仕清廷，每有退隐于医的，像太原傅青主是其中最佼佼的一个。……此外还有不少的爱国医家直到逝世竟默默无闻的。"② 他对张卿子生平的书写，也可体现张卿子的遗民精神，"鼎革后，意殊愤郁，潜名里弄"。此后医家类传记中对张卿子的生平皆仿此而书写。

四　结语

在今天看来，张卿子作为钱塘地方名医而被人所熟知，但若回到张卿子生活的年代，恐怕他自己未必会认同。通过张卿子留下的文字，可看到他无意于仕途，追求隐逸自在的生活和潇洒超脱的精神世界，隐居后躬耕农事，著述颇多，涉医是为保生养全，而不以行医为主要职业，对于自己的医术也少有宣传。在清代众多医学著作中，也少见张卿子之名。这样的一位通医文人，或许在后世流传中湮没于历史长河。但张卿子的隐逸情怀为后世文人所青睐，后人在反复吟咏时，亦为其建构了一个因明清易代、不仕清廷而隐于医的医隐形象。同时，张卿子医隐形象的建构，也使张卿子在医学史上留下声名，对其医名的塑造和流传发挥了重要作用。

以往在钱塘医派研究中谈到张卿子，大多围绕张卿子培养众多医学弟

---

① 王吉民：《晚明医人张卿子像》，虎门镇人民政府编《王吉民中华医史研究》，广东人民出版社，2011，第196页。
② 王吉民：《晚明医人张卿子像》，虎门镇人民政府编《王吉民中华医史研究》，第195页。

子以及他留下的医学著作对中医伤寒学发展的贡献这两方面。而本文的研究，重新审视张卿子的自我呈现与形象变迁，似乎褪去了张卿子在地方医学史中的部分光环，但在医疗社会文化史视野下，却能够发现更为全面的张卿子人物形象。正如余新忠提出"生命史学"的研究理念，① 将医学人物置于历史情境中，去体会与理解更为真实的张卿子，或对于医史人物的书写有新的启发。地方医学史也是地方史的一部分。作为地方历史文化人物，挖掘张卿子更多事迹能够丰富地方史的研究。虽然整体而言，张卿子只是明末清初时期杭城中的一个普通人物，但从张卿子的个案研究中可感受到当时通医文人的生活方式、跨区域的社会交往，以及那个时代的实学风气在普通士人身上的体现，以此来透视和捕捉杭城的部分日常生活与时代风貌。

---

① 余新忠：《生命史学：医疗史研究的思考与实践》，唐力行主编《江南社会历史评论》第 14 期，商务印书馆，2019，第 254～272 页；余新忠：《构建内外融通的生命史学——中国医疗史研究的回顾与前瞻》，《西部史学》2020 年第 1 期，第 119～145 页。

顾颉刚生命观念的表达

——基于《顾颉刚日记》的考察

张文翕*

【摘要】顾颉刚在日记写作时留下了大量有关生命、疾病与健康的文本。以观念史与生命史学的方法，通过对这些文本的阅读，可以得到顾颉刚在其生命历程中有关生命的观念与体验。顾颉刚在青年时期便已展现出对于现实生命的关怀与忧思，并产生了基于个体生命的健康与疾病一体两面观念，然而这一观念并不能为顾颉刚现实生活中部分生命体验给出有效的解答，顾颉刚转而引入天命系统为自己的人生选择提供解答方案，这一天命系统也随着顾颉刚人生阅历的增长与生命体验的加深，尤其是中西医经验学习的增多，逐渐转化为"老"的符号解答。与此同时，顾颉刚在有关生死的观念的交替与回护历程中获得了自己独特的生命体验。

【关键词】《顾颉刚日记》 生命史学 医疗社会史 疾病 健康

《顾颉刚日记》（以下简称《日记》）的出版与广泛传播，对国内的顾颉刚研究产生了深刻而长远的影响。目前国内学界已利用《日记》对顾颉刚活动进行了大量实证研究，但这些研究往往将《日记》视为研究顾颉刚不同形象的史料，或认为《日记》可以作为近代学人社会的相关研究材料，而将有关身体健康与疾病的发言转化为体现顾颉刚刻苦治史精神的衬托性表达，其"生命史"表述往往也被看作顾颉刚学术生命历程的隐喻，而非承担病痛的生理属性的顾颉刚本体或顾颉刚对于健康与疾病的具体认

---

* 张文翕，中国社会科学院大学历史学院硕士研究生。

知。而且过往基于日记的研究往往关注抽象的顾颉刚形象塑造与符号，而忽略日记中有关健康与疾病的发言。故本文采用叙事分析方法，勾连《日记》中有关疾病与健康的文本叙述，展现顾颉刚日记中的生命史视野，并进行成因判断分析。本文的研究目的不在于塑造一个"病人"的顾颉刚形象，而是将顾颉刚的日记写作视为一个能动的思考过程与文本写作的实践过程，借以管窥中国近代医疗社会及顾颉刚笔下生命、健康、疾病、死亡等命题的意义和价值。

近年来，国内学界新兴的生命史研究与医疗社会史研究，基于个体的观念史研究方法为本文的研究提供了方法与视角的启迪。顾颉刚的日记写作展现了自身的史学家品质——"顾氏更以其史家的职业敏感，不但以日记为个人生命史的记录，且希望为'历史'留一见证"。① 在此种日记写作的意愿下，《日记》中有关生命、健康、疾病、死亡等要素的文本与顾颉刚的史家品质产生了强烈的互动关系。此类文本写作的内容常常是有关健康与疾病的，写作的目的却往往是满足史学求真求实的要求。这一现象带来了复杂的文本分析结果，一方面，研究者可以在医学档案材料与视角缺失的状况下，通过顾颉刚的日记写作得到较为精确的表述；另一方面，顾颉刚的生命观念常常因为掺杂着其史学观念而难以从日记的文本写作中被抽象提炼。

上述问题的本质是顾颉刚在写作日记文本时存在着多元观念，不同种类的观念互相影响，难以对独立的"生命观念"展开研究。阿瑟·O. 洛夫乔伊（Arthur O. Lovejoy，1873 – 1962）对此类问题也有着一定的表述："对许多伟大作家而言，最重要和最具特性的东西就是其观念的多样性，而且是潜藏着不一致的多样性，他的思想也相应地在其著作的这一点或那一点上表现出来。……不论它们是简单一致的关系，还是互相影响、互相抵触的关系，就是要对其思想倾向由此及彼的演化保持敏感。"② 洛夫乔伊的《观念史论文集》为研究同一"作家"精神世界存在着多元互动观念

① 赵园：《日记中的顾颉刚（1964—1978）》，《书城》2014 年第 7 期，第 49 页。
② 〔美〕阿瑟·O. 洛夫乔伊：《观念史论文集》，吴相译，商务印书馆，2018，作者前言，第 xii 页。

时，如何对单一观念展开研究提供了大量的参考案例。为此，本文试图在一个多元观念的范式下，对顾颉刚的"生命观念"展开研究工作。

同时，医疗社会史的新动向——从日常生活的角度切入，关注历史上的疾病、医疗问题，日常生活史与医疗史研究相结合的新路径，① 为研究上述问题提供了研究范式。这一研究路径逐渐演变为生命史学的方法论。2016 年，余德慧、李宗烨的心理学专著《生命史学》出版，其中"生命的厚重感来自生命经验的历史，也就是来自'生命阅历'"，"生命感有很大的部分来自生命自身的历史"，史性心理学不承认人类经验"可以独立自存于过去，而认为当下活着的人"凭借"对事件的召唤而获得当下经验的综合"② 等观点，为认知"生命"如何在史学研究范围内产生普遍意义的问题，提供了借鉴和讨论的空间。不过"生命史"的研究范式在国内仍是较为模糊的概念，余新忠将生命史的研究内容阐发为"历史是由生命书写的""生命是丰富多彩而能动的""健康是生命的追求和保障"③ 三个方面，并将其核心内容概括为"直接勾连于个人生命的疾痛、聚焦于生命健康的疾病医疗史无疑是其中特别重要的核心内容"。④ 可见，"生命史"的研究范式仍以学界熟知的医疗社会史为架构，如何在其中体现"生命的活力"仍是极具现实意义的难题。冯尔康对"生命史"研究亦颇为憧憬，为未来生命史研究撰写了一份研究提纲，并提倡从"生理意义上的生命""社会文化视野下的人类生命观研究""天人和谐观念观照下历史学综合"的角度开展研究工作。⑤ 这是对余新忠的"生命史"研究的具体提升，并在身体医疗社会史之外引入观念史的研究视角，扩充了生命史的研究范围。这些理论都为本文写作提供了参考。

---

① 祝介梅：《构建学术共同体，助推医史研究新发展——"医疗社会史在中国"会议综述》，《历史教学》（下半月刊）2021 年第 8 期，第 67 页。

② 余德慧、李宗烨：《生命史学》，重庆大学出版社，2016，自序，第 1～3 页。

③ 余新忠：《追寻生命史》，北京师范大学出版社，2021，自序，第 5 页。

④ 余新忠：《追寻生命史》，第 160 页。

⑤ 冯尔康：《从群体史、生活史到生命史的研究（提纲）》，《历史教学》（下半月刊）2020 年第 9 期，第 12～13 页。

一 健康与病痛——顾颉刚生命史书写中的一体两面

诚然，顾颉刚虽然十分重视健康问题，也具有一定的"卫生现代性"，[1] 但其一生并未接受过系统的医科教育，也不具有中医或西医的知识体系，其对于卫生与医学知识的获取往往来自亲身的生病经历以及可能存在的看病见闻。顾颉刚对于自己身体变化的记述往往同时有着健康与疾病的双向考量，大多时候不能准确地表达体征与病因。由于顾颉刚对于自身与民族未来的想象常常处于忧患意识的影响下，[2] 其对于自身身体变化健康与否双向考量便是基于自身是否能做事而展开的，表达在《日记》中便是顾颉刚常常在自身处于病痛的折磨时感慨健康时的身体状况，在身体状况好转时又忧虑自己的身体大不如前。[3]

在《日记》的文本表达中，顾颉刚对自身生命记述的特点是具有连贯性与细致性。顾颉刚对于自身健康状况的记述从 1919 年 1 月 2 日（26 岁）的"夜中不能睡，想系今日劳动逾常度故。十一时起，饮葡萄酒二杯，旋眠"开始，[4] 一直延续至 1980 年 12 月 17 日的"下便，未用药……又便一次，畅。眠二小时"[5]，即因病亡故前夕，其身体出现什么状况，处理方法如何，后续如何，记述得十分详尽。这些记述也可以看作在顾颉刚医学档案缺失情况下进行顾颉刚生命史研究的史料。但应当注意的是，顾颉刚在写作日记时，时常在日后"补写"前几日的笔记，这一现象一直贯穿在顾颉刚的生命书写之中，即便其没有在每次补写时均进行说明，但研究者应当格外注意这一现象，厘清顾颉刚发病、处理与产生认知的顺序结构，以

---

[1] 宋尚诗：《20 世纪 20 年代的婚姻语法——顾颉刚与殷履安夫妇》，《上海文化》2020 年第 12 期，第 66 页。

[2] 王俊：《阅读的伦理》，上海三联书店，2014，第 58 页。

[3] 此类感慨与忧虑在 1919 年便开始出现，当年 1 月 7 日的日记记载："胃犯恶，头晕眩，竟夜不眠；较寻常不眠时尤为痛苦。……体弱如此，不胜悲观。"《顾颉刚日记》第一卷，台北：联经出版公司，2007，第 45 页。

[4] 《顾颉刚日记》第一卷，第 40 页。

[5] 《顾颉刚日记》第十一卷，第 754 页。

免产生错误的认识。而从此种写作习惯来看，顾颉刚更像是以史学家的身份，对自己进行"客观"观察，写作带有史料性质的档案，而非仅仅以"顾颉刚"的身份写作私密性较强的日记。

在没有明确病症的日常记述上，顾颉刚对于洗浴、睡眠与排便尤为重视，虽然笔者未能在日记中找到顾颉刚对此三者如此重视相关理由的直接表达，但从其记叙此三件事的频率与细致程度来看，顾颉刚对此三者的认知是与自身生命发展历程有着高度相关性的，但在表述他者身体状况时，顾颉刚对此三者却甚少涉及。而随着年龄的增长，洗浴、睡眠与排便也与顾颉刚自身的疾病产生关联。但囿于医学档案难以发掘的史料现状，难以进行科学的分析，笔者只能将一些浮于表面的现象进行总结与叙述。

对于顾颉刚来说，洗浴似乎是颇为重要的事情，在许多篇日记中，笔者均能看到独立记述的"洗浴"二字，洗浴也往往是当天顾颉刚日记的最后一个行为。在绝大多数情况下，顾颉刚并不会细致地描述洗浴的过程、用具，但会在因病卧床时叙述此次洗浴由何人协助完成。到了晚年，由于身体条件的限制，洗浴逐渐变为"擦身"，且执行人由自己的亲属来代替。除此之外，顾颉刚并未有除"洗浴"之外的有关清洁自身身体的叙述。

在日记中，顾颉刚对于自身睡眠的记述随着年龄的增长而逐渐变多，这一转变在1952年体现得更为明显，自1952年以后，顾颉刚不得不服药来调和"失眠"或"眠不安"的糟糕状况，并已经到了不服药难以安眠的程度，然而，这糟糕的睡眠状况并没有因为长期服药而变好，偶有忘记服药入睡的状况出现，却也"至十二时即醒，仅睡二小时耳。乃进药，睡至四时半又醒"。[①] 有关睡眠的记述一直延续到去世前夕，如有失眠或不安眠的情况发生，便记几时睡去，几时醒来，服药几次，睡眠时长共计几小时。而在1952年之前，尤其是1919～1945年，顾颉刚解决失眠的方式往往是饮酒，不得已时才服药，但到1952年之后，便无法找到饮酒使睡眠状况有所改观的表述。值得注意的是，即便在前一天晚上缺少睡眠，顾颉刚却少有在第二天精神不振的情况发生。

---

① 《顾颉刚日记》第七卷，第517页，1954年3月14日。

排便则是顾颉刚日记中与睡眠同等重要的记录对象。大便不畅也是顾颉刚早年便存在的身体状况。状况早期，虽还未到服药治疗的地步，但也采用了食用香蕉以对抗便秘的方法，但不时的"出血"却也是病症的表现。

顾颉刚在日记中对于自己身体变化的记述往往是作为白日活动的结果而出现的，但不同日之间对于自身身体变化的记叙关联性是极强的，如1921年10月31日、11月3日与11月4日的记述：

> 每日伏案，弄得胸前闷痛，如此总非久计。缉熙、介泉以我作事过劳，均劝我用书记。[1]
>
> 改了五本卷子，弄得头胀欲裂，肝阳也升了。[2]
>
> 一个人长觉背痛神倦，实在没有休息之故，恐积劳成疾矣。[3]

由于日记的独特性，顾颉刚难以对非己人物的生命历程进行连贯记述，但偶然知晓他人病状时，还是会在日常生活见面时或进行书信通信时进行问询。在《日记》中，顾颉刚的记述对象包括但不限于亲人、同时代交往的学者、一些与自身日常生活相关联的公众，从记述的人物范围来看，顾颉刚并未对纳入日记观察的人物进行一定的分类或限定，但也不会主动发掘日常生活中旁人的生命波动。顾颉刚大量第一视角的医疗社会观察，为近代史领域的医疗社会史研究提供了观察他人的生命史窗口以及一个隐藏的生命网络。

在顾颉刚的生命历程中，理性与客观并不总是占其生命认知的绝大多数。在顾颉刚不时感触到现实生活中一些"极致"的生命体验时，其对于生命的忧思往往将自己带入迷信的天命系统之中。随着生命阅历的增加与知识的增长，顾颉刚将原本的天命系统逐渐内化为"老"的符号，并一直延续到其生命的终点。

---

[1] 《顾颉刚日记》第一卷，第178页，1921年10月31日。
[2] 《顾颉刚日记》第一卷，第179页，1921年11月3日。
[3] 《顾颉刚日记》第一卷，第179页，1921年11月4日。

二　顾颉刚对生命观念的传统式表达

顾颉刚对生命观念的传统式表达，主要特征之一便是运用以天人关系为核心的中国哲学语言对以自身为核心的亲密关系网络进行记叙。虽然顾颉刚年轻时自述"吾向不信运命"，[①] 但其在续娶一事上却通过"算命"的方法为自己的未来及将要到来的婚姻生活寻找"运命"的庇护，并随着生活阅历的增多与亲人的相继离世，而与"不信运命"的观念逐渐调和。在不断得病与治愈的过程中，顾颉刚不得不向日渐孱弱的身躯让渡更多的时间、情绪与精力，并最终用自我生产的"老"的观念取代了中国传统的"运命"观念体系，搭建了新的生命叙事脉络。

（一）顾颉刚的"运命"观

顾颉刚与第一任妻子吴征兰的婚姻是父母一手包办的，然而，顾颉刚父母给自己选择的这位妻子完全不符合他的预期。虽然偶有互动，顾颉刚也慢慢开始接受自己的妻子，但这段婚姻随着吴征兰产女感染风寒去世戛然而止。顾颉刚尚未从第一任妻子体弱病死的阴影中释出，自身承担着求学与照顾幼女的双重压力，便被家人要求再婚。作为进步知识分子的顾颉刚对于家庭式的包办婚姻是抵触的，但对于被包办的实际状况，其虽有"推托庚帖"[②] 的抵触行为，但最终还是在家庭的压力下与殷履安成婚。

出于对殷履安身体健康的考量与担忧，顾颉刚在与殷履安接触和成婚的时间里，多次采用"算命"的方法，试图寻求未来婚姻生活幸福美满的合理性。虽然顾颉刚自述"予甚不信命……予未尝研究术数书"，[③] 但日记中仍真切地记述了顾颉刚以"八字""命格"等中式风水语言算命的经历：

---

① 《顾颉刚日记》第一卷，第49页，1919年1月8日。
② 《顾颉刚日记》第一卷，第45页，1919年1月7日。
③ 《顾颉刚日记》第一卷，第45页，1919年1月7日。

萧君送函来，谓殷女士年庚，当时屈指掐算，表面似乎可用；及后细将乾坤两庚合参，坤庚虽无大咎，而于寿元、子息两层，殊属欠利。此以久蒙老太翁知音，不敢不切实研究也，云云。览此骤经打击，不胜其悲。予于子息本不在意，而对于寿元最为系情。思先妻与我，但有名分之结合，而无精神之融和，彼以病死，尚且几于身殉。况殷女士既极好学，复淑德性，苟已来归，吾决不肯辜负其人；体弱如此，能当之乎。吾于先妻之殁，已成惊弓之鸟；卜者之言，无论其信否，吾既闻此言，尚忍尝试乎。嗟乎，多情总被无情恼，吾恨吾志行薄弱，不敢抗颜独行；吾尤悲果如其言，以如此佳人，而赋薄命也。①

顾颉刚在自我占卜后，因对这段姻缘的未来"疑惑不释"，②便携带殷履安和另一位呈寄婚帖的袁女士的年庚，到玄妙观请更为"专业"的算命人士，对未来的姻缘进行命理的阐释，但此次行动不仅没有使顾颉刚在殷履安与袁女士之间择出续弦对象，反而使其因思虑过多"眠食如此其不康"，③之后顾颉刚又多次对此段姻缘展开"算命"活动，但最终呈现的结果与本次相差不多。

回顾顾颉刚的"算命"行动，殷履安在命理上存在的身体健康"问题"成为顾颉刚考虑是否迎娶殷氏的首要考量。在初次算命之后，顾颉刚又多次通过算命的方法审视这一问题，相较而言，后续算命活动中"命理"所体现的"彼一则曰琴瑟难调，二则曰难以夫妇唱随，三则曰岂能宜家宜室"④等问题在顾颉刚考量范围内，并不如前者的身体健康问题更为重要。

（二）顾颉刚对"老"的认知和表达

可见，顾颉刚对于"运命"的态度并未如自述那般轻松与彻底，反而

---

① 《顾颉刚日记》第一卷，第46~47页，1919年1月8日。
② 《顾颉刚日记》第一卷，第47页，1919年1月8日。
③ 《顾颉刚日记》第一卷，第49页，1919年1月8日。
④ 《顾颉刚日记》第一卷，第55页，1919年1月10日。

陷入了与其的缠斗之中。但随着生命体验的增多与复杂化，顾颉刚与"运命"的互动逐渐被其"老"的观念进程所取代。

顾颉刚对于自身"老"的认知在自己 36 岁时首次出现，其在杭州连日酷热的天气中工作后，转至苏州，生"牙痛"，而后与旧友聚会归家后，生出了"我于此数年中确老得多了。若再不急起用功，尚有用功时耶！"①的感慨，次日又生"想作事，无力气，奈何！"②的哀叹。在此之前，顾颉刚虽也有体力不如从前的感慨，却并未将其具象地表达为"老"。但无论是否产生对于自身"老"的认识，顾颉刚对于身体生理功能下降的感叹总是与其现实生活中的"作事"密切相关，并以身体机能的下降勉励自身的治史、治学工作。

从对日记的观察结果来看，从生理机能下降、治史方向转变、治史与治学工作量变化这三个角度来看，大致在 1964 年，也即顾颉刚 71 岁时，他自认为开始了他的晚年生活。顾颉刚对于自己晚年生活的到来也有着一定的认知，在其 1964 年的日记中，首次严肃地提出了对于自身而言"老"的定义——"一、身体各部分功能衰退。二、无抵抗气候变化的力量。三、不可能紧张地参加社会活动。此必到了老年才会深切地感到，年轻人及中年人均无法领会"。③同时，他借用李商隐的诗句"天意怜哀草，人间重晚晴"，④ 表达自己虽然年老体衰但仍然可以做些史学工作的希冀。虽有些不服老的精神，顾颉刚却不得不接受身体机能下降带来的一系列后果：抽血、验尿、服药与夜不能寐成为顾颉刚日记与日常生活的重要组成部分，并深刻地影响了其生命观念的叙事表达。

从日记看，在 1963 年，顾颉刚的身体机能便开始了明显的衰退，1 月 26 日发烧后，⑤ 2 月 6 日才大致退烧，但"惟失眠如此，多服安眠药又如此，深为痛苦耳"。⑥ 2 月 13 日腿便肿起来，自述："此可征气虚，就眠前

---

① 《顾颉刚日记》第二卷，第 310 页，1929 年 8 月 4 日。
② 《顾颉刚日记》第二卷，第 310 页，1929 年 8 月 5 日。
③ 《顾颉刚日记》第十卷，第 3 页，1964 年。
④ 《顾颉刚日记》第十卷，第 3 页，1964 年。
⑤ 《顾颉刚日记》第九卷，第 618 页，1963 年 1 月 26 日。
⑥ 《顾颉刚日记》第九卷，第 625 页，1963 年 2 月 6 日。

痰咳颇甚。写字手甚颤。凡此，皆可见予体之衰也。"① 但顾颉刚对于自我身体机能衰退的认知却未有如 1964 年般明确提到自己的"老"，只是单纯从疾病视角对疾病的成因进行分析与认知，偶有哀叹，却尚未上升到人生观"晚年""老"的程度。在 1963 年 1 月 18 日因高血压，出现疑似冠状动脉硬化的病症，遵医嘱，并缺席尚未结束议程的民进全会会议后，② 顾颉刚反思道："去年政协开会一月，使我股痛甚久。今年文史资料会及民进全会开会一月，又使我一病至今。我实不能长期紧张……我做事太负责任，但此性情在年轻时固是好事，今则体力已不能济，使我在研究所中多管事，我的身体一定垮了。"③

身体机能的下降也导致顾颉刚在改革开放后，对于自身重新投入治史、治学活动能力的错估。在 1979 年 1 月 31 日的日记中，顾颉刚对自己未来的治史、治学活动做出了甲乙丙三个层次，分别为三年、五年、八年的细致规划。④ 然而此时顾颉刚的身体状况已经急转直下，不久之后便出现"今日予又失手，打破一热水瓶，甚矣老人动作能力之衰退也"⑤ "近来一想小便便须解裤带，否则即溺在裤裆里，此可见予膀胱功能亦在日下之中，可奈何！"⑥ 的现象，并在 1979 年频繁出现服药一次但"未成眠"的现象。虽然通过加服安眠药的方法可"得一夜好睡"，⑦ 但加大药量换取短暂身体效能的做法也让顾颉刚自身认识到"然此胡可久也"。⑧ 上述身体变化极大地影响了顾颉刚治史工作的开展，使顾颉刚不得不不断地推后自己的工作进度，而直到顾颉刚先生与世长辞，他的工作规划也未能得到有效的开展。

在顾颉刚的生命历程中，其对于中西医的知识体系呈现出经验主义式

---

① 《顾颉刚日记》第九卷，第 628 页，1963 年 2 月 13 日。
② 《顾颉刚日记》第九卷，第 614 页，1963 年 1 月 18 日。
③ 《顾颉刚日记》第九卷，第 625～626 页，1963 年 2 月 7 日。
④ 《顾颉刚日记》第十一卷，第 614～616 页，1979 年 1 月 31 日。
⑤ 《顾颉刚日记》第十一卷，第 617 页，1979 年 2 月 3 日。
⑥ 《顾颉刚日记》第十一卷，第 619 页，1979 年 2 月 8 日。
⑦ 《顾颉刚日记》第十一卷，第 620 页，1979 年 2 月 10 日。
⑧ 《顾颉刚日记》第十一卷，第 620 页，1979 年 2 月 10 日。

的学习过程，而在这一过程中，顾颉刚先后多次经历自己至亲之人从健康到死亡的生命体验。通过这些体验，经验与知识升格成了顾颉刚对于生与死的观念。

三　顾颉刚日记中西医疗话语体系的变迁

随着顾颉刚病痛与治疗经历的增加，顾颉刚对于健康与疾病的观念与处理方法逐渐西化，前文所述的"升""扬""去""火"等中医词汇在日记内容中逐渐变少，而有关"睡眠""疾病""就医""用药""药效""身体变化""病愈"等现代词汇逐渐增多。这一现象随着顾颉刚年龄的增长与亲历的病痛增多而变得愈加明显。一方面，这一现象是顾颉刚作为"病人"，在病痛，就医与治愈体验的体验中"习得"的结果；另一方面，贴近真实的记述也是顾颉刚史学家品质之于日记写作的体现。顾颉刚对于客观历史的追寻与思考渗透进了自己的日常生活之中，逐渐成为日记写作新的叙事风格。

顾颉刚在写作日记时，每隔一定的时间周期便会回顾自己过去的身体状况并借此写作机会阐发对于健康、生命与病痛的看法：

> 今年入冬不冷，而予两足犹生疮者，糖尿病之作梗也。此系无法根治之病。予服 D860 已十年，不过限制其不剧发耳。在旧社会中，五等有期徒刑为半年，予每值冬及初春不得自由行动，等于年服徒刑一次，失去行动自由，亦是一种苦痛。所幸者，予手颤之疾有时不剧，则尚能以作字自遣耳。

> 尔来两眼均涩，左目有红丝，日涂眼药水数次，但求不盲便佳。又自九月十九日，午刻即感脚冷，近日更甚，饭后即忙上床，以热水袋窝之，乃止。夜中却不冷。此当是老年血不下行所致。

> 予向来进食，荤素一样吃。近日厌荤喜素，每饭静秋夹猪肉、鸡肉入碗，予即推却，见豆腐、花生、素十锦则喜。此当亦老年胃中有变化。

今冬痰咳不剧，但每晨起即有一块痰塞住喉咙吐不出，必以手巾挖而出之。

外孙刘大志胖得可爱，予每就其床逗之，然以侧身故常致腰痛。今彼已归其家，予痛遂止。①

在此类回顾性文本中，顾颉刚在身体的变化，身体变化的原因及变化的处置结果三个问题上的描述十分详尽，呈现出医学档案式的写作风格并逐渐形成以年为单位回顾病痛的日记写作习惯。

早在 1919 年，顾颉刚便有关于自己安眠药物为"Trional"② 的记录，虽然之后顾颉刚应对失眠或"眠不安"还有许多具体的措施，但一直保持着记述自己安眠药类型及用量的习惯。而随着年龄的增长与身体机能的下降，顾颉刚所承受的疾病愈加恶劣，就医的体验也越发复杂化，日记的档案式写作也变得愈加细致与深刻。每年的日记回顾除了工作，大事记之外便是细致的得病与治疗记述。以 1965 的全年日记回顾为例：

数月来，肠胃病迄不瘥，每日大便次数无定，多黏沫。至九月二日，又便血。仍服中药。

十月一日，到天安门观礼，站一小时，足痛甚，几至不能下台。……十九日，到北京医院透观，始查出为"乙状结肠多发性息肉"。廿一日入院，住二〇一室，议割治。

十一月四日，曾惠九为动手术。十一日拆线，旋创口裂开，又以钢丝缝之，痛甚。廿五日拆线。此病查出是"结肠气囊肿"。

……

十二月三日，出北京医院，凡住院四十三天。即日至香山枫林村疗养。

……

九月初，又便血。中西医兼诊，服徐季涵医师药。

---

① 《顾颉刚日记》第十一卷，第 527 ~ 528 页，1977 年。
② 《顾颉刚日记》第一卷，第 51 页，1919 年 1 月 9 日。

十月便血更剧，透观结果谓结肠生有息肉，遂住北京医院。

十一月四日，由曾惠九医师行手术，割去结肠尺许。十一日拆线后创口裂开，改用钢丝缝，至廿五日拆去。据医云：是结肠内外生气泡，非息肉也。①

可见，随着顾颉刚沾染疾病与病痛的逐渐复杂，顾颉刚的日记记述也变得复杂而细致，虽然顾颉刚无法将医学档案上的文本逐字记录在日记中，但在一段较长的"病人"体验中，顾颉刚逐渐习得了一些西医的表达方式与档案式的日记写作方式，并产生了一个"生病复杂—治疗复杂—认知复杂"的良性学习通路。

对生与死的认知是生命史学中的重要观念，通读《日记》，不难发现，顾颉刚对于生与死的严肃态度贯穿在其生命发展历程之中，几无改变。但随着年龄的增长与亲历的死亡体验增多，顾颉刚对待新生与死亡的态度又呈现出"淡然"的渐进趋势。具体而言，顾颉刚对于生命总是欣喜且敬重的，但有时也兼有原生家庭孩童甚多，"生"着的人难以养活的复杂情绪，这一复杂情绪在其外舅逝世时有着明确的表达：

外舅得胃病已三四年，每发一次身体即弱一回，至今遂不支。廿九号，他尚至衙门。仅昨日病卧一天，遂去世。身后萧条已极，璧臣思念前途，哭不成声。他有老母，有庶母，有弟三，有妻，有子女四，以一身负养活十人之责，而自身又无长技，奈何奈何！②

当对死亡与"生"着的人的未来进行展望时，顾颉刚往往会陷入哀叹的情绪之中，且一连数日之久，这一状况在新中国成立后有所改观。但当生与死的观念相遇，非要决出孰轻孰重时，顾颉刚也曾明确表达过"忽生人而重死人，可叹"③的观点。

相较于顾颉刚对待"生"的态度，其对待死亡的态度是更为严肃的，

---

① 《顾颉刚日记》第十卷，第190页，1965年。
② 《顾颉刚日记》第一卷，第692页，1925年12月31日。
③ 《顾颉刚日记》第一卷，第233页，1922年5月12日。

或许是他在祖母重病的一年半中不离左右，颇多感触，关于"死"的观念在顾颉刚壮年未亲历大病时便已形成：

> 祖母自去年二月初起病，到本年七月中病逝，适一年半。此一年半中，先左手左足坏，后右手坏，到死前数日，则右足搬动亦艰。神思言语，渐渐失次。到此数月中，几乎处处缠错矣。故祖母常自恨，以为何不早死，何必等死。屡屡教我买镪水好把自己毒死。以素好自动之人，而终至于一切不能自动，精神上之痛苦自然利害极了。此次以半日之病逝世，在她本身实是脱苦。祖母自得病至逝世，适与此册日程相终始，亦一奇事。我在这一年半内做了多少事，她在这一年半内受了多少痛苦！①

对至亲之人的逝去所表达的情绪更能体现出顾颉刚对于"死"的严肃、悲痛与敬重，他也在日记中自述道：

> 予生性最不能哭，十岁后流涕之事寥寥可数。征兰殁，仅哭二次。祖母殁，亦二次。父殁，只一次。今履安殁八十三日矣，予归来一宿，万种痛苦咸集心头，非痛哭不足以解抑郁。在墓前烧纸时，泪如雨露，尤为予生平所未经。盖征兰殁时有祖母在，祖母及父殁时有履安在，只须有人慰藉便可平抑感情，今则无人可以慰我矣，伤哉痛哉！②

值得注意的是，若以此条自述为脉络进行观察，不难发现顾颉刚有关"生"与"死"的观念往往联动变化且呈现出持续的递进趋势——顾颉刚每亲历一次至亲之人的逝去，其对于生命的敬重便也更加重几分，有关"作事"的紧迫感与责任感便加重几分。但投入"生"的现实生活几年之后，顾颉刚便又会失去一位至亲之人，悲痛缅怀之际，却也对"生"的现实生活更多几分敬重。这一现象在顾颉刚的壮年及中年体现得极为明显，

---

① 《顾颉刚日记》第一卷，第251页，1922年7月16日。
② 《顾颉刚日记》第五卷，第134页，1943年8月20日。

在老年则因为少有至亲之人去世与对子孙后代的关注度提高而对"生""死"之事淡然了许多。

对于现实世界"生者"的敬重往往伴随着"科学"与"行动"。当顾颉刚发现妻子殷履安"今日痰中有血，虽喉部肺部尚不可知，终宜一看"①时，他好言相劝，劝其就医，遭到妻子的反对，并将"痰中有血"的原因推脱为"吐血为早计"。顾颉刚十分生气，在日记中写道："予生不幸，所娶之妇乃均讳疾忌医！"②但顾颉刚并未妥协，于次日"逼履安就医"，竟然到了吵架的地步，但最终履安由华妈伴去看医。就医后，顾颉刚得到医生的手书"谓履安无肺疾"，方才放下心来。③

由于顾颉刚书写日记年限的客观限制，笔者无法得知顾颉刚在身体强健且未经历至亲之人死亡的青年时对于"生"的理解与体悟，但顾颉刚对于至亲之人死亡最为悲痛的沉沦时日在日记中却是有着明显体现的——在其第二任妻子殷履安去世后至五周月期间。在这期间，顾颉刚常日失眠，对他人做媒一事，感到"然予已不能动心矣"④，与他人聊天谈到履安"又涕下"，⑤看到与履安有关的事物，睹物思人，也会经常哭泣，以至于"我有生以来，从未如此哭过……彼死，我不将自杀耶！"⑥这一峰值的出现不仅与顾颉刚对殷履安之于家庭与爱情付出甚多的愧疚有关，⑦亦与殷履安是顾颉刚50岁前生命历程的最后一位可以慰藉自己的至亲之人有关。⑧由此可见，顾颉刚对于殷履安的情感之深切，而在殷履安去世之后，顾颉刚对于自己亲人的生死大事的情绪波动则平稳了许多，并一直延续至他生命的终点。

在不断地体验"生"与"死"的交替之后，顾颉刚回顾自己三十年的

① 《顾颉刚日记》第一卷，第270页，1922年9月4日。
② 《顾颉刚日记》第一卷，第270页，1922年9月4日。
③ 《顾颉刚日记》第一卷，第270~271页，1922年9月5日。
④ 《顾颉刚日记》第五卷，第133页，1943年8月18日。
⑤ 《顾颉刚日记》第五卷，第134页，1943年8月21日。
⑥ 《顾颉刚日记》第五卷，第137页，1943年8月27日。
⑦ 《顾颉刚日记》第五卷，第127页，1943年8月7日。
⑧ 《顾颉刚日记》第五卷，第137页，1943年8月25日。

"志愿未曾实现"与三十年来所患病症,生出"摄生之方不可以不讲也"的感慨,附录自己八年以来的病症及致病之由,并自己总结出五条病的规律:"予体湿重,极不适于居住南方";"予血压久高,失眠之疾由此而来,必须注意作息时间";"予喉头易发炎,不能受寒,出门时必须多带衣服";"予左足之抵抗力较右足为弱,须多保卫";"交际过多,易致腹泻,宜注意饮食"。① 可见其在个人病痛中对于自身"生"的重视。而此页日记附录的撰写,是顾颉刚基于其长期受病痛困扰而无法认真"作事"所做的总结,标志着顾颉刚对于自身"生"的观念的正式确立。

总而言之,顾颉刚对于生命的敬重是与其亲历亲人的死亡感受密不可分的,每有亲人逝去,顾颉刚便要在悲痛、不舍与对已逝之人的追忆之中更深地体会对于生者的珍惜。自此之后,顾颉刚有关疾病与健康知识的获取,对于亲人和自身看重之人的健康关怀与行动便可以在此逻辑通路上得以阐释。

四 结 论

总而言之,顾颉刚在自己不断的病痛与治愈体验中自我生产出了一套有关"生命"的观念与叙事话语,并运用这一观念与叙事话语理解自我与他者的身体变化、生命历程与生命意义,这一实践与认知的过程又通过顾颉刚大量的日记书写表达出来。在顾颉刚的视野中,他者与自身的身体变化及应对身体变化的行动有着很高的书写价值,顾颉刚也通过日记写作的方式,观察与反思"生命"这一宏大命题的现实本体与存在意义。

在史学理论意义上,人体的生理变化具有较强的客观证实性,这意味着有关顾颉刚的生命史学的探索有着极大的价值,但顾颉刚的医学档案和诊疗报告并未被系统性地发掘与整理的现状使这一方向的探索仅能停留在顾颉刚第一人称视角所书写的文本上,难以进行史料互证,不过同时,顾颉刚也留下了一个近代史的生命观察窗口——日记集与书信集带来了庞大

---

① 《顾颉刚日记》第五卷,第343~346页,1944年9月30日。

的生命史史料存量，编织一个以顾颉刚为中心的生命叙事网络也可以成为被期待的学术工作。

就本文的工作而言，顾颉刚的史家品质对生命观念的影响是易于观察的，反之，顾颉刚对于生命的观察、书写与理解亦会反哺他的史学观念，对于现实具象人物的生产生活观察也会增进其对历史的理解。但这一影响路径是如何产生的，又以何种方式起到了何种具体的作用，则需要大量具体的考察。

在生命史的尺度上，顾颉刚的日记与其他文存仍有极大的发掘价值，这一价值不只体现在顾颉刚对于自身生命的认知与记述上，也体现在顾颉刚作为史学家对自身所处时代"生命"这一观念的认知上。依托于生命史学的研究方法，研究者可以更好地认知顾颉刚开展治史、治学及其他社会活动时的身体状况，为叙述与分析上述活动铺上一层生命史的"底色"。同时，生命史的研究方法也可以很好地整理与勾连不同领域研究中的顾颉刚形象，为顾颉刚"父亲""史学家""教育家"等形象的融合提供可行性方案。

中医典籍及文学

一个明代军功世家的济世情怀

——《万氏家抄济世良方》的初刻、重刊与人生情境

许 蔚*

【摘要】《万氏家抄济世良方》是明代嘉靖、万历年间刊刻、流传的一部方书，初由万表撰集、刊行，后由乃孙万邦孚增补重刻。万表出身宁波卫世袭指挥佥事，子达甫、孙邦孚先后袭职。万氏三代不仅维系军功世家，还延续了刊布方书亦济人的家族传统。本文尝试就万氏祖孙三代的相关论述和经历以及该书所收方药的使用情形，探讨这一军功世家在方书编撰工作中所呈现的济世情怀、宗教情境以及具体的个人经验。就万表刻本及其个人撰述诸书可知，他既热衷施药，也好读方书，注意从前辈、同侪及朋友处收集验方，并予刊布、印送。万达甫事虽不显，但长期任职海防，仍坚持清修与印送方书。万邦孚重编本存在多个版本，从内容的增删、细节的调整，可知万邦孚对小儿等方的偏重与其个人的生命体验有关。

【关键词】明代 方书 万氏 版本

《万氏家抄济世良方》是明代嘉靖、万历年间刊刻、流传的一部方书，初由万表撰集、刊行，后由乃孙万邦孚增补重刻。该书存世版本较多，海内外各图书馆所见副本数量也不在少数，有些副本天头还有详细批注，可知并不是什么乏人问津的僻书，应当说，类似万表所编刊的《灼艾集》，

---

* 许蔚，复旦大学中国古代文学研究中心、复旦大学中文系副教授，硕士生导师。

产生了较为广泛的影响。① 叶楩《刻痘疹诸家方论序》即说"在嘉靖中，我明州鹿园万公善司马穰苴法，事肃皇帝，以功进大都督，尝集名家验方为《家抄》，播传海内，盖仁人之用心，其利溥哉！"② 本文尝试就万氏祖孙三代的相关论述和经历以及该书所收方药的使用情形，探讨这一军功世家在方书编撰工作中所呈现的济世情怀、宗教情境以及具体的个人经验。

一 万氏三代的功业、志趣、著述与信仰

万表，字民望，号鹿园，又号九沙居士，宁波卫世袭指挥金事，生于弘治十一年（1498），17 岁袭职，正德十四年（1519）中浙江武举，正德十五年中会试，擢都指挥督全浙粮运，历任浙江都司、南京大校场坐营、江西都司、漕运参将、南京锦衣金书、广西副总兵、左军都督漕运总兵、南京中军都督府都督金书等职，终于浙直海防总兵，嘉靖三十五年（1556）卒，撰有《学庸志略》《论语心义》《孟子摘义》《道经赘言》《九沙草堂杂言》《玩鹿亭稿》《淮上稿》等，又编有《皇明经济文录》《灼艾集》《玩鹿亭诗抄》③《万氏家抄济世良方》《玄门入道资粮》《山中集》④ 等，大多尚存有万氏家刻本。

王畿在为万表所作行状中说他"生平志于古人之学，才长于经济，性

---

① 《灼艾集》是万表养病、舟行之余的读书摘抄，存世除万表自己在嘉靖年间陆续编刻的本子外，还有万邦孚重刊本，以及后人的评点改编本。其中，北京国家图书馆所藏一部嘉靖刻本，卷首明嘉靖二十八年李登《题灼艾集小引》说"是集也，以'灼艾'名。夫艾治百病，医方载之矣。倘亦人心有病，非善言莫能疗救"；另一部嘉靖刻本配清抄本，卷首抄存的管景《灼艾集小引》也赞扬该书"诚拯弊之医案、济人之药石，好古之士，宜各置诸一部，以便观览。见贤思齐，见不贤内有省，是不病于病，而因病以得祛病法。名曰《灼艾集》者，良是，岂止养病而有暇而名之耶"。

② 叶楩：《刻痘疹诸家方论序》，万邦孚选集《万氏家抄痘疹诸家方论》卷首，台北图书馆藏嘉业堂旧藏明万历万邦孚刻本，第 1 页 a。

③ 《玩鹿亭诗抄》可能即万表编选《唐诗选玄集》，存北京国图所藏明抄本一种。

④ 中国科学院图书馆藏明万历万邦孚刻本《玄门入道资粮》卷前有万氏后人手书题记，说"此册刻板已坏，日后子孙富足，另雇工精书重樣可也。存此以为底本。其《山中集》，另有十本印出，板亦坏，一无足取，以后不必重刻"。目前为止，未见到有关《山中集》的馆藏信息。

素冲雅，乐与方外人交"。① 焦竑在为万表所作墓志铭中则称赞其"古名将功在社稷者多矣。至以文学饰勋名如杜预、韦孝宽者，盖间有之。若夫镕裁九流，挈其要眇，以修身而缮性者，古今未有也"，"公少嗜玄学，已而阅内典，独契于心"。② 焦竑为万表嫡子万达甫所作《万纯初传》又称"鹿园公负文武才，标望绝人，于释部、玄宗深领其趣，与龙溪、荆川、念庵诸公为绅带交"。③ 除表扬其理学、诗学成就，指出他融通释、道之外，④ 王畿、焦竑也都选录其擘画漕运、防海事宜的文字，对其经济之能有充分的肯定。

万表"于天下厄塞、时事兴罢利病，即身所未历者，无不概诸胸中"，"每遇事，矫矫直任，惟见理之当为，毅然行之。一切得失、毁誉、利害，皆无所顾"。⑤ 其一生功业，首在漕运，既数次完成漕粮运缴任务，也曾为遭遇暴风雨而覆溺的漕船申辩并请求抚恤，又曾不得敕旨即发漕粮赈济流民，可以说是尽最大努力保全治下军民的性命，被民众传称为"好道舍命活民参将万侯"。⑥ 此外，他在漕运制度如缴纳、粮耗、折银等方面也有许多为人所称道的规划和建议，⑦ 特别是提议卫辉、运河及海运等三路运粮，既保障漕粮安全，又使京畿常年有勤王之师，复留海上舟师一路以备不

① 王畿：《骠骑将军南京中军都督府都督金事前奉敕提督漕运镇守淮安地方总兵官鹿园万公行状》，收入《王龙溪先生全集》卷二十，中国国家图书馆藏明万历四十三年张汝霖刻本，第 25 页 a。
② 焦竑：《明骠骑将军南京中军都督府都督金事前奉敕提督漕运镇守淮安地方总兵官鹿园万公墓志铭》，收入万表《玩鹿亭稿》附录，《四库全书存目丛书》集部第 76 册，齐鲁书社，1997 年影印明万历万邦孚刻本，第 196 页。该附录中墓志铭大体与焦竑文集本一致。
③ 焦竑：《万纯初传》，收入万达甫《皆非集》卷上，台北"故宫"代管原北平图书馆藏明万历万氏家刻本，第 1 页 b。
④ 关于万表理学的简介，参见方祖猷《集狂禅与事功于一身的万表》，《浙江学刊》1989 年第 5 期。关于万表诗学的简介，参见廖肇亨《诗法即其兵法：明代中后期武将诗学义蕴探诠》，（台北）《明代研究》第 16 期，2011 年，第 37～42 页；谭婷婷《万表诗文研究》，硕士学位论文，湖南师范大学，2020；武道房《明代儒将万表的心学与诗学》，《浙江大学学报》（人文社会科学版）2020 年第 6 期。
⑤ 万达甫：《万氏永思纪略》，中国国家图书馆藏明万历三年万邦孚抄校稿本，无页码。
⑥ 王畿：《骠骑将军南京中军都督府都督金事前奉敕提督漕运镇守淮安地方总兵官鹿园万公行状》，收入《王龙溪先生全集》卷二十，第 19 页 a。他曾有人冥体验，宣称上帝嘉许他舍己救民，赐他延寿。
⑦ 万表有关漕粮折银的建议，参见黄仁宇《明代的漕运》，九州出版社，2019，第 85 页。

虞，可知颇有深谋。其次，则是防海剿倭。他虽退职养病，"忧怀激发，慨然有澄清海甸之志"，① 故能响应张经的征召，除为其分析时局、擘画募兵及攻守方略外，也首倡僧兵，又身亲战阵，在苏州娄门外杨泾桥迎击倭寇，中箭落水几死。② 所建以蒋洲、张惟远诱捕王直之策，卒亦为胡宗宪所用。最后受命海防，因旧疾复发而逝。

事功之外，他虽参与良知学的论争，但并不热衷讲学，而是以自修自证为旨趣，与浙中王学颇不同调，而近于江右学风，因而能与罗念庵常相砥砺，日常则以读书为乐，对世道人心、经济文章尤其重视。《灼艾续集》卷下有识语"九沙山人万表曰：《灼艾续集》者，续《灼艾集》而修也。山人往寓金陵，尝因灼艾，阅诸说而有集矣。嘉靖甲午（1534），承乏督漕，舟行闲暇，乃取昔所未阅者而阅之。随意漫录，复成帙焉。益觉夫义理之可悦而龟鉴之在是也。谨识"，③ 可知万表即使在领运途中，也不释卷。

他育有二子二女。长女适杭州卫指挥同知吴懋宣。吴受其僧兵，追击倭寇，孤军无援而阵亡。④ 嫡子万达甫，字仲章，号纯初，生于嘉靖十年，幼入唐荆川门下，补杭州庠生，万表去世后袭职，督理清江厂漕船等事，历任浙西漕运把总、中军都督府东大营坐营、临观备倭把总、福建都司金书、广东都司、广州防海参将等职，万历三十一年（1603）卒，⑤ 著有《皆非集》，存万氏家刻本，又撰《万氏永思纪略》一卷，述乃父一生行事甚详。焦竑《万纯初传》称他"得父师之指受，而旁证于古先生之书，性现根熟，机镰洞彻"，⑥ 称得起克绍家声。

万达甫虽然长期担任低级军官，不甚通显，但始终谨守职任，爱抚军民。其《旻天歌》诗序说"舟次济上，值岁大歉，民茹草木、鬻男女者载

① 《万氏永思纪略》，无页码。
② 万表：《玩鹿亭稿》卷三《祭杨泾桥阵亡诸兵文》，《四库全书存目丛书》集部第76册，第63页。关于万表募僧兵御倭，参见黎光明《嘉靖御倭江浙主客兵考》卷下（五）《僧兵》，哈佛燕京学社，1933。
③ 万表辑《灼艾续集》卷下，中国国家图书馆藏明嘉靖刻本，第47页b。
④ 万表：《玩鹿亭稿》卷二《哭婿吴子旬二首》、卷三《祭吴子旬阵亡文》，《四库全书存目丛书》集部第76册，第45、62页。《万氏永思纪略》记其事亦较详。
⑤ 以上据李志《行状》，万达甫《皆非集》卷上。
⑥ 焦竑：《万纯初传》，万达甫《皆非集》卷上，第3页b。

道，为之悲感而赋此"，① 即领运漕粮时悲悯军民的表达。他在广东参将任上也曾极力反对抚臣出兵征剿浮海为乱的疍民以冒功的主张，为免滥杀无辜而不惜得罪上峰，有乃父之风，为人所称。此外，他对漕运制度以及防海剿倭等事也有深刻的考虑，帮助制定规章，贡献谋略，并一力主张独子万邦孚应命出征朝鲜。不过，其《皆非集》仅为诗集，并未收录他有关漕运及剿倭、东征的擘画文字。由其诗作可知他长年坚持坐禅，与释、道都有很深的交往，并有坚定的观世音信仰，临终时亦请坐禅僧彻夜诵《金刚经》助其往生。又其《游万山观壁间有纯阳亲笔及遗药尚存》诗曰"遨游不自适，亦复见仙容。半壁云生袖，千峰月照松。留丹犹济世，厌俗尚遗踪。夜半闻长啸，还疑剑化龙"，② 虽表达逍遥自适的感情，仍流露不忘世事的情怀。李志《行状》也提到他"其心未尝一日忘朝廷，从邸报中闻一嫩令，喜形颜面；不，则怛怛若芒刺在胸臆间"。③ 而诗中题咏的吕纯阳遗迹对他而言也并非偶然触景生情。万氏与吕祖信仰实有着深刻联系。后来万邦孚重刊《万氏家抄济世良方》，就曾请吕祖降笔。

万邦孚，字汝永，号瑞岩，据其 60 岁自识画像诗题称"自甲寅历癸丑，不觉六旬"，④ 知生于嘉靖三十三年。是年正值乃祖万表募兵迎击倭寇之时，而乃父万达甫正是以此激励他不要留恋未满月的幼子，应以尽职建功为重，领命赴朝鲜的。万邦孚弱冠为宁波庠生，在万达甫致仕后袭职，三领浙省漕运，迁山东都司佥书，曾率班军入卫京师，⑤ 壬辰倭乱时升为游击将军，率南京龙江水师赴鸭绿江，归补苏松游击将军，调浙西参将，升温处参将、江北副总兵，终于都督佥事福建总兵，崇祯元年（1628）卒，⑥ 著

---

① 万达甫：《皆非集》卷下，第 30 页 a。
② 万达甫：《皆非集》卷上，第 5 页 b。
③ 李志：《行状》，见万达甫《皆非集》卷上，第 8 页 a。
④ 万邦孚：《一枝轩吟草》，台北"故宫"代管原北平图书馆藏明万历万氏家刻本，第 6 页 b。黄宗羲所作墓志铭载其生于嘉靖甲辰（1544）三月二十二日，当是嘉靖甲寅之误，见《南雷文定》卷五，中国国家图书馆藏清康熙二十七年刻本，第 3 页 a。
⑤ 关于山东卫所班军京操，参见彭勇《明代班军制度研究——以京操班军为中心》，人民出版社，2020，第 123～126 页。
⑥ 焦竑：《万纯初传》，第 7 页 b；《南雷文定》卷五，第 1～3 页；《宁波府志》卷二十，中国国家图书馆藏清雍正重镌本，第 62 页。

有《一枝轩吟草》，据《千顷堂书目》，其还编有《万氏家训》、《汇选筮吉指南》、《日家指掌》、《通书纂要》以及《万氏家抄痘疹诸家方论》等书，并重刻了乃祖所编诸书。

万邦孚系将门之后，祖、父又常年担任漕运职务，熟知漕事、海务，袭职后领漕事也能克尽己职。朝鲜事起，他遵父命"条上火器、练水战、鼓士气、选精勇数事"，① 又在父亲一力主张下，离家东征。他虽因此得以建功，逐渐得到升迁，但离家远亲，常怀思念，尤其老父、幼子时时挂怀。万达甫虽然力主他出征，其实心中也常怀忧虑。他在《夜喜孚儿鸭绿信使至报以春归》二首中提到"老来餂〔舔〕犊情偏切""为报归期舒老抱，寄将灵药驻衰颜"，② 对远在异国战场的独子思念备切，可知万邦孚也当有如此感想。他与乃祖、乃父相同，始终敬畏生命，对军民着意照拂，为荒野、战场死难之人收拾遗骨，买地安葬，并建厉坛祭祀，深得军民感激。朱道相《刻万氏家抄济世良方序》高度赞扬他任温处参将时所取得的武功，说"万公式奉简命，都护瓯江，运筹决胜，不遗余力。虽仁以奋勇，武而不杀，而一闻小警，即严号令，整甲伍，躬擐甲胄，身先偏裨，冲涛追灭，而后朝食。由是威名震慑，岛夷潜踪，大海以东晏如也"。③ 此后他升任福建总兵，又能革去弊政，践行戚继光练兵之法，选材任贤，可知颇有治军之能。

万邦孚虽然与乃祖万表一样编刻了不少书，自己留下的文字却较少，晚年所著《一枝轩吟草》一卷，收诗也不太多。从有限的记录可以知道他保持了父祖辈坐关的习惯，同时也延续和发展了万氏家族的吕祖信仰。日本国立公文书馆藏明万历三十七年万邦孚刻本《万氏家抄济世良方》序后录吕祖乩笔赠诗，所附万邦孚识语说"右诗，吕纯阳祖师所赠也。不肖曩参温处戎务，时汛防海上，闻祖师神应屡屡。因恳题重梓家抄方首简。祖师示曰：此固汝之美念，况前人遗泽甚广，道人当不吝。但多达官贤士题跋，何重于道人耶？不须序，作一首便是，镌于前，以彰尔祖余泽。遂顷刻挥洒五章。不

① 李志：《行状》，见万达甫《皆非集》卷上，第7页a。
② 万达甫：《皆非集》卷下，第19页a。
③ 朱道相：《刻万氏家抄济世良方序》，万表选集，万邦孚增订《万氏家抄济世良方》，《四库全书存目丛书》子部第43册，齐鲁书社，1997年影印明万历三十七年刻本，第4页。

肖为悚羡者久之，尤不敢袭藏也。敬以原笔付之剞劂氏"。① 吕祖灵应不仅塑造了万邦孚的信仰世界，也强化了万氏祖孙刊刻方书以济世的功德观念。对此，朱道相说："书成，公以质之箕仙。而吕韵五章，畅然嘉其世泽之远，而炯然必其获报之隆。噫！万公满腔恻隐，触处流行。既设奇决策，荡涤海氛，以脱民于锋镝。而又绳祖广集，梓布宇内，使一切阴阳诸患不能为人世害。公之仁，深且弘矣。积仁累行，神且申佑。即日上续祖光，建牙开府，用树掀揭洪业，固公余事。且见仁人之后益传而益昌大也。"② 他不仅肯定刊布医方为万氏阴德，且以为吕祖将有护佑，不久即会延续万表的荣光，再任都督，子孙亦将繁衍昌大。而万邦孚随后即升任副总兵、总兵。他在福建任上也再将吕祖赠诗附《万氏家抄济世良方》刻出，书中款署并备列祖孙三代的职衔，再度宣扬万氏之德行功勋、吕祖之潜佑默助。

二 《万氏家抄济世良方》的初刻、重刻、再刻及定本的形成

《万氏家抄济世良方》最初由万表编刊于嘉靖年间，上海图书馆藏明嘉靖刻本应即该本。此后因年久版坏，万邦孚又予增补重刻。各图书馆所藏有著录为万历三十年刻者，有著录为万历三十七年刻本者，目前所见最晚刻本似乎是上海图书馆藏"明万历四十四年"万邦孚刻本。为辨明诸本之间的关系，先将所见各版本概况具述如下。

（1）上海图书馆藏明嘉靖刻本，五卷，左右双边，白口，单鱼尾，每半叶十一行，行二十二字，曾经重装，有抄补，在卷四，叶三十八。该本前后未见序、跋，有目录，正文每卷无款署。

（2）上海图书馆藏明万历三十年刻本，六卷，四周单边，白口，单鱼尾，每半叶十行，行二十三字，扉页题"□学准绳""重镌增补万氏家抄"

---

① 万表选集，万达甫校订，万邦孚增补《万氏家抄济世良方》序，日本国立公文书馆藏明万历三十七年万邦孚刻本，第24页b。

② 朱道相：《刻万氏家抄济世良方序》，万表选集，万邦孚增订《万氏家抄济世良方》，《四库全书存目丛书》子部第43册，第5页。

"文蔚堂藏板"等，并钤"文蔚堂""文蔚堂图书记"等书坊印记。该本首有万历三十年朱道相《刻万氏家抄济世良方序》；次《吕纯阳祖师赠诗》一叶，而无万邦孚识语。次目录，目录末有万邦孚识语。正文前五卷署"四明万表选集、孙邦孚增订重梓"，第六卷署"四明万邦孚选集"。另外，该本第六卷包括脉诀、药性两部分。

（3）日本国立公文书馆藏明刻清印本，六卷，行款同上，封面墨书"万氏家抄"，扉页栏内题"医学入门良方考"，"一备诊视脉诀 一备本草药性"，"文蔚堂梓"，栏上题"万氏家传秘方集验"。该本首有《吕纯阳祖师赠诗》十叶，附万邦孚识语；次朱道相序，但序题挖改为"医学入门良方考"。次目录，目录末有万邦孚识语；但卷首挖改为"医学入门良方考"，唯版心上仍题"万氏家抄方"未改。正文每卷首题亦挖改为"医学入门良方"，但尾题仍为"万氏家抄济世良方卷之某"未改。余同上本。

（4）中医研究院图书馆藏明万历三十年刻本，六卷，《中医研究院图书馆藏善本丛书》1996年景印，行款同上本，唯扉页题"遗香堂万氏家抄"。该本序、吕祖诗、目录、分卷等亦同上本。

（5）北京大学图书馆藏"明万历三十七年刻本"（著录有误，详后），六卷，《四库全书存目丛书》1997年景印，行款同上本，景印本未见扉页。该本首为洪启睿《题万病春抄济世良方首简》（未署年月）、万历三十年朱道相序、万历三十六年沈儆炌《重刻万氏良方跋》。吕祖诗、目录、分卷等亦同上本。

（6）中国国家图书馆藏明万历三十七年刻本，七卷（存六卷），四周单边，白口，单鱼尾，每半叶十行，行二十三字，无扉页。该本首为万历三十七年沈儆炌《增定万氏济世良方序》、万历二十九年洪启睿《题万氏家抄济世良方首简》、万历三十年朱道相序。次每卷前有分卷目录一叶。正文前五卷署"提督漕运镇守淮安地方总兵官都督四明万表选集、分守广东广州等处地方督理海防参将男达甫校订、镇守福建并浙江金温地方总兵官都督孙邦孚增补"。另外，该本第六卷仅有脉诀的部分，卷题作"万氏家抄济世良方卷六新增痘瘄并脉诀"，署"镇守福建并浙江金温地方总兵官都督四明万邦孚选集"。

（7）日本国立公文书馆藏明万历三十七年刻本，七卷，行款同上本。

该本首为万历三十七年沈儆炌《增定万氏济世良方序》、万历二十九年洪启睿、万历三十年朱道相等序；次《吕纯阳祖师赠诗》九又半叶，有万历三十七年万邦孚识语；次《增补家抄方凡例》一叶。又该本第七卷末有万历三十六年沈儆炌《重刻万氏良方跋》，次万邦孚识语。每卷前有分卷目录一叶（第一册卷一目录缺）。正文款署亦同上本。第七卷即药性的部分，卷题作"万氏家抄济世良方卷七新增本草药性"，署"镇守福建并浙江金温地方总兵官都督四明万邦孚选集"。

（8）美国国会图书馆藏明万历三十七年刻本，七卷，行款同上本。该本卷末沈儆炌跋残缺，余同上本，不赘。

（9）上海图书馆藏"明万历四十四年刻本"（著录有误，详后），六卷，四周单边，白口，单鱼尾，每半叶十行，行二十三字，无扉页。该本首为朱道相《刻万氏家抄济世良方序》，但署"万历丙辰八月一日"，即万历四十四年。次目录，目录末有万邦孚识语。正文前五卷署"四明万表选集、孙邦孚增订重梓"，第六卷署"四明万邦孚选集"。

上述九种中，除上海图书馆藏明嘉靖刻本外，均为万邦孚增补本。从行款、序跋等来看，中国国家图书馆、日本国立公文书馆、美国国会图书馆所藏明万历三十七年刻本，虽然各有不同程度的缺失，但应属同一版本，为万邦孚增补，万历三十七年刊刻于福州官署。但从该书前后所收诸序、跋及万邦孚本人识语从万历二十九年延续到万历三十七年来看，在此前的近十年间该书已经多次刊刻。

万历二十九年洪启睿序说："参帅万君之开府东瓯也，出其先总镇公所辑方书遗予。予受而卒业。则见其剖析疑似，劈肌分理，病万状，方亦万变，犁然渊然。书行自其先公时，迄今岁久，而前是操刀笔者有遗工，将落漫漶。予谓：君其能更命剖劂氏，以广大先公之惠乎？万君欣然俞诺。会予行迈还越，材官持函来，谓已翻梨告成事矣。"而万历三十年朱道相所作序提到万邦孚在东瓯之武功后，说他"又取令太父总镇公所刻家抄医方加意披翻，益以经验诸方，增以脉诀、药性二篇，合先今共六卷，以登诸梓，而旧题不易焉。夫祖刻行世已久，活人甚多，今且再更贤孙之手，细加抽寻"，并说书成后请得吕祖乩笔。这也可与日本国立公文书馆、美国国会图书馆藏明万历三十七年刻本及日本国立公文书馆藏明刻清印本所见《吕纯阳祖师赠诗》落款署"时壬寅（即万历三十年）春三月之望书于瓯东黄知清署"，以及诗后万邦孚说自己在温处防海，请吕祖降笔的识语相印证。明刻清印本所附识语与万历三十七年识语稍有不同，应保持万历三十年刻本原始样貌，为"邦孚汛防海上。李镇台以巡历至，指示祖师神应屡屡。邦孚卜今春获功兆，因恳题重梓家抄方首简"，表明他后来识语所说习闻吕祖灵应，其实是受到上级李总兵的影响，或许因为万历三十七年他自己也任总兵，便有此删改。另外，上海图书馆、中医研究院图书馆藏明万历三十年刻本及日本国立公文书馆藏明刻清印本目录后万邦孚识语称"孚先大父刻《济世良方》凡五卷，行于世久矣。日久板坏，孚重刻之。因以续得经验诸方，随门增入，盖不敢秘，抑欲以承先志也。又集脉诀、药性，附于末，为第六卷。庶施治者察脉认药，参以成方，或不至以病试云"，也与朱道相所说增补情况相合。三本前五卷署"四明万表选集、孙邦孚增订重梓"，与《玄门入道资粮》署"四明万表选集、孙邦孚校梓"以及《玩鹿亭稿》署"四明万表著、男达甫编辑、孙邦孚校梓"相较，基本一致。而第六卷署"四明万邦孚选集"，也与万历二十八年万邦孚在温处参将任上所刻《万氏家抄痘疹诸家方论》署"四明万邦孚选集"相同。① 因此，似可认定万邦孚在温处参将任上，于万历二十九年初次"增订重梓"了该书。

不过，上海图书馆、中医研究院图书馆所藏二本均无洪启睿序，并且上海图书馆藏"明万历四十四年刻本"也没有该序，不知是虽索序而未付刻，还是今存诸本刚好都没有刷印该序？而扉页题署的差别，则应是因不同书坊刷印所致。至于上海图书馆藏"明万历四十四年刻本"，其朱道相序所署年代由"万历壬寅"改为"万历丙辰"，即由万历三十年延后为万历四十四年，与序中所说任官年代不合，则似乎是书商有意改动的伪作。另外，《中国古籍善本书目》著录"《重刻万氏家传济世良方》五卷，明

---

① 叶楫序称"今仗大钺海上，为瑞岩将军，公冢孙也。治兵之暇，类集痘疹诸家方论并小儿杂症五卷，以寿梓"，见《万氏家抄痘疹诸家方论》卷首，第 1 页。所谓"仗大钺海上，为瑞岩将军"应指时任温处参将，至于说该书五卷则与实际不符。该书仅上中下三卷，并无小儿杂症，应是另刻二卷。

万表辑，明万邦孚增补，明杭城书林翁倚山刻本"，① 原书目前未见，既为万邦孚增补本，则至少应缺一卷，不排除是另一书坊的刷印本。

北京大学图书馆藏本虽有洪启睿序，却未署年月，并且题中"万病春抄"应为"万氏家抄"之讹。该本有万历三十六年沈儆炌《重刻万氏良方跋》，说"闽帅万公任东瓯参戎时，值羽檄无闻，汇称余暇，取令大父所刻方书，加意披翻，增所未备而光大之，流播江以北。比入闽，手一帙示余。余受而卒业，穆然而有思也。曰：取火者于燧，挹水者于河，用乃不竭。是刻也，君能车载而南，以给闽人士之求乎？余曷再付杀青，以广公与令先公之仁也"，② 则应系沈儆炌万历三十六年重刻本。此点也得到日本国立公文书馆藏本所见万邦孚识语的印证。该本第七卷末附沈儆炌《重刻万氏良方跋》，并有万邦孚识语，说"万历戊申岁（1608），予甫入闽，抚台徐石楼公索是书不多得，云宜付之坊间刊布，以广其传。沈太垣公承命发梓，因作是跋。是集止六卷，无痘疹方论"，③ 明确说他刚赴福建上任，因所携自刻本不多，便由沈儆炌雇请书坊刻工重新刊刻。

可能因为沈儆炌刻本出现了诸如上述的一些错误，万邦孚在次年就又重新增补定本刊行，仍请沈儆炌作《增定万氏济世良方序》，置诸卷首。沈儆炌序称"万氏书刻布有年，活人无算，杀青既久，殊多积蠹之嗟。……业已重加翻播，更益见闻。余既剞劂于建溪，公复搜绲于福郡，原增脉诀药性，今缀痘疹方"，④ 明确提到他已经在建宁府刻过了，而万邦孚又在福州府重新增订刊刻。此次刊刻不仅增入痘疹方（也体现于第六卷的卷题），万邦孚再次将吕祖赠诗五首乩笔原迹全数刊刻，并附识语说明吕祖神应及福佑之意，且明确署"万历己酉春，四明万邦孚识于八闽之镇东公署"，

---

① 中国古籍善本书目编辑委员会编《中国古籍善本书目》子部医家类，上海古籍出版社，1996，第 220 页。

② 沈儆炌：《重刻万氏良方跋》，万表选集，万邦孚增订《万氏家抄济世良方》，《四库全书存目丛书》子部第 43 册，第 6 页。

③ 万表选集，万达甫校订，万邦孚增补《万氏家抄济世良方》卷末，日本国立公文书馆藏明万历三十七年刻本，第 69 页 b。

④ 沈儆炌：《增定万氏济世良方序》，万表选集，万达甫校订，万邦孚增补《万氏家抄济世良方》序，日本国立公文书馆藏明万历三十七年刻本，第 2 页。

表明与之前的家刻、坊刻相比更正式。从版刻风格，以及前五卷列出万氏祖孙三代的职衔，后两卷列出自己的职衔来看，此次刊刻郑重其事，不计工本，作品可以说是相当精致了。

关于此次增订，万邦孚有详细说明，见卷前《增补家抄方凡例》，除可知其增补工作，益可见其郑重。具列如下：

——先大父刻《家抄方》，凡五卷，行于世久矣。兹先君及不肖宦游诸省，所得诸方之经验者，不敢秘。谨随门增入，以便检阅。

——伤寒诸方原本未详。今以验舌法并陶节庵加减槌法、制药劫病法增入。其于阴阳、内外、表里、传变诸症，庶无余治矣。

——原本无背痛、臂痛二门。今增入。

——近得种子诸方，分别补助增入。虚弱者用补。寒瘵者用助。俾不致一概混用，反伤人也。

——小儿门原本未详。今遍索诸方，分别吐、泻、惊、疳及诸症之属热者、属寒者类序之，详悉周备，无余法矣。

——痘疹原本无，方论亦未详备。今遍集诸书，择其诸症辩论之正者、诸医家治法立方之正者，与夫妇人痘疹，小儿瘖疹及大人、小儿脉诀，共为一卷，极其详悉云。

——原本灸法未备。近得大人、小儿诸症灸法之验者，随门附入，以便检用。

——原本无药性。今摘选本草药性为一卷，附刻于末。庶温、凉、寒、热各适其用，不至以病试云。

以上诸条清晰详备，但所反映的并不全都是万历三十七年增订时所做工作。所谓随门增补以及种子、脉诀、药性等，其实均是对万历二十九年增补工作的事后总结。其中，小儿诸症，如叶楩所说，本来是万邦孚在万历二十八年编选《万氏家抄痘疹诸家方论》时所做工作，应曾单独刻印，至是补入《万氏家抄济世良方》。万历三十七年增订工作，如沈儆炌所说，主要应是补入痘疹，而补入的内容大体也见于万历二十八年编刻的《万氏家抄痘疹诸家方论》，应即就该书选入。之所以如此，除给短期内重新刊刻一个合理的解释外，可能也是不想再单独刻行己书，而是以之附乃祖书流传，从而强调祖孙三代的累世之德。此点，从万达甫并未实质参与增订工作，但万邦孚在凡例中却强调乃父宦游亦曾得验方，且在款署中更增入乃父名衔也可看出。值得注意的是，凡例只列出了增补说明，似乎万邦孚重刻时所做工作除了增补就只是校刊，但与万表刻本对读即可知其工作实际上也包含删削在内，而万邦孚却隐没未提，其间缘由值得思考。

三　明嘉靖刻本所见方药来源、验证故事及未编入该书的个人经验

　　万邦孚增订凡例说他与父亲宦游诸省，得到不少验方，随门增入。其实万表编撰该书时，除摘录方书，标明者如《小续命汤》下录《纂要》云云，《东坡四神丹》下录"丹溪曰：大风病是受得天地间杀物之风"云云，《麻黄汤》等诸方下均注明系《陶节庵方》或录出《陶节庵方》的另说，也编入不少自己使用及从前辈、同侪等处所听闻和抄录的验方。

　　明嘉靖刻本卷四《干柿散》提到"予于宣德年间，集注文公小学书，时夜作细字，心劳苦，致肠癖之疾，诸不效。时先父犹存，谓予曰：汝不读《是斋百一选方》乎？宁痛苦如此。予遂读之，因得此方，一服而愈。后以治人，无不验者"。① 万表生于弘治十一年，"宣德"当是"正德"之误，而集注朱熹小学书，应指他撰作《学庸志略》《论语心义》《孟子摘义》等书，此为从事举子业的基础学习经历。鄞县（濠梁）万氏虽然是世袭军户，死国事者代有其人，但始终重视子弟的儒学教育。万表既因苦读而得病，又由父亲引导，开始阅读方书，并得到亲身的验证，遂为将来编选《万氏家抄济世良方》奠定基础。

　　与此类似，卷三《二制黄连膏》也是他曾经亲身验证的良方，只是该书中仅说"治风热，退眦粘涩等眼"，并描述制作方法，却没有只字涉及个人经历。而万表所著《九沙草堂杂言》却提到"近予目病退脓，两眦皆

---

　　①　万表辑《万氏家抄济世良方》卷一，上海图书馆藏明嘉靖刻本，第13页 b。

粘破，痛涩不能视物，弥月不愈，甚苦之。适武林旧知王云谷潼过予，谓曰：此风热也。非苦不可以清热。非辛不可以散风。宜用黄连锉碎。先以生姜一块，切两片，剜空，入连，煨之。次以红枣去核，加少矾末，入连，再煨。俱用湿纸包裹，候以纸干，取出，加人乳，置磁杯中，蒸热。点之，热泪淋漓，其病如解。又曰：于大小便时，闭目、固齿，意随便下，降火尤妙。二法用之俱验"。① 所述疗效、药方及制作方法均与《二制黄连膏》一致，只是限于体例，《万氏家抄济世良方》并没有收入后一法。

令人纳闷的是，此处万表不仅没有提到自己用药有验之事，也没有提到《二制黄连膏》是从王潼那里得来的。这似乎不太符合该书的常例。如卷三《百子附归丸》通过验证故事介绍该方，说"比太仆吏鲍壁，台州人，其妻年三十不生育，忽经事不一至者十月，腹鼓大，无病容，皆谓妊娠。一日，忽产恶物盈桶，视之，皆败痰积血。后服此丸，不期年，生一子。张云：彼尝以此二方与诸人服，无不应者"。② 又《雏凤丸》说"此方宣府镇守总兵马仪都督所传"。③ 卷四《松梅丸》则提到"此方得之南吏部林尚书大人者。自云西域异人见惠，服无虚日。且诸士夫服饵最能加饮食，致身肥健、小便清、大便润，及精神不倦之说。愚考诸本草云……"④ 而《四圣不老丹》更凿凿述该方流传经过，以证其验，说"此方云阳王都宪五一翁所传。云渠方伯陕西时，授之于一总戎。总戎年九十余，自幼服此丸，精力倍加，胃气强健，饮食日增，寿考弥长，秘而不传。翁恳得之，如法服之，不问寒暑。今年八十有六矣，行步不筇、不人，而谈论亹亹，饮酒可百盏，餐饭数碗许，而羞馔果核尽其席遍尝之不辍口。其有得于真传者乎！且室御数女，皆能有子，人以仙称。信不我欺！予舟往来，两度诣翁，而翁始以是方授予。归笔此，以识翁之善云"。⑤ 这些例子都明确说明获得该方的途径。

---

① 万表：《玩鹿亭稿》卷五《九沙草堂杂言》，《四库全书存目丛书》集部第76册，第110页。
② 万表辑《万氏家抄济世良方》卷三，上海图书馆藏明嘉靖刻本，第28页b。
③ 万表辑《万氏家抄济世良方》卷三，上海图书馆藏明嘉靖刻本，第32页a。
④ 万表辑《万氏家抄济世良方》卷三，上海图书馆藏明嘉靖刻本，第56页。万邦孚增订本删去"此方得之南吏部林尚书大人者。自云西域异人见惠，服无虚日。且诸士夫服饵最"，似乎是讳言服饵，但该书中仍保留各种仙传服饵方药，或许又有另外的考虑。
⑤ 万表辑《万氏家抄济世良方》卷四，上海图书馆藏明嘉靖刻本，第59页a。

当然，前辈、同侪交流是万表获取各种秘方的途径，万表也将他所获得的奇方推荐给友人使用。如卷三《固齿延寿膏》，据该书所说，"此膏专贴龈宣齿槁、黄黑腐败、风虫作痛、腮颊红肿，大有奇功。久贴坚固牙齿，驱逐垢腻，益肾气，长养津液，壮骨强髓，添精倍力"。① 万表在此虽未说明该方的来源，以及自己是否使用有效；但他在赴广西副总兵任时，病卧临江，与在天王寺养病的罗念庵连榻论学，即将随身携带使用的固齿膏赠送给了罗念庵几盒。罗念庵与万表一样，由于自幼体弱多病，向来注意收集奇方、秘方。在那之后，他因为听信医者火煅石膏擦齿的奇方，牙齿松动，牙龈肿痛，遂用固齿膏封固，曾短暂地解除了痛苦，但仍每年脱落一颗。他又听信同侪火煅大黄可固齿之说，致使四颗牙齿脱落，又用固齿膏补救。之后食骨伤齿，贴用固齿膏，疼痛加剧，去除不用才慢慢平复，使他意识到使用固齿膏的危害。尽管如此，他认为这主要还是自己体质阳盛，而固齿膏中多升阳之剂，所以遭此苦毒。②

与此相关，万邦孚在万历二十九年增订本以及据该本翻刻的万历三十六年刻本第六卷末有识语说"用药不知性，而徒信成方，是以病试药也。其不至于误杀人者几希。故予于本草中摘其常用药品，备录其温凉寒热之性，与治症之要，附梓于家方之末。俾治病者按药性以定方，而不至泥成方以误病。是亦活人济世之一道也"，③ 应当说已经充分意识到了此类问题的发生。

四　从万历三十年吕祖乩笔看增补校刻工作
　　对万邦孚个人的意义

万表在《万氏家抄济世良方》中虽然偶尔记录下一些宦游、交往经历，但除此之外，几乎没有留下个人性评论或工作性记录文字。万邦孚在

---

① 万表辑《万氏家抄济世良方》卷三，上海图书馆藏明嘉靖刻本，第 60 页。
② 许蔚：《豫章罗念庵、邓定宇二先生学行辑述》，中西书局，2022，第 9～11 页。
③ 万表选集，万邦孚增订《万氏家抄济世良方》卷六，《四库全书存目丛书》子部第 43 册，第 278 页。万历三十七年刻本药性在卷七，并删去此则识语，盖已略述之于凡例。

温处参将任上，除自己编选《万氏家抄痘疹诸家方论》外，初次增补重刻了《万氏家抄济世良方》。这次增补工作，如前述朱道相序所说，主要是增加了一卷内容（脉诀、药性二篇）。除此之外，所谓按类附入的方药并没有标明增补字样，而万邦孚自己也只是在目录后及个别条目后留下了几则识语，包括工作性的记录和他个人对肉药、种子方、小儿灸法等个别内容的评论。

倒是书成之后，万邦孚曾在温州官署的一次扶乩活动中请得吕祖乩笔赠诗，标诸卷端，以彰万氏之德泽。这在前述诸图书馆所藏明万历三十年刻本及相应的明刻清印挖改本中都有所体现，尤其后者有完整的保存。不过，上海图书馆藏"明万历四十四年刻本"没有相关内容，有可能是书商在包装"新版"时删去了。万历三十六年沈儆炌根据万邦孚携带入闽的自印本翻刻，现存北京大学图书馆藏本也保留有一纸《吕纯阳祖师赠诗》（第三叶），为吕祖乩笔第三首的部分内容。而万历三十七年万邦孚在福州增订七卷本，也再次收录全部乩笔，并加说明。该本所见三个副本中，北京国图藏本未见《吕纯阳祖师赠诗》，显然是流传过程中有所缺佚；而日本国立公文书馆藏本、美国国会图书馆藏本则将有关内容完整保存了下来。

如前所述，万邦孚有意将五首赠诗乩笔原迹公之于世，以示神恩眷顾，而并非将乩文释读后再刻出，因此给我们带来识读上的些许困难。以下据乩笔原迹录之于下，遇笔迹难以识认的，以括号标示；另有两处注释，系录自释读后的吕祖乩笔，今置于脚注，以免淆乱。

万氏遗泽

炼石炼药已多年，一壶春色揽先天。
攻非冲虚有玄术，亦借丹砂作鼎铅。
世泽如波源渺渺，露花似酒醉源源。
应知造化（垂）今古，胜似人家万顷田。其一

种得人间万顷田，秋云春雨带苍烟。
一花九叶生三瑞，五种千枝结二缘。

壶泛中流来日远，石藏空处尤含玄。

山根峰面紫芝秀，采得先天续后天。其二

采得先天续后天，散骨别有个中玄。

不分杏苑三春色，却借莲末九转铅。

尽道斡旋山化育，广施甘露遍寒田。

此心自诉多余庆，桂子披生映鹿园。其三

桂子披生满①鹿园，丹时风月正秋天。

枝枝叶叶生凉露，绿绿丛丛霭暮烟。

方外有人题饮句，此衷多术老长年。

八方草色应无恙，五桂堂前凤字联。其四

五桂堂前凤字联，一弦仁门自渊源②。

来仪有象（）岐日，分彩呈奇得化元。

万里雨花铭草木，一天风色起壶田。

更教心境浑如是，白发青牛再叩禅。〔其五〕

唐贞元道士偶然记睹耳。弗为道士狂替，聊以表万氏之余波矣。

时壬寅春三月之望，书于瓯东黄知清署。

以上前后连环相续而作的五首乩笔赠诗，围绕"万氏遗泽"表彰万表以至万邦孚三代刻印方书的功德胜于一般人家蓄有万顷良田，其德泽既广被世人，于万氏自身也必将有余庆，并预言万氏必然子孙繁衍，功名富贵，一门兴旺，看上去似乎是一般祝愿场合都能够见到的吉祥表达，但其时是有针对性的赠言。

尽管我们不太清楚当日扶乩现场，都有哪些官员参与，整个过程持续了多长时间，大家都问了些什么问题，而吕祖都是如何回答的，但万邦孚

---

① "祖师云：满字，道人有微意。"

② "祖师云：源非此韵，姑借用以塞责耳。"

本人除提出为新刻《万氏家抄济世良方》题笔的要求外，显然还提出了其他更具体的个人愿望。这一个人愿望在诗中有明确的表达。赠诗第三首尾联"此心自诉多余庆，桂子披生映鹿园"，鹿园即万鹿园，代指万氏一族，此即万邦孚自己在乩坛前自述像他们万氏这样三世刊印方书济人的积善之家按理应当有余庆，更具体地说就是指万氏不应绝嗣，也就是希望他自己能够有子嗣。第四首接续第三首的问题而作，其首联"桂子披生满鹿园，丹时风月正秋天"，即吕祖的回应。吕祖乩笔对该联首句的用字特别加以解释，强调"满字，道人有微意"，即表示万邦孚求嗣的愿望不仅会实现，而且会"满"，也就是不止一个，而是富有子嗣。至于得嗣的时间，则在次句给出答案。丹道理论主张顺则成人胎，逆则成圣胎（丹）。所谓"丹时"即指丹熟之时，在此即说婴孩胎熟出生之时当在秋天（也可能不是指具体时间，而是说如同春华秋实一般，胎熟自然落地）。

朱道相序说"书成，公以质之箕仙，而吕韵五章，畅然嘉其世泽之远，而炯然必其获报之隆。噫！万公满腔恻隐，触处流行。既设奇策，荡涤海氛，以脱民于锋镝，而又绳祖广集，梓布宇内，使一切阴阳诸患不能为人世害。公之仁深且弘矣。积仁累行，神且申佑。即日上续祖光，建牙开府，用树掀揭洪业，固公余事。且见仁人之后，益传而益昌大也。余愧不文，因叙诸首简，以为后日左券。此非能以臆，必仁人也能以天地神明常理必之而已"。[①] 朱道相系江西万安人，焦竑榜进士，时任处州知府，很可能参与了该次吕祖降乩。当然，即便只是事后获知，他对吕祖也深信不疑。就其序中所说，可知他完全理解吕祖赠诗的重点所在，指出万邦孚之善报虽然可能是像乃祖万表那样升任都督，开府一方，但更重要的是能够达成求嗣的心愿。从万邦孚到任福州总兵，重新编刻《万氏家抄济世良方》时，不仅刻入吕祖乩笔原迹，而且删除了自己"艰于嗣"的表述来看，其应当是得执右契了。

---

① 万表选集，万达甫校订，万邦孚增补《万氏家抄济世良方》序，日本国立公文书馆藏明万历三十七年万邦孚刻本，第13页a～第14页a。

五 从人生情境看万邦孚对万表方药
及功德观念的继承与扬弃

明嘉靖刻本卷一《人参败毒散》除引用《活人书》外，又说"余平生以济人，常无虚日。盖四时不正之气，东常寒而反热，夏常热而反寒，春宜温而反凉，秋宜凉而反温，故病者大小无异，或一郡一邑，惟丘陵泽国高下有差，大抵使人痰涩、风壅、烦热、头疼、身痛等症。或饮食如常，起居依旧，甚至声哑，市井号为浪子。以其咳声不响，续续连连，俨如蛙鸣，故又号曰虾蟆瘟。或至赤眼、口疮、大小腮、喉闭、风壅喷嚏、涕唾稠粘，里域皆同者，并治之"。① 卷五《乌金散》也提到"余尝合此剂，所在济人，积有年矣。但古方元有虻虫、水蛭、鲤鱼皮。余平生不忍用肉药。由是以大蓟、小蓟、紫葳代之。又去芫花、巴豆，而入蚕退纸、血竭。别撰醋煮大黄膏，临证加减，妙不可言。自得之妙，未尝语人。今既集方，故尽发此秘"。② 如他自己所说，万表常常在疫病流行时，施药济人。王畿所作行状即提到嘉靖十八年疫疠盛行，他在西湖昭庆寺煮粥调药，逐一分发之事。③ 此种对四时疫疠病症以及临症合剂的描述，既是他日常行事的真切认知，也是他济人生死的情怀所寄。而不用肉药的观念则与万表的信仰生活有关。他"居家不事杀牲，惟食净肉"，在宜兴善权寺静坐持斋时也曾感化该寺僧人戒杀牲食肉。④

此点也为乃孙万邦孚所继承。万邦孚在增订本卷五《麻疹轻重不治诀》下有两则识语，其中第二则说"今人之艰于嗣者，得一子，父母不胜其喜。每于满月、百日、周岁即会亲友，杀生设席庆贺。及稍有疾病，辄又杀生祈祷。孰知尔子之命，固命也；畜类独非命乎？尔子惟恐其有痛楚

① 万表辑《万氏家抄济世良方》卷一，上海图书馆藏明嘉靖刻本，第40页b。
② 万表辑《万氏家抄济世良方》卷五，上海图书馆藏明嘉靖刻本，第22页a。
③ 《王龙溪先生全集》卷二十，第26页b。明嘉靖三十一年，万表参与了昭庆寺万善桥的建造事业，见吴树虚纂修《大昭庆律寺志》卷一，曹中孚标点，杭州出版社，2007，第10页。
④ 《王龙溪先生全集》卷二十，第26页b。

也，杀畜类以祈神宴会，彼独无痛楚乎？天虽不言，必不默佑尔于冥冥之中！奚兹小儿方中若疳症用虾蟆粪、蛆稀，痘用兔血，脑发痘用雄鸡头、天灵盖等项，及为子设席杀生祈祷之类，俱宜戒之"。① 在方书编撰中贯彻此种观念，可以认为《万氏家抄济世良方》在一定意义上已不仅是治疗身疾的医书，而且是进而改良人心的善书了。

万邦孚增订重刻时也基于自身经历和个人情感进行了一些调整与说明。如增订本卷一《伤寒·导引法》下万邦孚识语说"伤寒一症，治之最难。盖传经络不易识也。予母在广州南海署中感此症，无良医，径致不救。及卒后，而遇一医官高凤山，携陶节庵伤寒杀车槌法来，讲究甚精。时予妹及家人患此症者，依方施治，悉应手而愈。予不敢秘，谨增入家抄方中，以普惠于四方云"。② 所谓"广州南海署中"，当指万达甫任广州海防参将之时。因伤寒而丧母，而家人仍多患病，对万邦孚而言应是极为悲伤的记忆。他在此讲述亲身经历，补入此经验良方，即希望他人不再遭遇丧亲之痛，的确是用心良善之举。

与此种增补工作不同，卷五《五子衍宗丸》，明嘉靖刻本下原有说明文字称"旧称古今第一种子方。有人世世能服此药，子孙蕃衍，遂成村落之说。嘉靖丁亥（1527），于广信郑中丞宅，得之张神仙四世孙。予及熟人用之，殊验"，③ 万邦孚增订本却尽数删落，仅保留了"旧称古今第一种子方"一句。令人疑惑的是，如同前举诸例一样，万表在此只不过是说明该方的效验和得到该方的途径，以及现身说法，以求征信而已，何以需要删除呢？如果说服药生子而成村落确有夸张之嫌，予以删除有其宜。可无论是明嘉靖刻本还是万邦孚增订本，都保存了不少仙传方药及神奇故事。那么，就似乎难以无稽、虚诞塞责了。嘉靖丁亥，万表尚在浙江都司任上。他到江西的广信府，虽不知所为何事，但在郑宅

---

① 万表选集，万邦孚增订《万氏家抄济世良方》卷五，《四库全书存目丛书》子部第43册，第221页。
② 万表选集，万邦孚增订《万氏家抄济世良方》卷一，《四库全书存目丛书》子部第43册，第40页。
③ 万表辑《万氏家抄济世良方》卷五，上海图书馆藏明嘉靖刻本，第32页a。

中所遇的张神仙四世孙，应当是广信天师府某代天师的四世裔孙。张天师在明清两代始终受到广泛的崇拜，① 万邦孚本人则是吕祖坛下弟子，似乎也没有什么理由隐晦不表。② 而万表育有二子二女，他说自己和熟人用而有验，也可以认为属于实情。不过，或许正是在这一点上触动了万邦孚的心弦。

万达甫育有一子二女，万邦孚是其独子。壬辰倭乱时，万邦孚初得男，儿子尚未满月。在万达甫力主之下，万邦孚不得不弃家赴海东战场。而万达甫有孙男尔承一人，孙女五人。这位万尔承虽然不知是否即万邦孚墓志所说万泰，但显然并不是万达甫所说不必顾恋的"怀中呱呱"。增订本卷五《麻疹轻重不治诀》下万邦孚识语第一条说，"予苦艰于嗣，故于小方脉尤留意焉。既集痘疹方论及小儿脉诀杂症，凡五卷，付之梓人矣。兹重刻家抄方，有小儿一门，先大父之所遗，不敢废也。乃复以续得方诀，分别门类，益加详焉。庶几乎我祖活幼广嗣之念为不孤耳"。③ 所谓"集痘疹方论及小儿脉诀杂症，凡五卷，付之梓人矣"，与叶榑序所说相合，而明万历三十七年万邦孚福州刻本删除了此条，也就是说万历三十七年在福建总兵任上，他已经有了子嗣，而在万历二十八年任温处参将时，万邦孚"苦艰于嗣"，没有男性后代，那么，壬辰所得男应当是未能平安长大。④ 值得注意的是，增订本卷六末录有一段讲述鄞县育婴习惯的文字，说"鄞人儿生下即灸顶门，其害非浅。盖儿初生，乃一块血，岂能当艾火烧灸。火气入内，反为不美。如生下无他症，平稳，切不可乱灸。又鄞人儿生下多患奶牙，每用针挑破，进风辄毙，

---

① 参见王见川《张天师之研究——以龙虎山一系为考察中心》，博扬文化出版有限公司，2015；王见川、高万桑主编《近代张天师史料汇编》，博扬文化出版有限公司，2013；Vincent Goossaert, *Heavenly Masters: Two Thousand Years of the Daoist State*, The Chinese University of Hong Kong Press, 2022。

② 王畿、焦竑虽然都提到万表熟悉释、道，但更愿意说他深于禅悟，对其儒学形象颇有维护。而受聘于宁波万氏，作为万表玄孙万斯同的老师，黄宗羲更说万表"不失儒生本分"〔《明儒学案》（修订本）卷十五，沈芝盈点校，中华书局，2008，第310页〕。就此而言，不排除万邦孚或许也有此种考虑。

③ 万表选集，万邦孚增订《万氏家抄济世良方》卷五，《四库全书存目丛书》子部第43册，第221页。

④ 此早夭子的母亲应是张氏。

殊为可伤。此皆缘孕母多食胡椒故也。鄞人平日最尚胡椒，故儿有此症。若孕母能戒食胡椒，仍常服黄芩、白术清凉之剂，即可无此症矣"。① 对育婴陋习的批评，应当说浸透了这位曾经丧子、膝下无儿的父亲的悲悯和不平。就此而言，乃祖万表所说服用方药而得子有验，对万邦孚而言反而是难以言表的隐痛。

此外，增订本卷五《种子方》下万邦孚识语更说"医家往往夸谈种子成方，若持符券。而不知夫人所以艰嗣之故，盖非一端。有因自幼断丧，耗其精气者。有因精寒不能成胎者。有精滑易泻，不能构女之阴者。有过服热药，胎毒盛而子难育者。是在因病而药，非可执方而论也。如云种之而已，一味助长，是自丧其真。所称非惟无益而反害之者，非耶？若夫至本至要，则又在方寸心术之间。倘一念善，天必予以贤嗣。一念恶，即有子，不肖，与无子同。可不慎欤！此又出于方之外者。艰于嗣者，其察之"。② 这一表述看上去只是与凡例所说一样，需要区分不同情况用药，实际上却是隐约表达其对种子方的鄙弃。由此也可以理解万邦孚对《五子衍宗丸》的删改，就其个人情感来说，应是对乃祖所宣称的生子有验之事颇不愿意相信；就其宗教信仰而言，则是主张行善方能得天佑，而这也是他请吕祖为该书降下乩笔时的心理。

从明万历三十七年万邦孚福州刻本的删改可知，吕祖的祝福对他来说确实有效，因此会在卷首将吕祖赠诗全部刊出，以答神恩。令人唏嘘的是，就在请告东归的途中，他无比珍视的幼子因痘夭折了。当时之悲痛，见诸《东归途次剑津，四岁儿痘亡，悲凄特甚，赋此以述苦怀》二首，曰"忆儿常似抱儿时，忽尔凝眸不见儿。尔逝思吾应有泪，吾今望汝不胜悲"，"尔痘延医治尔时，心知不救但含悲。凄凄没后无穷限，欲解愁容其

---

① 万表选集，万邦孚增订《万氏家抄济世良方》卷六，《四库全书存目丛书》子部第43册，第245页。明万历三十七年万邦孚福州刻本将"戒食胡椒"改为"戒食胡椒姜蒜"，即又进一步希望孕妇不食用姜蒜。

② 万表选集，万邦孚增订《万氏家抄济世良方》卷五，《四库全书存目丛书》子部第43册，第194页。明万历三十七年万邦孚福州刻本将"万邦孚曰"改为"今"，另有"经久不泻，女不能承而不孕者""如一味助长而服热药，是非惟无益而反害之矣"，又删去"艰于嗣者，其察之"。

奈眉"。① 万邦孚向来重视收集痘疹等症的治疗方法，既刻过专科方书，在小儿方药中也列出专门，应该说对病症的严重程度和成方是否有效是比较清楚的，所谓"心知不救"确实令人绝望。回乡后，他埋葬亡儿，作《亡儿归葬西郊》，又常思念，眼前时时浮现"婴儿戏"，作《东归途中病怔忡少睡，亡儿甫四岁，能戒婢从静侍，且泣，回思不胜哀感，赋此》，对亡儿久久不能释怀。从亡儿诗，我们能体会到久乏子嗣的他对幼子的疼爱，以及失去的痛彻。借此回观《万氏家抄济世良方》对小儿科、种子方等所谓"活幼广嗣"之术的着意收集，我们也可以强烈感知他基于自身艰嗣境况，由己及人的良善心意。

六　结语

万达甫追思父亲，提到他常常施药济人，并说"其选集《家抄方》，传播最广，为人所最爱，遗之不孝及孙。数十年来，岁装印百余部，立尽，不能应人之求也"。② 从《万氏家抄济世良方》的存世情况看，应非虚言。该书由万表初次编刻于明嘉靖年间；万历二十九年万邦孚在温处参将任上修订重刻了该书，作为吕祖弟子的他还请得吕祖降笔祝福；到万历三十六年入闽时，沈傲炌在建宁府利用万邦孚作为礼物携带来闽的该版本加以翻刻；可能因为沈氏翻刻本出现了一些刊刻错误，更可能因为万邦孚生子，为答谢吕祖护佑之恩，万历三十七年万邦孚又在福州郑重其事地重新编刻了一版。表面看来，该书历经初刻、重编与再刊，似乎不过是一种受到欢迎的方书不断复制的出版现象。实际上，其背后却蕴含着万氏祖孙三代的济世情怀和人生境遇。该书不同版本所反映的编刻信息，尤其是万邦孚对万表原刻文字的改动与说明，反映了祖孙两代不同人生处境下的不同情感体验。此种个性化的表达，鲜活可感而不造作。

---

① 万邦孚：《一枝轩吟草》，第 11 页 a。
② 《万氏永思纪略》，无页码。

附录一　明万历三十七年万邦孚刻本分卷目录

卷一	中风、厥附手足麻木、痛风附湿痹鹤膝风、脚气附足跟痛转筋、厉风附紫云风血风疮、头痛附眉棱骨痛、中寒、伤寒附伤风、瘟疫、山岚瘴气、暑附注夏、湿、霍乱、泻、痢		
卷二	疟、火、斑疹、消渴、痰、哮、喘、咳嗽、眩晕、痫、癫狂、惊悸怔忡健忘内伤、伤食、脾胃、恶心、呕吐、噎膈附关隔、欬逆、嘈杂、吞酸、痞、积聚、水肿、鼓胀、黄疸、诸气、六郁、梦遗、便浊		
卷三	虚损、吐血、呕血、衄血、咳血、咯血、下血、发热、恶寒、自汗、盗汗、劳瘵、痿、腰痛、腹痛、背痛、臂痛、肋痛、心痹痛、耳病、眼目病、牙齿病、口舌病、鼻病、喉痹、疝、小便不禁、燥结、诸淋、脱肛、痔漏、肠风脏毒		
卷四	痈疽、瘰疬附马刀疮、瘿气结核、疔疮、杨梅疮、诸疮、跌扑损伤附金刃木石汤火犬咬杖疮、破伤风、服食、染须、药酒方		
卷五	妇人经病、崩漏、带下、胎前、产后、虚弱诸病附种子诸方、小儿诸病、小儿二十四惊灸法、急救诸方、解诸毒、扁鹊华佗察声色定生死要诀		
卷六新增痘瘄并脉诀	辨豆疹热忌汗下、痘疹五脏所属、辨痘轻重、看痘法、痘疹日期、脉法、轻痘歌、重痘歌、逆痘歌、逐日看痘轻重、生死总要歌、避忌、妇人痘疹、痘疹未发时用药、痘疹已发后用药、金镜赋、节制赋、权宜赋、指南赋、稀痘丹、初发诸方、第一日药、第一二日药、第二三日药、第三四日药、第四五日药、第五六日药、第七八日药、第八九日药、触犯、吐泻、小便秘、大便秘、红紫掀肿、惊搐、燥渴狂言、血热枯燥、口鼻出血、口中腥臭、撮唇弄舌、虚脱、谵妄颠狂悲喜循衣撮空、皮薄、自汗、发狂不起、夹斑夹疹、腰疼、面目先肿、先肿应肿不肿、久热不发、便脓血、手足冷热、喘胀、喘嗽、痒痛、灰白、空壳无浆、寒战咬牙、咽哑水呛、喉舌、黑陷倒靥、变黑归肾、痘疔、烦渴、收靥、当靥不靥、湿烂皮嫩、发毒余毒发痒、瘢白、痘后热、痘后失音、眼目、牙疳并唇舌疮、脓血不收、面疮搔破、痘后痢脓血、痘后寒热、痘后手足厥冷、痘后手足拘挛、痘后惊搐、痘后浮肿、痘后汗、痘后便秘、痘后喘嗽、痘后羸瘦、泡子先出		
	瘄	瘄看法治法、瘄轻重、瘄方论	
	脉诀	诊视脏腑生克要说、七表八里九道脉、诊候入式歌、脉赋、诊脉切要诀、五脏虚实脉、五脏虚实候、五脏积气、五脏中风、五脏察色候诀、妊娠脉、妊娠候、产难生死候、新产生死候、诸难症生死脉、察色观病生死诀、外因、内因、不内外因、辨童男童女、伤寒脉、六经传变、伤寒六经正病、伤寒表里症、阳证阴证、阳证似阴阴证似阳、阳厥阴厥、血黄湿黄、刚痉柔痉、胎前产后伤寒、伤寒五脏受病、伤寒至捷法、伤寒症治总略、伤寒有四症相类	
	小儿脉诀	五脏论、看脉纹诀、察形色诀、小儿脉说、审味歌、小儿外症十五候、小儿变蒸	

卷七新增本草药性	草部	人参、沙参、天门冬、地黄、术（白术、苍术）、黄芪、甘草（梢、节）、菊花、菖蒲、远志、黄精、山药、五味子、肉苁蓉、琐阳、菟丝子、牛膝、萎蕤、苡仁、石斛、巴戟天、破故纸、芎劳、当归、芍药（白芍、赤芍）、益母草、车前子（叶、根）、蒲黄、续断、骨碎补、蒺藜、地肤子、决明子、丹参、玄参、茜根、茅根、艾、地榆、大小蓟、红花、牡丹皮、郁金、姜黄、延胡索、香附、旱莲草、刘寄奴、柴胡、前胡、黄连、胡黄连、黄芩、草龙胆、防己、葛根叶花、瓜蒌仁（根）、苦参、青黛、茵陈蒿、知母、贝母、地骨皮、紫菀、百部、款冬花、马兜铃、桔梗、苧根、芦根、羌活、独活、升麻、细辛、防风、干姜、生姜、麻黄、白芷、藁本、天麻、苍耳、秦艽、狗脊、白薇、水萍、木贼、豨莶、附子、乌头、天雄、荜茇、半夏、天南星、何首乌、威灵仙、仙茅、白附子、高良姜、草薢、葫芦巴、白头翁、阿魏、木香、茴香、肉豆蔻、白豆蔻、草豆蔻、砂仁、筚澄茄、使君子、芦荟、三棱、蓬莪茂、大黄、葶苈、泽泻、旋复花（并叶）、木通（通草）、瞿麦、百合、紫草、灯心草、酸浆、石韦、海藻、泽兰、昆布、甘遂、大戟、泽漆、芫花、商陆、牵牛子、蓖麻子、海金沙、白葛、常山、淫羊藿、续随子、鹤风、紫河车、马鞭草、蛇床子、王不留行、牛蒡子（根、叶）、草蒿、藜芦、射干、山豆根、白蔹、白芨、羊蹄根（子）、连翘、百草灰、金星草、蒲公英、谷精草、夏枯草、山慈菇、千里光、金银花、贯众
	木部	桂（肉桂、桂枝、桂心、柳桂）、柏实（叶）、松脂（节、花）、茯苓、茯神、琥珀、柳、枸杞、酸枣、栀子、黄蘗、竹叶（淡竹、竹沥、竹茹、苦竹）、楮实、山茱萸、五加皮、杜仲、女贞实、桑根白皮（叶、枝、皮、椹、皮中汁）、桑寄生、益智子、干漆、蔓荆实、牡荆实（荆沥）、辛夷、蕤核、钩藤、秦皮、密蒙花、丁香、苏合香、沉香、藿香、龙脑香、安息香、乳香、没药、槟榔、枳壳、枳实、厚朴、茗茶、乌药、巴豆、皂荚（皂角刺）、大腹皮、猪苓、郁李仁、吴茱萸、蜀椒目、胡椒、楝实（皮、根）、诃黎勒、麒麟竭、紫葳、松烟墨、天竺黄、苏方木、桐、枫香脂（大枫子）、无荑、雷丸、五倍子、樗白皮、没石子、木鳖、金樱子
	菜部	黄蜀葵（子）、莱菔根（子）、白节子、瓜蒂、马齿苋（并子）、茄根（茄蒂）、胡荽、蓼（马蓼、水蓼）、葱白、韭子、蒜、荆芥、紫苏（子）、香薷、薄荷、丝瓜
	果部	莲肉（蒂、藕、节）、鸡头实、覆盆子、山楂、陈皮（青橘叶、核、青皮）、大枣、柿、梅实、桃仁（花、叶）、杏仁、龙眼、荔枝核（肉）、木瓜实、安石榴、梨、胡桃、枇杷叶、砂糖、草果
	谷部	胡麻、白油麻（油）、麻子、生大豆（大豆黄卷、豆豉）、赤豆、白扁豆（花）、绿豆、粟壳、粟米、陈廪米、糯米、大麦（麦芽）、小麦（浮麦）、神曲、酒（糟）、醋、饴糖

续表

卷七新增本草药性	石部	丹砂、云母、阳起石、胆矾、空青、禹余粮、赤石脂、矾石、绿矾、芒硝、朴硝、玄明粉、食盐（戎盐）、无名异、滑石、石膏、寒水石、雄黄、雌黄、石硫磺、水银（轻粉）、密陀僧、金银、珊瑚、硇砂、鹏砂、磁石、砒霜、铁（铁锈、秤砣、铁化粉）、锽墨、赤铜屑、铜青、自然铜、古文钱、铅丹、粉锡、伏龙肝、石灰、石蟹、代赭、青礞石、花乳石、腊雪、秋露
	兽部	龙骨、象牙、牛黄、牛角䚡（髓、肉、胆、乳）、阿胶、鹿茸（角、角胶、髓、肉、肾）、熊胆、麝香、犀角、羚羊角、青羊肝胆（肉）、虎骨（睛）、牡狗阴茎（头、骨、血、肉）、兔头骨（肝、肉、脑）、豚卵（悬蹄、四足、胆、肉、心、肾、肚）、腽肭脐
	禽部	丹雄鸡（冠血、肠、肶、胵、卵白、黑雄鸡、黄雄鸡、蛋）、白鸭、雀卵（肉、白丁香）、夜明砂
	虫鱼部	石蜜、蜜蜡、露蜂房、白蜡、桑螵蛸（桑虫）、蝉蜕、木虻、斑猫、蜻蛉、蛞蝓、蜘蛛、猬皮、牡鼠（两头尖）、五灵脂、白僵蚕（原蚕蛾、蚕沙、蚕退）、蝎、蜈蚣、蛤蚧、虾蟆（蟾酥）、蜗牛、白颈蚯蚓、田中螺、牡蛎、石决明、海蛤（蚶壳）、珍珠、龟甲、鳖甲、蟹、水蛭、蝻蛇胆、蛇（蛇蜕、白花蛇、乌蛇）、鲮鲤甲、鱼（鲫鱼、鲤鱼、鲤鱼胆、青鱼胆、石首鱼）、乌鰂骨
	人部	乱发、人乳汁、人粪（粪清）、人溺、裈裆（月水汁）、人中白、天灵盖、人牙、人胞

附录二　部分书影

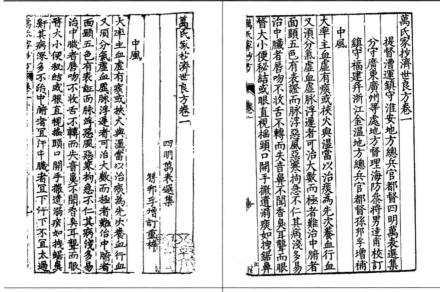

北京大学图书馆藏明万历三十六年沈儆炌刻本	日本国立公文书馆藏明万历三十七年万邦孚刻本

续表

萬氏家抄痘疹諸家方論卷之上

四明萬邦孚選集

辨痘疹熱

蔡邦衛曰或傳染或傷風或傷食或痘疹其症不一頭與肢節疼痛無時者為瘟熱也面赤汗出鼻流清涕者為傷風熱也午後發熱與壯熱有紋者為傷食熱也乍寒乍熱呵欠煩悶驚悸咳嗽嚔噴兩腮赤紅凉耳冷者為痘疹熱也渾身壯熱妄言兒神口鼻呶血驚搐不止載宛而復生為痘疹熱在內也症在疑似間治者當有定見既辨認痘疹實熱之

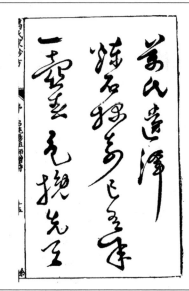

台北图书馆藏明万历万邦孚刻本《万氏家抄痘疹诸家方论》

明万历三十七年万邦孚刻本卷首《吕纯阳祖师赠诗》乩笔原迹

欧阳修"行内视术"致患眼病说辨

刘祖豪[*]

【摘要】 欧阳修一生多病，眼病是其中较为严重的一种。在《与王文恪公九通·其一》中，欧阳修提到了自己"行内视术"后出现的"眼痛如割"等症状，这影响到后世对其眼病成因、患病时间等问题的认知。然而，内视术作为医、道两家共同主张的修养之道，其本质上是一种类似于冥想的活动，由于这一活动本身并不需要眼睛的介入，因此欧阳修的说法便值得推敲。联系欧阳修曾整理过道家养生典籍《黄庭经》的背景，同时结合其所作的《删正〈黄庭经〉序》一文所提到的养生观，可以辨析欧阳修在行内视术与患眼病之间构建起来的因果关系在事实上并不能成立。同时，可据此窥见欧阳修养生观的特色。

【关键词】 欧阳修　眼病　内视术　养生观

欧阳修（1007～1072）曾多次在其诗文中谈自己的身体疾病，比如早衰、白发、消渴等，言辞之间充满焦虑、悲伤的气息。在这些病症中，眼病是较为特殊的一种。从现存欧阳修诗文来看，最早提及眼病的作品是《读张李二生文赠石先生》，其内容为："夜归独坐南窗下，寒烛青荧如熠燿。病眸昏涩乍开缄，灿若月星明错落。"[①] 此诗作于庆历三年（1043），这年欧阳修36岁。对于欧阳修的眼病，当代学者已多有关注，但对于具体

＊ 刘祖豪，华东师范大学中国语言文学系硕士研究生。

① 《欧阳修全集》第2册，卷二，李逸安点校，中华书局，2001，第24页。又见洪本健校笺《欧阳修诗文集校笺》上册，居士集卷二，上海古籍出版社，2009，第39～40页。其中洪氏笺注提到"据题下注，庆历三年（1043）作"。

患病时间则尚无一致结论。根据孙宗英的观点，欧阳修病理上的眼疾始于庆历三年（1043），其所依据的文字便是《读张李二生文赠石先生》。[①] 但按照黄进德先生的《欧阳修评传》，欧阳修于庆历八年，即其41岁这年"病目"，而次年正月则"以目疾为苦，因少私便，移知颖州"。[②] 陈湘琳在其作品《欧阳修的文学与情感世界》中也将欧阳修患眼病的开始时间定为庆历八年，[③] 而刘金柱在《欧阳修目疾及先天因素》中则将此定为皇佑元年（1049）以前。[④] 当代欧阳修研究大家洪本健先生在其《欧阳修诗文集校笺》之《眼有黑花戏书自遣》"如今白首春风里，病眼何须厌黑花"下注："原未系年，约为皇佑元年作。欧阳修庆历八年在扬州始染眼疾（见《书简》卷四《与王文恪公》），皇佑元年三月《颍州谢上表》云：'睛瞳虽存，白黑才辨……所冀疗治有验，瞻视复完。'故诗以'眼有黑花'自戏。"[⑤]

以上是学界已有成果对欧阳修眼病研究的推进状况。笔者在此基础上立论，尝试探讨究竟欧阳修何时开始患眼病，并进一步论述欧阳修眼病成因的相关问题。

一 欧阳修患眼病的时间分析

事实上，欧阳修本人对于其所患眼病之起始时间有过追述，这便是《乞洪州第三状》中的"臣旧患两目，于今十年"。[⑥] 根据《乞洪州第四札子》之"臣近两曾陈乞差知洪州一任"[⑦] 以及《乞洪州第二札子》之作时

---

① 孙宗英：《论欧阳修的衰病书写》，《国学学刊》2018年第4期，第22页。
② 黄进德：《欧阳修评传》，南京大学出版社，1998，第451页。
③ 陈湘琳：《欧阳修的文学与情感世界》，复旦大学出版社，2012，第187页。
④ 刘金柱：《欧阳修目疾及先天因素》，姜锡东、李华瑞主编《宋史研究论丛》第6辑，河北大学出版社，2005，第440页。
⑤ 洪本健校笺《欧阳修诗文集校笺》下册，外集卷四，第1362页。李逸安点校本无此注文内容。
⑥ 《欧阳修全集》第4册，卷九十一，李逸安点校，第1338页。
⑦ 《欧阳修全集》第4册，卷九十一，李逸安点校，第1338页。

"嘉祐四年（1059）正月"① 可知，《乞洪州第三状》亦当作于 1059 年前后。根据《乞洪州第三状》中的"于今十年"又可反推，欧阳修认为自己的眼病开始于 1049 年左右。② 这里便存在一个问题，即欧阳修最早提到眼病的时间和正式追认眼病的时间不一致，且两者之间相差 6 年时间，这是一个值得思考的现象。为了解释这个现象，笔者对欧阳修诗文集中涉及眼病的所有内容进行了对比（见表 1）。

表 1 欧阳修诗文集中涉及眼病内容对比

时间	数量	症状表现	最大特点
1043～1049 年	4	"病眸昏涩"（《读张李二生文赠石先生》）、"病眸涩无光"（《镇阳读书》）、"尘眼刮昏膜"（《登绛州富公嵩巫亭示同行者》）、"双眼注痛如割"（《与王文恪公九通·其一》）	昏、涩
1049 年及以后	58	"两瞳蚀昏眵"（《获麟赠姚辟先辈》）、"两目昏暗"（《乞洪州第四札子》）、"头目昏眩"（《乞出第一札子》）、"目病眩晃"（《与王懿恪公十二通·其四》）、"两目眊然"（《乞洪州第二札子》）、"睛瞳气晕"（《蔡州再乞致仕第一表》）、"如在昏雾中"（《与薛少卿二十通·其十二》）、"目生黑花"（《与薛少卿二十通·其十》）"略辨黑白"（《与孙威敏公二通·其一》）、"其痛如割"（《乞洪州第三状》）	眵、昏、眩、晕、痛

资料来源：笔者根据欧阳修诗文集整理。

从表 1 可以看到，欧阳修在 1049 年之前与之后，对于眼病的提法在数量和内容上，都有显著的差异。那么，在 1049 年前后，欧阳修经历了什么，导致其眼病状况产生急剧变化？作于庆历八年（1048）的一封书信引起了笔者的注意，这便是《与王文恪公九通·其一》。为方便叙述，故将

① 《欧阳修全集》第 4 册，卷九十一，李逸安点校，第 1337 页。
② 类似的有《乞洪州第二札子》（作于 1059 年）之"而臣旧患目及十年"、《与王文恪公九通·其三》（作于 1059 年）之"十年不曾灯下看一字书，自入府来，夜夜灯下阅数十纸，目疾大作"等。而《乞外任第二札子》（作于 1065 年）之"实以两目俱昏，是十年旧疾"则显然是虚指，因为在 1055 年以前，欧阳修已在自己的诗文中大量谈到过自己的眼病，故《乞外任第二札子》不足为据。《乞寿州第二札子》（作于 1069 年后）之"伏念臣旧患眼目已十余年"则所指太泛。

其内容录于下方：

> 某近以上热太盛，有见教云："水火未济，当行内视之术。"行未逾月，双眼注痛如割，不惟书字艰难，遇物亦不能正视，但恐由此遂为废人。①

这是 1049 年以前，欧阳修唯一一则提到自己眼病病因的材料。结合这封书信的创作时间与内容，大致可以认为，在 1049 年以前，欧阳修虽然提及过自己的眼病，但他并未对患病原因进行过思考，只是作为言说对象之一种，使之存于自己的诗文作品中。然而在 1049 年以后，情况发生了极大的变化，无论是他提及眼病的频率还是他描述症状的用词，与 1049 年以前的内容相比，都产生了极大的变化。

欧阳修对于医理本有自己的认识，他在作于庆历二年（1042）的《本论上》中提到：

> 夫医者之于疾也，必推其病之所自来，而治其受病之处。病中之人，乘乎气虚而入焉。则善医者不攻其疾，而务养其气，气实则病去，此自然之效也。故救天下之患者，必推其患之所自来，而治其受患之处。②

其于至和年间（1054~1056）所作的《赠潘景温叟》也提到"治疾不知源，横死纷如麻"。③ 可见，强调对病源的推定、认识，是欧阳修一以贯之的做法，而《与王文恪公九通·其一》的内容正是这种做法的体现。

整体上讲，欧阳修患眼病的时间远在 1049 年以前，最早的记录见于 1043 年的《读张李二生文赠石先生》；但 1049 年是一条极为重要的分水岭，因为在此之前，欧阳修关于眼病的书写显得十分零散，而从本年开始，其书写的数量及相关表现发生了急剧的变化。从其相关文字记录可以

---

① 《欧阳修全集》第 6 册，卷一百四十七，李逸安点校，第 2401 页。
② 洪本健校笺《欧阳修诗文集校笺》上册，居士集卷十七，第 511 页。
③ 洪本健校笺《欧阳修诗文集校笺》下册，外集卷四，第 1374 页。

推断，在1049年，欧阳修的眼病情况急速恶化，他认为这是自己"行内视术"的缘故。这便引出了一个疑问：行内视术为何（是否）会损伤眼睛？

二　内视术及"水火未济"等相关问题

内视术是道教主张的一种修身之术，又称内观、内照。成书于六朝至唐初之《洞玄灵宝定观经》云："慧心内照名曰内观。"① 北宋张伯端《玉清金笥青华秘文金宝内炼丹诀》之《直泄天机图论》曰："夫两目为役神之舍，顾瞻视瞩，神常不得离之。……大抵忘于目，则神归于鼎而视于内，盖绵绵所存之时，目垂而下顾也。"② 南宋初道教学者曾慥所编《道枢》卷二十五《肘后三成篇》云："纯阳子曰：'内外俱定，澄心自观，炎炎火里，歌乐喧天，此交换者所谓内观者欤。'"③ 这种功法，指修炼中用意念或慧光观照体内各种景象④。当代道教学者王沐先生认为，"道教丹法理论，认为神藏于心，发于二目。内视方法，主要在'观'，当以目内视的时候，思想集中，元气奔流，返视内照，万虑皆空，妄念自消，心平燥释，……所以丹家坐炼时，凝神定息，舌柱上腭，心目内注，俯视丹田，很快就入静了。"⑤

除了张伯端的论述有部分涉及眼睛外，几位高道或学者都是单纯叙述功法步骤以及相关图景，而未提内视与作为生理器官的眼睛之间的关系。与此有所不同的是何振中和赵颖初两位学者，在他们的论述中，内视与肉眼是有着必然联系的。比如，赵颖初提到"从生理机制上解释，内视是由意识发出指令，既调动了眼睛的效应器，又调动了眼睛的外感受器这样一

① 成书时间据萧登福《新修正统道藏总目提要》中册，巴蜀书社，2021，第602页。经文内容详见《洞玄灵宝定观经注》，谢路军主编《影印涵芬楼本正统道藏》第189册，九州出版社，2017，第1页b。
② 详见王沐浅解《悟真篇浅解》，中华书局，1990，第242页。
③ 曾慥编《道枢》卷二十五，谢路军主编《影印涵芬楼本正统道藏》第645册，第8页b。
④ 吉宏忠主编《道教大词典》，上海辞书出版社，2020，第497页。
⑤ 王沐浅解《悟真篇浅解》，第274页。

种复杂的心理生理活动。这符合主体守静入定和激发腑脏功能的需要。心理机制方面，运目沿一定线路和一定目标内视，这就形成了感觉注意力的集中和专一指向，这种集中和指向具有明显的内向性、单调性和重复性"。① 在这段话中，作者将内视定义为一项涉及生理、心理等多层面的综合性活动，尤为特殊的是，作者强调了眼睛的效应器、外感受器等生理组织对于内视发生的重要作用。但此处定义较为模糊，让人有些不明所以，似乎并未厘清内视与日常视物之间的区别。何振中则在其《内丹医学思想研究》中提出"凝神外视与内视统一于二者均为神之用，都有目之参与，前者显于外，后者限于内"。② 事实上，何氏的观点似乎有相对模糊之处，因为其既认为外视与内视时都有眼睛的参与，却又强调眼睛在内视时"限于内"，那么这是否变相地否定了眼睛在内视时的作用呢。

事实上，考察从老、庄以来的道家、道教典籍，如《太平经》《真诰》《西山群仙会真记》等内容，均未发现有对眼睛在这个过程中作用的提及。贡华南认为"在力主修内的道家思想中，向外活动的视觉被自觉反省与坚定抑制"，③ 这句话概括了道教对于视觉的态度，这也就导致作为另外一种观看方式的"内视"，与视觉发生的基础性对象即眼睛，必当保持着一定距离。

医道同源，医家对内视亦有研究。比如署名华佗的医书《中藏经》卷中曾提到：

> 凡人五脏六腑，荣卫关窍，宜平生气血顺度，循环无终，是为不病之本。若有缺绝，则祸必来矣。要在临病之时，存神内想，息气内观，心不妄视，著意精察，方能通神明，探幽微，断死决生，千无一误。④

《诸病源候论》则引《无生经》，将"内视"功法化，其内容如下：

---

① 赵颖初：《基于中医睡眠养生理论的睡眠模式的文献研究及内视法对睡眠的影响》，硕士学位论文，山东中医药大学，2006，第28页。
② 何振中：《内丹医学思想研究》，巴蜀书社，2014，第203页。
③ 贡华南：《道家的视觉抑制与中国思想史取向》，《南京大学学报》（哲学·人文科学·社会科学）2022年第4期，第142页。
④ 李聪甫主编《中藏经语译》，人民卫生出版社，1990，第102页。

又《无生经》曰：治百病邪鬼蛊毒，当正偃卧，闭目闭气，内视丹田，以鼻徐徐内气，令腹极满，徐徐以口吐之，勿令有声，令入多出少，以微为之，故存视五藏，各如其形色；又存胃中，令鲜明絜白如素，为之倦极，汗出乃止。以粉粉身，摩捋形体，汗不出而倦者，亦可止，明日复为之。①

《千金要方》与上类似，即"常当习黄帝内视法，存想思念，令见五脏如悬磬，五色了了分明，勿辍也。仍于每旦初起，面向午，展两手于膝上，心眼观气，上入顶，下达涌泉，旦旦如此，名曰迎气。常以鼻引气，口吐气，小微吐之，不得开口。复欲得出气少，入气多。每欲食，送气入腹，每欲食气为主人也"。② 能够发现，医家亦未有对眼睛在内视过程中所处位置的明确描述。

综合医、道两家及其他材料，从历史的角度看，内视是一种摆脱一切外在事物和内在感官的干扰、用意识感受身体内部状况及其变化的修炼方式。值得一提的是，由于内视术偏重于感受与想象，因此在这个过程中，眼睛的整体状态应当是处于自然闭合之中，并不参与感受和想象本身。

欧阳修书信中提到的"水火未济"，最早见于《周易》之"未济"卦，此卦之卦象为坎下离上，卦理以未能渡河为喻，阐明"君子以慎辨物居方"的道理。正是因为阴阳未接、水火未济，因此期盼通过内视以实现"刚柔正而位当"（《周易·象传》）的调整。从理论上讲，《周易·既济卦》提到"初吉终乱"，这是因为"既济"的卦象是离下坎上，即水在火上。水火本有相济之功，但其最终也有相克之患，因为水能灭火，火也能使水蒸干，所以需要防危虑险，早防患。

后世医家将"水火未济"落实到了具体的病症上。心即心火，肾即肾水，这样的对应关系在医家最早的经典《黄帝内经》中得到了确认。《素

① 《日本宫内厅书陵部藏宋元版汉籍选刊》编委会编《诸病源候论》，《日本宫内厅书陵部藏宋元版汉籍选刊》第 68 册，上海古籍出版社，2013，第 114 页。
② 孙思邈：《千金方·千金翼方》卷二十七《养性》，钱超尘主编，沈澍农、钱婷婷评注，中华书局，2013，第 122 页。

问》篇提到："夫水之精为志，火之精为神，水火相感，神志俱悲，是以目之水生也。"何振中认为，"此处'水火'所代称的是心肾所藏的情志因素"。① 此后，魏晋时期皇甫谧所编的《针灸甲乙经》、署名华佗所著的《中藏经》、唐朝医学大家孙思邈的《千金要方》等医书在此基础上立论，不断推动"心肾水火"济与未济关系研究的深入。值得特别关注的是，清人黄庭镜所著《目经大成》曾数次以"水火未济"来概括眼病成因。其"卷之二上"之"眦帷赤烂二十六"条下提到：

> 黄子散步芦汀，有客于林皋小立，两目频眨，皮毛粟粒，虽内无所损，而芝眉诚不堪抱，曰："噫嘻悲哉！斯人斯疾！其由有十，盖太阳失职，太阴降级，君火上炎，阳明燥急，或殢郁厨之酒，或对牛衣之泣，或茶烟冒多，或菽水不给。……故其为状也，睑弦沃丹，眦头流汗，烂而微腥，痒而兼涩，手不停搔，巾裾常湿。补矣哉！裂见献血；攻矣哉！肿痛交集。以清温，以和散，何贼邪之难戢？而犹不易平者，恐水火未济，须亿中书毋泥执。"②

《目经大成》是历代眼科知识集大成之作，著者黄庭镜在上文中先是描述了"眦帷赤烂"的种种症状，包括"两目频眨，皮毛粟粒""睑弦沃丹，眦头流汗，烂而微腥"等，文中又提到"太阳失职，太阴降级"的说法，这与后文提到的"水火未济"是同样的意思，而在黄氏看来，这是客的病因。在"卷二下似因非症"之"目痛"条下又提到"盖其人不善调养，或更劳力役精，致水下火上，水火未济，邪气搏击，若疮毒鼓脓之意"，③ 等等，皆属此类。

那么，"水火未济"究竟指什么状态？当代学者刘森等人认为，"心为火为阳，肾为水为阴，火性炎上，水性润下，水上火下则水火交济，阴阳二气交感相错，故为常；火上水下则水火不得交济，阴阳二气不得相维相

---

① 何振中：《内丹医学思想研究》，第 92 页。
② 黄庭镜：《目经大成》卷二上，李怀芝、郭君双、郑金生整理，人民卫生出版社，2006，第 124 页。
③ 黄庭镜：《目经大成》卷二下，第 185 页。

系，故为变"，因此"心肾相交是心与肾气血阴阳升降相错、上下相召的整体、动态、恒动"的常变过程。① 林勇凯等人认为，心肾相交又称心肾既济、水火既济，而心肾不交即可称"水火未济"。心肾不交是对心肾之间阴阳水火失调病机的概括，是心阳不能下行资助肾阳、肾阳不能上升滋润心阴，使得心火亢于上、肾水亏于下的一种病理状态。进一步，既济、未济两卦反映的是心肾正常与异常两种关系。② 顺带一提，刘淼等人认为，南宋的《严氏济生方·虚损论治》之记载"芡实圆：治思虑伤心，疲劳伤肾，心肾不交，精元不固，面少颜色，惊悸健忘，梦寐不安，小便赤涩，遗精白浊，足胫酸疼，耳聋目昏，口干脚弱"，③ 是中医学史上最早关于心肾不交病机的记载。以上内容可以用来观照欧阳修的病症。不过，单从病症记录的角度讲，欧阳修的《与王文恪公九通·其一》或是更早关于心肾交感病机的记载。

另外，须附带一说的是欧阳修在《与王文恪公九通·其一》中提到的"上热"。《诸病源候总论》卷十二之"冷热不调"条下曰："夫人荣卫不调，致令阴阳否塞。阳并于上则上热，阴并于下则下冷。上焦有热，则喉口生疮、匈鬲烦满；下焦有冷，则腹胀肠鸣、绞痛泄痢。"④ 其病状表现为"消化系统疾病、肺系疾病、失眠"⑤ 等，这些内容与"水火未济"之症状有相通之处。

三　欧阳修眼病成因分析

从欧阳修的叙述中可以看到，他认为他"双眼注痛如割"的结果，是

---

① 刘淼等：《阐释既济、未济卦象与心肾交感》，《湖南中医药大学学报》2018年第5期，第514页。
② 详见林勇凯、张天成、李赛美《从既济、未济两卦角度探析心肾之间的交感关系》，《中国中医基础医学杂志》2016年第3期，第297~298页。
③ 严用和：《严氏济生方》卷四，〔日〕西山尚志、王震主编《子海珍本编·海外卷（日本）》，凤凰出版社，2016年据宫内厅书陵部藏宋刊本影印，第42页。
④ 《日本宫内厅书陵部藏宋元版汉籍选刊》编委会编《诸病源候论》，《日本宫内厅书陵部藏宋元版汉籍选刊》第68册，第295~296页。
⑤ 黄文婷等：《从脏腑辨证角度谈上热下寒证的细分及其治疗》，《环球中医药》2021年第5期，第890~893页。

自己"行内视术"导致的。然而通过上文内容可知,内视作为一种修炼方式,最主要的是通过修行者的感受与想象,这几乎完全是内在的、隐性的活动,很难想象这样的活动本身能够对修行者造成物理性伤害。此外,根据中医眼科的观点,欧阳修"双眼注痛如割"非常符合眼病成因"六邪"中的"火邪"的症状,其原理是火热生眵、易伤津液,灼伤脉络或迫血妄行,其一般症状则表现为肿痛。[①] 欧阳修后来频频提到的"眼眵"等,亦是火邪的症状。由此可见,欧阳修的眼病有较为明确的生理上的致病因素,而这些因素本身与"行内视术"之间,并不能证明有何联系。因此,必须从内视术以外的角度思考欧阳修眼睛的患病成因。

根据孙宗英的考索成果可知,欧阳修身体素质不佳,这是其患病的根本性原因。同时,仕途的贬谪经历亦损害了欧阳修的身体健康。最后是与亲旧的生死离别,这加速了他身体的恶化。当然,具体到眼病问题上,孙氏也具体细分了先天遗传和后天苦读的因素。[②] 从整体上看,孙氏的研究已经相对深入。然而,在对眼病成因的分析上,饮酒的问题似乎没有体现在孙氏的考虑中。笔者发现,欧阳修似乎深知自己的病情不能饮酒,因此在其诗作中多有以病辞酒之辞,如"而我病不饮"、[③] "因病既不饮"与"妻儿强我饮"[④],但是正如上例所谓之"强饮",在日常人际交往中,欧阳修似乎常常会遇到这样的局面,如"前日太清赏花,……所存不胜其丽。见之,病目开豁,勉强饮数酌以当佳会,间恐知也。……"[⑤] 饮酒之于眼病的危害,王焘《外台秘要方》卷二十一说得很明白:"凡目疾,不问少长男女等,所忌有五:一房室,二面、酒,三目冲风冷霜雪、向日边视,四哭泣嗔怒,五终身不用吃生五辛、荞麦、葵菜。若因疾犯者,则疾深难疗。幸细意将慎,百无一失,故具五忌也。"[⑥] 由此可见,饮酒对于欧阳修眼病的影响,亦当纳入考察之中。事实上,读书与饮酒,是造成宋代

---

① 曾庆华主编《中医眼科学》,中国中医药出版社,2003,第41页。
② 孙宗英:《论欧阳修的衰病书写》,《国学学刊》2018年第4期,第22页。
③ 《欧阳修全集》第1册,卷二,李逸安点校,第36页。
④ 《欧阳修全集》第1册,卷八,李逸安点校,第125页。
⑤ 《欧阳修全集》第6册,卷一百四十六,李逸安点校,第2395页。
⑥ 王焘:《外台秘要方》卷二十一,王淑民校注,中国医药科技出版社,2011,第367页。

文人普遍患有不同程度眼病的两个重要原因。① 当然，孙宗英直接采取了欧阳修因行内视术而患眼病的观点，并进一步解释其为"视网膜血管产生病变受损"，② 这样的结论显然无法找到有力的证据支撑。

内视术作为道教的重要养生传统，《黄庭经》集其大成，而欧阳修作为曾整理过《黄庭经》的人，对其内容自然十分熟悉。在整理工作结束后，欧阳修曾撰作一篇序文，其内容如下：

> 无仙子者，不知为何人也？无姓名，无爵里，世莫得而名之。其自号为无仙子者，以警世人之学仙者也。
>
> 其为言曰："自古有道无仙，而后世之人知有道而不得其道，不知无仙而妄学仙，此我之所哀也。道者，自然之道也，生而必死，亦自然之理也。以自然之道养自然之生，不自戕贼天阏而尽其天年，此自古圣智之所同也。禹走天下，乘四载，治百川，可谓劳其形矣，而寿百年。颜子萧然卧于陋巷，箪食瓢饮，外不诱于物，内不动于心，可谓至乐矣，而年不过三十。斯二人者，皆古之仁人也，劳其形者长年，安其乐者短命，盖命有长短，禀之于天，非人力之所能为也。惟不自戕贼而各尽其天年，则二人之所同也。此所谓以自然之道养自然之生。后世贪生之徒，为养生之术者，无所不至，至茹草木，服金石，吸日月之精光。又有以谓此外物不足恃，而反求诸内者，于是息虑绝欲，炼精气，勤吐纳，专于内守，以养其神。其术虽本于贪生，及其至也，尚或可以全形而却疾，犹愈于肆欲称情以害其生者，是谓养内之术。故上智任之自然，其次养内以却疾，最下妄意而贪生。"
>
> 世传《黄庭经》者，魏、晋间道士养生之书也。其说专于养内，多奇怪，故其传之久则易为讹舛，今家家异本，莫可考证。无仙子既甚好古，家多集录古书文字，以为玩好之娱。有《黄庭经》石本者，乃永和十三年晋人所书，其文颇简，以较今世俗所传者独为有理，疑

① 可参看刘祖豪《北宋文人眼病书写——以苏轼为中心》，《古典文学研究》2022 年第 2 期，第 108 ~ 122 页。

② 孙宗英：《论欧阳修的衰病书写》，《国学学刊》2018 年第 4 期，第 22 页。

得其真。于是喟然谈曰：'吾欲晓世以无仙而止人之学者，吾力顾未能也。吾视世人执奇怪舛讹之书，欲求生而反害其生者，可不哀哉！翘以我玩好之余拯世人之谬惑，何惜而不为？'乃为删正诸家之异，一以永和石本为定，其难晓之言略为注解，庶几不为讹谬之说惑世以害生。是亦不为无益，若大雅君子，则岂取于此！①

马端临《文献通考》卷二百五十五《道藏数目》条下谓"炼养之说，欧阳文忠公尝删正《黄庭》，朱文公尝称《参同契》。二公大儒，攘斥异端，不遗余力，独不以其说为非"。② 以上序文传达了欧阳修"以自然之道养自然之生"的理念，在此理念之下，他将历代修养生之术者分为"任之自然""养内以却疾""妄意以贪生"的上中下三等，其最推崇的是上智者的做法。对于《黄庭经》本身，虽然他认为此书"多奇怪"，但因为有了他的整理和注解，能够删正邪说、拯世舛谬，并且在文末又提到"若大雅君子，则岂取于此"，这是希望世间万众能够超脱《黄庭经》的文本内容，而追求"以自然之道养自然之生"。综上可以看到，欧阳修对于《黄庭经》所代表的道教修养功法的清晰态度，即不否定其存在，但又不完全认可其主张，认为最高明的修养之道是超脱世间文本，最终指向"以自然之道养自然之生"的目标。

在这样的背景之下，再看欧阳修的书信原文。因为"上热"而被人建议"行内视之术"，欧阳修按照建议"行（未逾月）"，最终"双眼注痛如割，不惟书字艰难，遇物亦不能正视"，这一过程十分符合欧阳修在上引序文中提到的"其次养内以却疾"的模式。笔者认为，在欧阳修看来，"内视术"本身并非"自然之道"，故而"行内视术"也不能"养自然之生"，因此，这种行为本身很难说能够完全做到"不自戕贼而各尽其天年"。但是，欧阳修毕竟提到了"其术（指养内之术）虽本于贪生，及其至也，尚或可以全形而却疾，犹愈于肆欲称情以害其生者"，也就是说，努力修内炼之法者，确实有治疗身体疾病的可能，这正是欧阳修愿意听从

---

① 《欧阳修全集》第 3 册，卷六十五，李逸安点校，第 949～950 页。

② 马端临：《文献通考》卷二百二十五，《钦定四库全书》本，第 21 页 b。

建议的原因。

从整体上看，《与王文恪公九通·其一》的文字记载与《删正〈黄庭经序〉》中的思想同出一辙，在显性的层面，欧阳修并未否定内养疗疾的可能性，但在隐性的层面，欧阳修向往的是更加"自然"的养生之道。因为"行内视术"并非纯粹自然，故而导致了"自戕贼"的恶果。笔者认为，欧阳修在《与王文恪公九通·其一》中提到的因行内视之术而患眼病的内容，几乎完全是在其"以自然之道养自然之生"的理念下人为构造出来的因果关系。"行内视术"与"患眼病"本是两件平行的事件，但因为欧阳修主观上对于前者价值的不完全认可，因此人为地用因果关系对二者进行连接。吕肖奂曾说，"欧阳修一直没有解决'神仙有无'这一令他困惑终生的道教问题，却因始终相信'有道'……"① 这句话放在本文所努力解析的眼病成因问题上亦通。欧阳修不能完全肯定"行内视术"的疗疾价值，只是认为这种行为本身具有疗疾的可能，这正与其不知"神仙有无"但又具有亲道倾向的问题相合。

四 余论

在笔者所寓目的资料中，欧阳修是唯一一位提到自己因修内视术而伤及眼睛的人，这种不寻常的现象本身也是笔者写作此文的一个动机。笔者发现，欧阳修在对眼病认知的问题上，有着复杂的表现。欧阳修在对眼病成因的追认上，往往能从现实出发，结合天气、环境、人事等角度进行分析，如"间以接奉春阳，攻注眼目"②"不意眼目旧疾，遽然发动。盖自供职以来，旦旦常于灯烛下看读文字，及签书发遣，自早至夜，率以为常，全借眼力"③"十年不曾灯下看一字书，自入府来，夜夜灯下阅数十纸，目

---

① 吕肖奂：《欧阳修远佛亲道倾向与晚年出儒入道论》，《井冈山大学学报》（社会科学版）2013 年第 1 期，第 76 页。
② 《欧阳修全集》第 6 册，卷一百四十六，李逸安点校，第 2398 页。
③ 《欧阳修全集》第 4 册，卷九十一，李逸安点校，第 1337 页。

疾大作"① "某今岁病暑，饮冰水多，目生黑花"② "旧苦目、足之疾，得秋增甚"③ 等，由此可以看到欧阳修在病因追认问题上的严谨、敏感。但是，欧阳修同样也有非理性的一面，比如他在《再乞外任第一表》中提到："臣闻忠以事上，虽见义而必为；力有不能，则知难而当止。是惟臣子进退之分，实系国家利害之机。……而臣量盈器极，福过灾生。两目眊昏，积年旧苦……"④ 这是欧阳修因病退而上呈皇帝的表文，在文中，他提到了自己的眼病，但在眼病之前又提出了"量盈器极，福过灾生"的背景，即认为自己此前的顺途已达极境，物极则满，满而后溢，否泰转换之理就在其中。因此，他将自己身体的疾病也看作"灾"。这已不是理性的认知态度，但符合他屡屡求退而不得因此夸张化自己病情的心理。同时，我们也能够看到其在认知眼病问题上受到的其他因素的影响。"行内视术"以致眼病的说法与此类似，皆是在其他非病理因素影响下形成的观点。

斯人已逝，诸多历史细节无法考知，唯一能做的是通过爬梳欧阳修的相关文献记录，采用欧阳修所主张的"人情"理念对相关问题进行思考，其中合乎一般人情世道者采之，不合者疑之。行内视术多依靠人的感觉和想象，对于物理性存在的肉眼几乎没有依赖与影响，因此，如果欧阳修认为自己行内视术后居然损伤了眼睛，其中必有异常之处。通过分析能够发现，欧阳修的确患有严重的眼病，同时他也进行过内视术的修炼，但这两者应当是相互平行的并置关系，而非确然无疑的因果关系。之所以欧阳修认为自己的眼病与行内视术有关，是因为他认为"行内视术"本身并不属于最上等的"以自然之道养自然之生"的做法，它只具备疗疾的可能价值，但同时也有自我戕害的属性，因此，在后续生活中作为旧疾的眼病的复发，便顺理成章地被他归罪于"行内视术"。通过这个问题可以看到，欧阳修对于道教养生的特殊认识，即肯定世间存在某种形而上的"自然之道"，这就是尊崇自然；而反对可见的"养内""贪生"之术，即主张无

① 《欧阳修全集》第 6 册，卷一百四十七，李逸安点校，第 2402 页。
② 《欧阳修全集》第 6 册，卷一百五十二，李逸安点校，第 2507 页。
③ 《欧阳修全集》第 6 册，卷一百五十二，李逸安点校，第 2519 页。
④ 《欧阳修全集》第 4 册，卷九十二，李逸安点校，第 1362 页。

为。因此，欧阳修养生观念的最大特点是尊崇自然，崇尚无为。但较为特殊的一点是，欧阳修又接触过《黄庭经》一类道教养生典籍，并在他人的建议下修行过内视术等功法。其身体多病且反复发作的现实，导致其对于这些功法抱持一种既愿意尝试又怀疑其价值的复杂态度，而这种态度本身又完全符合其总体上的养生观念。

论《红楼梦》中晴雯疾病书写及其文化意蕴

孙晨晰　谷文彬*

【摘要】《红楼梦》对晴雯病因、症候及诊疗进行了较为细致的书写。其疾病书写的叙事艺术主要体现在：医者、病人和旁观者多重视角交织不仅丰富了晴雯的形象塑造，也增添了疾病叙事的丰富性与层次性，能令读者感知多方对晴雯患病的态度；“影子”写法与“草蛇灰线”法在增强晴雯疾病书写内涵性的同时，也展现出曹雪芹独到的艺术笔力；叙事空间从贵族卧房转换到贫民陋居，呈现为由优越到低贱的趋势，这也与《红楼梦》全书由盛转衰的叙事步调耦合。在曹雪芹笔下，晴雯疾病书写重点既展示了晴雯患病和医治的过程，也是其窘迫的生存境遇和尴尬的社会处境的隐喻。总之，《红楼梦》中晴雯疾病书写赋予疾病独特的美学意义，补医史记载之不足，以及“女儿痨”社会隐喻等多重文化意蕴。

【关键词】《红楼梦》　晴雯　疾病书写　文化意蕴

有百科全书式之美誉的《红楼梦》，包含了大量的社会生活细节和传统文化印记，尤其是书中有大量的疾病书写，据学者统计，“120回的《红楼梦》，细致描写或明显涉及疾病与医药的就有66回，占55%”。① 疾病是《红楼梦》非常重要的叙事题材，具有医学和文学双重属性及功能。一方面，这类书写涉及疾病的症候、病因和治疗的医学知识；另一方面，这类书写在小说文本中成为重要的叙事节点，通过这一节点的展现，文本冲突

---

* 孙晨晰，山东大学文学院古代文学专业硕士研究生；谷文彬，湘潭大学文学与新闻学院副教授。

① 段振离：《医说红楼》，新世界出版社，2006，前言。

情境得以生动呈现，主题意蕴得以深刻传达。近年来，对《红楼梦》中的疾病书写的研究已经有了很好的开端和不俗的成果，[①] 但学术界关于次要人物晴雯疾病书写的研究尚未充分展开，值得我们深入探讨。鉴于此，本文拟从这一独特视角切入，从晴雯疾病生理现象、叙事艺术等方面，揭示晴雯疾病书写中的隐喻意义，挖掘其背后的文化意蕴，不当之处，敬请方家正之。

一 晴雯的病因、症候及诊疗书写

疾病书写是《红楼梦》中晴雯书写的重要组成部分，疾病书写既凸显出晴雯可贵的忠心、坚韧的品格，贡献出"勇补雀金裘"的经典场面，同时又揭示了晴雯因久病不愈与性格偏激为王夫人不喜，从而被赶出贾府的悲惨命运。书中晴雯共患病两次，第一次晴雯经历了染病、治疗、病情反复、病愈的过程；第二次则是不适、患病、病情每况愈下，最终病逝。这两次的疾病书写中，对病因、症候和诊疗的表现较为典型，笔者将结合相关医学文献进行剖析和阐释，并探寻其背后的深刻意蕴。

（一）病因书写：冷暖交替和宅院不容

在《红楼梦》少女形象的疾病书写中，少女的病因大多是天生孱弱而容易染病，如香菱、柳五儿；抑或是从胎中带来的疾病，如薛宝钗的"热毒"；还有借神话引起的疾病，如绛珠仙草为还泪表现为林黛玉爱哭易伤感的精神病症。较为特殊的是，晴雯作为健康的女孩被贾府买来服侍老太太和宝玉，但在一次大病后身体虚空，又因日常操劳或失于调养而导致病

---

① 相关研究成果可参见胡传吉《吾之大患，为吾有身——〈红楼梦〉的疾、癖、痴》，《红楼梦学刊》2006 年第 4 期，第 320～334 页；李春霞《论〈红楼梦〉的"疾病"叙写》，《齐齐哈尔大学学报》（哲学社会科学版）2013 年第 1 期，第 16～19 页；刘奇志《〈红楼梦〉中疾病对于林黛玉和薛宝钗的意义之比较》，《红楼梦学刊》2013 年第 4 期，第 172～184 页；王怀义《疾病、隐喻与生存——以林黛玉的病症为中心》，《红楼梦学刊》2015 年第 2 期，第 139～155 页；刘凡凡《〈红楼梦〉的疾病隐喻研究》，硕士学位论文，安庆师范大学，2021；钱宇《〈红楼梦〉疾病书写研究》，硕士学位论文，扬州大学，2021。

情反复、恶化，成为怡红院众人中较早去世的丫鬟之一。从病因出发探索晴雯疾病产生及发展的原因，或许有助于我们进一步感知晴雯与疾病的关联。

对晴雯第一次患病的原因的描述出现在书中第五十一回，袭人因母亲过世回家守孝，晴雯与麝月夜间服侍宝玉。晴雯染病的具体过程如下：

> 晴雯等他出去，便欲唬他玩耍，仗着素日比别人气壮，不畏寒冷，也不披衣，只穿着小袄便蹑手蹑脚的下了熏笼，随后出来。……晴雯只摆手，随后出了屋门，只见月光如水。忽听一阵微风，只觉侵肌透骨，不禁毛骨悚然。……麝月笑道："他早起就嚷不受用，一日也没吃碗正经饭。他这会子不说保养着些，还要捉弄人，明儿病了，叫他自作自受。"①

从上文晴雯在冬日室外的感受来看，冷热交替，寒气入骨，起病原因与伤寒一致。《素问·玉机真脏论》载："今风寒客于人，使人毫毛毕直，皮肤闭而为热，当是之时，可汗而发也。"② 寒风入体最易引起发热，况且从麝月的话来看，此时晴雯身体不适，抵抗力弱，更容易患上此病，并引起并发症。归根结底，造成这些病症的内在原因还是晴雯率真莽撞的性格，仗着自己身体素日健康，与麝月玩闹时就不顾其他。不过伤寒症虽重，只要好好休养便能好转。但晴雯怒斥坠儿而动气，以及连夜补裘操劳，令病情反复而难愈。

关于晴雯第二次患病的原因，总的来说则为来自宅院多方的不容，对这一点的书写分散在书中第七十四回、第七十五回和第七十八回。由于大观园内出现了有伤风化的绣春囊，王夫人命陪房的婆子们进入园内帮忙搜检，大观园内主母与丫鬟、婆子与丫鬟的矛盾激化。王夫人传晴雯来问话，她的严厉斥责是晴雯患病的导火索。自贾珠去世后，王夫人只有宝玉一个亲生儿子，指望他用心读书，他却偏爱在女孩身上花工夫，因此王夫人对宝玉身边

---

① 曹雪芹著，无名氏续《红楼梦》，人民文学出版社，2008，第694~696页。
② 张志聪：《黄帝内经素问集注》卷三，收于郑林主编《张志聪医学全书》，中国中医药出版社，1999，第84页。

丫鬟的要求标准格外苛刻。晴雯回话时正值身上不舒服，穿着松散随意、不庄重，更具病态的美感，应答的话也过于伶俐，让人感觉轻浮散漫、不合规矩。本应是健康的、能侍候人的丫鬟却病弱，而且模样过于标致，不利于宝玉专心读书；言语过于伶俐，反压了王夫人一头。种种行为引得平日隐忍的王夫人发出诅咒般的言辞，也正是这些言辞击溃了晴雯刻意与宝玉保持距离及维持清白的心理，为身体不适转化为恶疾埋下伏笔。

同时以王善保家的为代表的婆子群体与丫鬟们的矛盾也一触即发，婆子们虽然年资高、地位高，但在大观园内为宝玉、黛玉等贵族青年所不喜，跟随他们的丫鬟也只是表面尊重，背后并不将婆子们放在眼里，由此也引发了司棋因炖鸡蛋闹厨房等事件。因此在王夫人正在气头上的时候，王善保家的再煽风点火地夸大晴雯平日的言行，更是坐实了晴雯狐媚惑主、品行不端且又不守规矩的罪名，这也是晴雯日后悲伤冤屈而病情加重的心结。从此以后，失去宝玉庇佑的晴雯日渐被苛刻对待。被赶出去后，晴雯只有不亲的哥嫂可以依靠，但"多浑虫"家境窘迫且品性不好，作为孤女的晴雯自然难以得到妥善照料，最终含恨而死。

晴雯第一次患病是自然气候与人为行动二重合力导致的，寒冷的天气是无法控制的，晴雯的行动则是性格使然，但相对而言是可控的。晴雯的第二次患病则是贵族家庭丫鬟的行为准则与大观园中人际矛盾造成的，二者都是具有时代性、不可控性的。这两次对病因的不同书写实质上是依靠人为努力可以被治愈的疾病和无法调节，最终在伦理和舆论上压倒病人的疾病的不同表现。

（二）症候书写：伤寒候与气病候

疾病作为符号，给旁观者带来的只是精神上的战栗，而一旦其介入人类的生活，症候就成为疾病最直接的表现。解读症候书写是读者感知人物生命力量的第一途径，也是作者对疾病感受最主要的内容表达方式。《红楼梦》中晴雯患病的症候按两次患病的发生顺序分为由受寒凉引起的伤寒候和由赶出园去的气恼与失于保养引起的气病候。接下来我们将结合中医经典症候学专著《诸病源候论》与小说内容来阐释两种症候背后的文化内涵。

不易痊愈、病情反复是晴雯生命耗尽的直接原因，晴雯第一次所患的伤寒正是其身体每况愈下的源头。《诸病源候论》对"伤寒"记载曰："冬时严寒，万类深藏，君子固密，则不伤于寒。夫触冒之者，乃为伤寒耳。其伤于四时之气，皆能为病，而以伤寒为毒者，以其最为杀厉之气也。即病者，为伤寒。"① 人体内"气"的运行受到寒凉的侵入而凝涩，寒气弱则为伤风，寒气强则为伤寒，与晴雯第一次患病的病因对应。晴雯伤寒候书写按出现时间先后排序大致如下：鼻塞声重、咳嗽气喘、头痛发热、神虚晕厥。由于晴雯在病中因坠儿偷盗、补雀金裘等事牵绊，病情多有反复，病症书写分布范围较广。

承载症候的身体描写是晴雯伤寒候书写的主要部分。此处，作者适当地美化了晴雯症候的修辞，如受冻后的面容书写为"两腮如胭脂一般"，②发热时的面容则为"脸面烧的飞红"。③ 这类修辞在林黛玉与疾病相关的书写里也曾出现过，如"只见腮上通红，自羡压倒桃花，却不知病由此萌"。④ 用胭脂、桃花等意象书写病症，赋红的色彩予"飞"之动感，给人一种即使在病中仍然俏皮可爱、富有生气的少女之感。在病补雀金裘这一段书写中，对晴雯症候的书写则侧重于她的感受和行为，从最初只是纯粹的咳嗽气喘和精神状态不济，到需要不停休息来保持身体正常的运行，最终因病中补裘导致身体透支而晕厥。疾病感受随着补裘时间的增长而加剧，但晴雯并没有就此停下，她一直坚持到补裘结束，并在最后一刻光荣地倒下。这部分书写兼具男性和女性的美感，一方面体现其病中柔纤的女儿气，另一方面体现其勇补裘的男儿气，总体呈现出一个忠心坚韧、柔弱可敬的人物形象。

晴雯第二次患病与第一次患病虽然都共同表现为咳嗽口渴、头疼发热，但是由于受到王夫人、园内婆子以及哥嫂等人的误解和辱骂，第二次

---

① 南京中医学院校释《诸病源候论校释》上册，人民卫生出版社，1980，第 223 页。
② 曹雪芹著，无名氏续《红楼梦》，第 695 页。
③ 曹雪芹著，无名氏续《红楼梦》，第 703 页。
④ 曹雪芹著，无名氏续《红楼梦》，第 456 页。

病候中又添了消瘦、烦恼多思、气喘气虚等症状。《诸病源候论》对"气病"及其症候做出界定曰："气病，是肺虚所为。肺主气，五脏六腑皆禀气于肺。忧思恐怒，居处饮食不节，伤动肺气者，并成病。其气之病，有虚有实。其肺气实，谓之有余，则喘逆上气；其肺气虚，谓之不足，则短乏少气。"① 气病是切实伤害到五脏六腑之中肺部的，而且随着患者的情绪而变化，也正是如此，晴雯在受到来自各处的斥责与在哥嫂家得不到有效照顾治疗后，气病急速恶化而死亡。

关于晴雯气病候的书写集中在她被王夫人训斥、抄检大观园两次被羞辱后到她病逝之间。晴雯最初只是因为旧疾愈后引发身体疲劳，后被王夫人喊去问话时，因其容貌的俏丽还被斥责为"病西施"，这一部分的疾病书写中还能够看出作者对晴雯的一丝偏爱。不过随着大观园内部抄检的展开，晴雯并无过错却因王夫人不喜而被苛待，这部分的疾病书写的美感已经丧失了。被赶出贾府时的晴雯就已显出病态，不仅气息奄奄，而且容貌也受损，变得蓬头垢面。再到住在哥嫂家时却无人照看，晴雯病到不能起身喝茶，作者特意用了"爬"这个动作强化了疾病给晴雯带来的痛苦。而且从饮茶的动作来看，晴雯得到一杯不成色的茶却"如得了甘露一般，一气都灌下去"，② 全无优雅与诗意可言。关于女性疾病去魅的书写恰恰最能让人感受到强烈的肉体痛苦，与此同时也更能传达出那种超越肉体、对人格的伤害所造成的痛苦。在书中，晴雯与宝玉并没有越轨之事，她却身负污名，受到众人的排挤唾弃，这种人格上被摧毁的痛苦比肉体伤害的痛苦来得更强烈、更深刻，也真正令晴雯失去了所谓的体面和尊严。

（三）诊疗书写：医者看诊与中西用药

在明清小说中关于疾病诊疗的书写丰富多样，既有关于常见病或是疑难杂症诊治的药案书写，也有一些用法特殊的西药药材的书写。诊疗书写会根据医者水平高低、患者的性别地位以及中西用药习惯的差异呈现出明显的倾

---

① 南京中医学院校释《诸病源候论校释》下册，第 1042 页。
② 曹雪芹著，无名氏续《红楼梦》，第 1085 页。

向性。接下来笔者将从医者看诊与中西用药两方面入手，尤其关注诊断方式、药案书写及中西用药差异，对晴雯疾病书写的内容进行深入解析。

对晴雯诊疗的书写可谓全书丫鬟诊疗书写中最为详细的。由于袭人回家，宝玉房中离不开人，晴雯就被留下养病，宝玉特求了李纨从外头请大夫来诊病。外头请的大夫为晴雯诊脉的过程如下：

> 宝玉便走过来，避在书架之后。只见两三个后门口的老嬷嬷带了一个大夫进来。这里的丫鬟都回避了，有三四个老嬷嬷放下暖阁上的大红绣幔，晴雯从幔中单伸出手去。那大夫见这只手上有两根指甲，足有三寸长，尚有金凤花染的通红的痕迹，便忙回过头来。有一个老嬷嬷忙拿了一块手帕掩了。①

贵族家庭为晴雯的诊治上，首先是年轻男性宝玉的退场，其次是丫鬟对男性大夫回避，最后由年老女性帮助患者放下绣幔、手帕覆手。这些细节合于当时对女性诊疗的流程，即"今豪足之家，居奥室之中，处帷幔之内，复以帛幪手臂。既不能行望色之神，又不能殚切脉之巧"，② 同时也体现了明清理学影响下男女授受不亲的社会规约。事实上这种医疗程序，是不利于女性治疗的。《女科百问》序提及："盖医之候病止于四术，而切脉为下。然望、闻、问三事可施诸丈夫、婴儿，而每穷于女妇。"③ 中医传统的诊断法"望闻问切"中"望""闻""问"在女性诊疗中被刻意回避，步骤的缺失会导致医者对疾病发展情况的误判，不利于女性患者的治疗与康复。晴雯作为贵族家庭的丫鬟却以类同于小姐的身份被诊疗，自然也难以对症下药，这也为晴雯病后长期体弱、病情反复的情况埋下了伏笔。

相较于晴雯就诊，用药书写篇幅更多，集中在中医汤药和西医药品的运用上。考虑到晴雯受寒的背景，外头请的大夫和王太医对晴雯疾病开出的药案都是疏散驱邪诸药，旨在疏通气脉、驱除风邪，但还是存在用药剂

---

① 曹雪芹著，无名氏续《红楼梦》，第 696～697 页。
② 陈自明：《妇人大全良方》卷二，余瀛鳌等点校，人民卫生出版社，1992，第 64～65 页。
③ 齐仲甫：《女科百问》闵齐伋序，见严世芸主编《中国医籍通考》卷三，上海中医学院出版社，1992，第 3820 页。

量和药材上的不同。外头请的大夫所用的药材是紫苏、桔梗、防风、荆芥、枳实、麻黄，而王太医开出的药方则药量偏轻，将其中对于女性身体副作用较大的枳实、麻黄等药换成了当归、陈皮、白芍等虽作用小但能慢慢调理的药。外头请的大夫平素惯于诊治平民，平民忙于生计病中得不到休息，为使病快速痊愈在用药时常下猛药，令病人体内的邪气立刻疏散，但往往会导致病人的不适。但晴雯身为贵族家庭大丫鬟，吃喝用度和病中调养的方式与贵族小姐也不相上下，王太医开出的药案更有利于晴雯的调养，在固其根本的同时慢慢疏散寒气。

值得注意的是，书中关于晴雯疾病用药，还涉及西药鼻烟和"依弗哪"，前者用于治疗鼻塞，后者用于治疗头痛。关于二者的使用书写极其有趣俏皮，晴雯用鼻烟是从鼻烟盒中挑出烟草来嗅，其效果非常显著，"接连打了五六个嚏喷，眼泪鼻涕登时齐流"。[①] 膏子药"依弗哪"则是烤化了拿纸包了敷在太阳穴处，显得病中的晴雯反而灵动可爱。二者都是作为外用的，未曾进入人体内影响到"气"的运行。由此可以看出，人们在西洋引入的药品使用上还是较为保守的，其初衷也并非将病除根，而是旨在消除表面的症状，让病人得到舒缓。

二　晴雯疾病书写的叙事艺术

作为《红楼梦》中的独特叙事题材之一，疾病书写融于全书的脉络之中，叙事策略巧妙，使内容与结构和谐完满，达到圆融的境界。关于晴雯疾病的叙事在全书中部展开，从枝节处牵引展开，呈现丰富多样的疾病内容。下文将从叙事视角、叙事结构和叙事空间三重维度对晴雯疾病叙事艺术进行分析。

（一）叙事视角：医者、病人和旁观者多重视角交织

杨义《中国叙事学》指出："叙事视角是一部作品，或一个文本看待

---

① 曹雪芹著，无名氏续《红楼梦》，第 705 页。

世界的特殊眼光的角度……是作者和文本的心灵结合点，是作者把他体验到的世界转化为语言叙事世界的基本角度。"① 叙事视角作为小说叙事的窗口，潜藏着作者的艺术构思和思想内涵。《红楼梦》的叙事主要采用的是第三人称全知视角，其中某些情节也夹杂有限视角，多重视角的交织构建出富含矛盾的情节，形成来自多方的、更为全面的疾病感受。

关于晴雯疾病书写，以第三人称全知视角为主，角色个人叙事视角则包括医生、病人和旁观者三者，叙事视角在第三人称全知视角与这三者之间反复跳跃，多线交织叙述不同个体对晴雯患病的认识，从侧面勾勒出晴雯患病后所处的环境。我们以晴雯第一次患病为例，晴雯补裘病中再请王太医来诊病的情节中就包含着晴雯的病人视角、宝玉的旁观者视角与王太医的医者视角，主要如下：

> （晴雯）只觉头重身轻，满眼金星乱迸，实实撑不住。若不做，又怕宝玉着急，少不得狠命咬牙捱着。便命麝月只帮着拈线。……晴雯先将里子拆开，用茶杯口大的一个竹弓钉牢在背面，再将破口四边用金刀刮的散松松的，然后用针纫了两条，分出经纬，亦如界线之法，先界出地子后，依本衣之纹来回织补。补两针，又看看，织补两针，又端详端详。无奈头晕眼黑，气喘神虚，补不上三五针，伏在枕上歇一会。……宝玉见他着急，只得胡乱睡下，仍睡不着。……一时王太医来了，诊了脉，疑惑说道："昨日已好了些，今日如何反虚微浮缩起来，敢是吃多了饮食？不然就是劳了神思。外感却倒清了，这汗后失于调养，非同小可。"②

首先为晴雯的病人角色叙事视角，展现晴雯病中补裘的病痛感受与为宝玉着想的心理活动；其次切换为第三人称全知视角，从客观上描写晴雯补裘的动作和方法，称赞其技艺高超；然后又转入晴雯的病人角色叙事视角，侧重于表现晴雯对补裘的细致与重视，并再次强调晴雯身体的病痛感

---

① 杨义：《中国叙事学》，人民出版社，1997，第191页。
② 曹雪芹著，无名氏续《红楼梦》，第714~716页。

受；接着出现了宝玉的角色叙事视角，透露出他对因自身烧坏雀金裘而引起晴雯病中忙碌的懊恼，又进一步通过他急躁担忧的心理感受表现了事情的紧急；最后又流转至王太医的医者叙事视角，陈述了晴雯疾病加重的情况。

从上述分析中不难看出，多重叙事视角的交织与晴雯病补雀金裘情节的起承转合相对应，使晴雯疾病情节叙事完整、逻辑自洽。第三人称全知视角作为统领，把控叙事节奏，帮助各个角色叙事视角之间衔接得更为流畅自然。晴雯的病人叙事视角将病人的感受表达出来，更易展现在疾病之下进行补裘的艰辛与不适，有利于晴雯的形象塑造。宝玉的旁观者叙事视角作用在于推进情节的发展，正是从宝玉的视角得知雀金裘明日就要穿的紧急性，才会令病中的晴雯连夜挣命地补裘这件事情的动机符合逻辑。最终出现的是大观园的外来者王太医的医者叙事视角，这一视角一方面点出病中补裘对晴雯的消耗，另一方面放慢叙事节奏，并对晴雯病中补裘的事件进行收束，使情节完满合理。综上，多重叙事视角的交织增添了疾病叙事的丰富性与层次性，展现多方对晴雯患病的态度，并一定程度上呈现了大观园内丫鬟患病后的生活图景。

（二）叙事结构："影子"写法与"草蛇灰线"法

在中国传统叙事文学中，叙事结构被认为是作者"创造的审美世界的风光和体制"，① 是构建起整个叙事的核心和关键。关于晴雯疾病的情节中就埋下了大量的伏笔和线索，疾病成为达到创作效果的重要一环，就《红楼梦》而言，其叙事结构可以概括为"影子"写法与"草蛇灰线"法两类。

所谓"影子"写法是指"小说中的某一人物、人物关系或某段情节是另一个人物、另一对人物关系或另一段情节的影子、缩影或投影"。② 这种叙事结构在《红楼梦》的女性书写上是很常见的，尤其是在主要人物林黛

---

① 杨义：《中国叙事学》，第 34 页。
② 陈维昭：《红学通史》，上海人民出版社，2005，第 53～54 页。

玉和薛宝钗的塑造上，作为其影子的晴雯与袭人形象在一定程度上丰富了她们的形象，后世评点家也多赞同"晴有林风，袭乃钗副"之说。管窥晴雯疾病情节，这不仅是对晴雯个体疾病的书写，还潜藏着对林黛玉疾病的影映。从疾病角度，我们不难发现晴雯病中不顾身体勇补雀金裘与黛玉对宝玉的用心一般，自伤寒后晴雯频频不适的身体状况与黛玉的常年患病也颇为相似。至宝玉年龄增大，晴雯为王夫人不喜时还被特别提及长相极肖黛玉，都是病弱纤细的美人模样，牵引出王夫人对黛玉的评价。晴雯最后被赶出大观园病逝发悲声，也是对不久后黛玉之死的预演，展现出《红楼梦》青春悲歌主题的一角。晴雯与黛玉形影对照的疾病书写情节实质上是作者对因病而纤细柔弱少女的凝视，曹雪芹将对超越肉体的叛逆精神与自由灵魂的赞美注入黛玉，但受限于其身份地位有些特征无法一一展现，所以作为丫鬟的晴雯就担起了其中率真、泼辣和忠心的一面，以此来使性灵之美在多面映衬下得到完满。

"草蛇灰线"法是中国古典小说的常用叙事策略，主要表现为"或以一种结构线索的形式而存在、或以伏笔照应的形式而存在、或以象征隐喻手法的形式而存在"。[①] 作者在关于晴雯疾病书写的情节中铺设的线索和伏笔有些时空跨度较小，一两回后就得以印证，例如宝玉梦见晴雯道别，在次回中晴雯就已病逝。有些间隔较远，伏脉较长，例如晴雯第一次患病时在怡红院中养病，怕宝玉为她担心时曾说自己身体素来健康，不会生痨病，最终却被王夫人诬陷为"女儿痨"。而有些则贯穿于整个叙事之中，比如晴雯饮茶这一行为就作为线索贯穿于晴雯患病至死始终，第一处饮茶是晴雯病起之夜与麝月玩闹，让她给自己倒杯茶喝；第二处饮茶是晴雯病中补裘，宝玉叫人拿来滚水给她喝；第三处饮茶是在宝玉到多浑虫家探病时，晴雯因无人照顾口渴而向宝玉讨茶喝。怡红院中饮茶都是在暖壶中倒了滚水冲泡，先拿茶水漱了口再饮，而在哥嫂家只有不大成茶的水与油膻的茶碗，无人服侍只能一气灌下去。茶杯与茶水串联起原先怡红院的优渥生活与被赶出园子的贫困生活，由此展现出晴雯大势已去、朝不保夕的生

---

① 谭帆主编《中国古代小说文体文法术语考释》，上海古籍出版社，2013，第 241 页。

活状态。多条线索、多处伏笔最终在晴雯病逝后都得到揭示，文脉连贯、一气呵成，增强晴雯疾病书写内涵性的同时，也展现出曹雪芹独到的艺术笔力。

（三）叙事空间：从贵族卧房到贫民陋居

在传统观念中，小说往往都被看作作者按照时间顺序进行线性叙事的艺术，但在对《红楼梦》中与晴雯相关的疾病叙事研究的过程中，我们不难发现：疾病的发展虽然是按照时间推进的，但是由于晴雯身份地位和所处环境的改变，空间也参与、影响了疾病叙事的进程。作者书写的场景也在转换，从而引起以晴雯为中心周围人物的行动，并由此推进情节的发展，展现出晴雯所处环境的生活横截面。在晴雯与疾病相关的情节中，由于病人身体孱弱，叙事空间较为集中，前期是怡红院，被赶出大观园后是晴雯哥嫂家。

在福柯看来，"空间是任何公共生活形式的基础。空间是任何权力运作的基础"。[①] 作为卧房，大观园内的怡红院看似是贾宝玉及身边服侍的丫头的私人空间，但由于宝玉尚未成年，怡红院实质上还是公共的，有着长辈的严格监管，受到王夫人的绝对权力掌控。即使是在生病的情况下，晴雯也只是搬到外间的屋内静养，不会有独立的空间。在疾病叙事中，怡红院空间场所是由多重场景衔接而成的，既是晴雯与疾病抗争的舞台，更是贾府内各阶层、各年龄段、各身份地位人物的活动场所，总体呈现出动态发展状态。晴雯染病于冬夜怡红院后门外，在怡红院中的暖阁接受诊疗、勇补雀金裘以及调养身体；在怡红院丫鬟房内病中推倒箱子以证清白；最终被多方不容，病重之时从怡红院的床榻上被拖走。至此作为叙事空间的怡红院正式退场。怡红院空间中多个场景的流转与晴雯疾病的轻重缓急相对应，同时以点为面地刻画出多样立体的人物群像，展现大观园内丫鬟的生活图景。

---

① 〔法〕米歇尔·福柯、保罗·雷比诺：《空间、知识、权力——福柯访谈录》，收入包亚明主编《后现代性与地理学的政治》，上海教育出版社，2001，第 13 ~ 14 页。

在被排挤出怡红院空间后，晴雯被迫进入了简陋污浊的哥嫂家空间。虽然晴雯前后所处空间的生活条件差距巨大，但是晴雯哥嫂家则是一个相对私密的空间，能够为病重的晴雯留出辩白的机会，也促成宝玉与晴雯真切情感的表达。晴雯哥嫂家的空间叙事涉及场景单一，只包含宝玉探望晴雯时的外间房这一场景，呈现出的是静态的空间叙事。在哥嫂家的空间中，围绕贾宝玉的行动轨迹展开叙事，由最先宝玉照顾晴雯，到晴雯向宝玉埋怨自己受到的污蔑和诽谤，最后二人倾诉衷肠并交换衣衫表达感情。简陋窘迫的空间使宝玉和晴雯的阶级差距显得更加明显，也让晴雯意识到自己活着的希望十分渺茫，这些条件迫使着晴雯去向宝玉倾吐仿若遗言般的话语。而且密闭的空间让私密的行为成为可能，并在之后通过外来者灯姑娘的偷窥视角再次证明宝玉与晴雯的清白，深化了晴雯率真坦荡的形象，也让读者认识到他们二人超越肉体的精神层面上最真挚的感情。

晴雯疾病情节的叙事空间是随时变化的，怡红院这一空间形象逐渐由主仆平等的乐园转化为主仆关系秩序严谨的空间，而最初被认为是道德缺损、污浊不洁的多浑虫和灯姑娘家却成为晴雯与宝玉唯一能互诉衷肠、自证清白的纯净之地。晴雯疾病情节的整体的空间转化是从贵族卧房怡红院空间到贫民陋居哥嫂家空间，呈现为由优越到低贱的趋势，这也与《红楼梦》全书由盛转衰的叙事步调耦合，以晴雯之死为先导，率先谱写一首生命凋零的悲歌。

三　晴雯疾病书写的文化意蕴

《红楼梦》中晴雯疾病书写具有文学特有的主观性和艺术感，可补医学文献记载之不足，尤其是能够展现个体对疾病的个性化感受、社会阶层对疾病的看法以及巧妙的情节设计。接下来我们将从审美、史学和隐喻三方面对晴雯疾病书写的文化意蕴进行阐述。

（一）审美意义：生命的张力与悲剧美学

疾病对生命是极大的消耗，但正因如此，处于疾病下的个体反而能够释放出惊人的力量，照亮自己，超脱凡俗，尤其是被世俗认为生来柔弱的女性病人面对疾病时，在痛苦的牵扯下反而会激发出其柔弱身躯下潜藏的巨大能量，展现出生命的张力。关于晴雯的疾病书写及叙事在展现女性患病痛苦的同时，更赋予疾病以独特的美学意义。曹雪芹有意地根据环境变化对晴雯的疾病症状祛魅，展现出女性顽强的生命力以及努力过后失败的惆怅感，并力图在有限的篇幅中通过多样的叙事策略展现女性在面对疾病时的行为选择和精神质态。

在患病初期，晴雯受到医生与宝玉的关照，与疾病的抗争并不艰难，曹公还特意设置嗅鼻烟和贴膏子药的情节来展现晴雯的俏皮可爱。但这也不意味着疾病给人带来的苦难消逝，相反，作者展现的是人的意志与客观的身体条件的抗争，主要是晴雯好强充沛的精神力量与来势汹汹的疾病之间的冲突。在病中的晴雯由于身体虚弱行为受到限制，但精神上依旧高度尽责，所以会强撑着怒斥窃贼坠儿以正风气，为宝玉补裘替其解忧。尤其是在叙事策略上，于大量第三人称全知视角中穿插入晴雯自身视角，加入女性对自身职责与疾病的感受，使人真切感受到那种由肉体痛苦衍生出的精神美。过人的勇气与忠心让疾病在晴雯面前黯然失色，越发彰显出女性生命的坚韧，表现出大观园内平民出身的丫鬟如草芥般平凡却依旧破土而生的倔强生命力。然而，伴随着宝玉年龄的增长与贾府日益衰颓的局势，晴雯在第二次患病时则失去了庇佑，需要独自一人面对来自病痛的折磨和大观园内各方射出的冷箭，处于弱势的晴雯的疾病也必然是以悲剧美学为底色的。鲁迅先生将悲剧定义为"将人生的有价值的东西毁灭给人看"，①在有价值的事物破碎时人内心感受到的震颤就是美感。晴雯在一众丫鬟中无疑是亮眼的存在，率真烂漫又聪颖勇敢，给大观园带来了活泼的生气。但这一抹叛逆的亮色最终还是黯淡了，在病重晴雯的片段中，我们不难从宝玉与晴雯之间的交流举动与灯姑娘的窥探视角中认识到晴雯是无辜清白的，她承担了莫须有的罪名。而且通过宝玉的叙事视角，拉近了读者与晴

---

① 鲁迅：《再论雷峰塔的倒掉》，鲁迅先生纪念委员会编《鲁迅全集》第1卷，人民文学出版社，2005，第203页。

雯之间的距离，让人真切感受到晴雯内心的不甘与愤恨，替其遗憾惋惜的同时，对美的消逝而悲伤。

（二）史学意义：医书外的文学补充

在传统的医学文献中，疾病书写的作者大多为医者，医者书写疾病的初衷在于记录病例，客观地留下相关资料，传递救治经验，从而有利于后世医学的发展。但是由于作者能力、医疗水平、研究偏好等，史料中所记录的情况与现实的医疗面貌还是存在着一定的差距。文学中的疾病书写则是关于客观的、现实可感的医疗面貌的主观再现，反映出医者外的文人的医疗观念和大众对疾病的社会共识。再从叙事层面来看，我国中医文献资料关于医疗事件的叙事态度严肃，结构相对简单，多以例促证，侧重对一般经验的总结。但这类叙事往往因不了解病人生活中的细节而忽略病人真实的致病因素，而文学中的相关叙事则会围绕疾病，将人物从患病、诊疗到病愈的过程叙述清楚，从而对一些不明病因或疑难杂症的疾病进行补充。

晴雯疾病书写及叙事的情节就包含了以贾宝玉为代表的贵族少年对疾病的认知以及贵族家庭的医疗观念。在第一次请大夫为晴雯诊病时，贾宝玉看到药案上出现的枳实、麻黄而引发一番对于药材的评价。他以老杨树形容自己的身体状况，以白海棠形容少女的身体状况，认为处于疾病中的少女身体虚弱，不宜用药效强劲的方子。宝玉一方面关注到药材的药理和药性，另一方面还关注到个体用药的差异，并且他还多次赞叹药的香气是高雅不俗的。由此可见当时贵族阶层对于医药文化的熟稔，呈现出一种文化过熟之后的病态美，并且煎药熬药都被认为是风雅的事情。再从晴雯后期康复的方法来看，当时贾府对伤寒的治疗"总以净饿为主，次则服药调养"。[①] 患病至痊愈期间，病人由于体弱，出现气虚脾弱、饮食不易消化等症候，因而减少饮食并兼以服药是较佳的疗法。这一治疗疾病的方式是在实践中依靠经验积累起来的，没有在医书中被特别记载，却也逐渐形成了

---

① 曹雪芹著，无名氏续《红楼梦》，第716页。

民间的共同记忆，因此这一疾病书写也弥补了史料中民间医疗观念的缺失。从晴雯疾病叙事出发，就能从多视角察觉晴雯疾病难愈的原因一方面是身体虚弱，另一方面更重要的是自己性格过于急躁，做事操劳且蒙受不白之冤。如果单从医者的记录上来看，由于病人和旁观者羞于谈病因或不便说明情况，就很容易忽略掉这些导致病重的关键点。

（三）隐喻意义：“女儿痨”的社会隐喻

苏珊·桑塔格在《疾病的隐喻》中提出：“疾病本身唤起的是一种全然古老的恐惧。任何一种被作为神秘之物加以对待并确实令人大感恐怖的疾病，即使事实上不具有传染性，也会被感到在道德上具有传染性。”① 文学中的疾病书写及叙事是作者对主观感受二次加工后形成的，其承载肉体疼痛的同时，也反映着社会的隐喻。《红楼梦》中晴雯疾病书写亦是如此，除了展现女性疾病的独特美感外，还具有一定的隐喻性。在第七十八回中王夫人定性晴雯所患的疾病为“女儿痨”，将她赶出园外养病。“女儿痨”是明清时期常见的疾病，指的是少女所患的具有传染性的痨病，相当于现代医学中的结核病。结合晴雯疾病的书写来看，晴雯在患病过程中接触范围广，被赶出园子时衣物还被王夫人留下来给其他丫鬟穿，在病重时甚至与宝玉有过较长时间的接触，但是周围的人未曾感染，所以这更像是被强加上的疾病，晴雯患的所谓“女儿痨”也被赋予了人为的隐喻含义。

从医学角度来看，“女儿痨”主要有两大特点，一是极强的传染性，二是对女性身体有极大的伤害。在科学知识储备不足、医疗系统尚不完备的时代，无论是生理上的还是精神上的传染病都足以使一个家族覆灭。王夫人特意点明晴雯所患的疾病为“女儿痨”，将晴雯与传染性疾病挂钩，实质上敲响了对家族内丫鬟规范的警钟，是对作为贾府丫鬟的晴雯叛逆性格的道德批判、对晴雯人品的质疑以及对晴雯与宝玉关系的不满。从宝玉的角度来看，晴雯是忠心勤恳的，时常还能用小诡计帮忙躲过老爷的责罚；但从王夫人的角度来看，晴雯并未尽到贾府这一体系内丫鬟的职责，

---

① 〔美〕苏珊·桑塔格：《疾病的隐喻》，程巍译，上海译文出版社，2003，第7页。

她没有做到督促宝玉进学，美丽的外貌还会令其分心，急躁冲动的行为让宅院不宁，用伎俩为宝玉解忧却也留下隐患。如果不对晴雯加以规约，宝玉周围的丫鬟也效仿，就会使这类行为像传染病一般滋生，最终不良风气所影响到的不仅仅是宝玉个人，还有整个家族的名望。《两都医案》中对"女儿痨"的常见病因记载："延余诊之，脉多过鱼际，《脉经》云欲男而不得，故是脉见焉。……因劝其父母，俾蚤遂室家之愿，病可旋愈。夫婚姻愆期，多有是症。"[①] 处于严申男女大防的理学文化之下，"女儿痨"多为女子思春不得的病因导致其被打上了多情、不洁和不合规矩的烙印，作为贵族可能还存有女性柔弱的美感可言，但作为需要服侍贵族的丫鬟，这一疾病基本就判定了其一生的罪孽。大量医学资料的支持和社会共识让王夫人更是让晴雯坐实了服侍宝玉动机不纯的罪状，加之"女儿痨"对身体损伤极大，对女性生育能力更是起到破坏作用，也进一步导致晴雯失去成为宝玉妾室的资格，最后被逐出府，凄凉病逝。

四　结语

综结而论，《红楼梦》中对晴雯疾病的书写，不仅表现了病人的生理上的痛苦，也表现为一种文化现象，呈现了晴雯所处的生存环境和社会环境。晴雯之遭遇是众多红楼女性的一个缩影。小说描写了晴雯孱弱的身体、不甘的抗争以及高洁的灵魂，隐喻着生命的脆弱、生存的窘迫，甚至还预示着贾府由盛而衰的必然。因此，阅读《红楼梦》中有关晴雯疾病的书写，我们就不能简单将其视为对晴雯形象塑造的丰富，而是要从生理、生存和社会等多维层面去理解，如此才能明示本真，窥见小说家隐藏其中的深衷密意。与此同时，晴雯疾病书写将疾病症候、诊断手法、药材药案及病愈后的保养方式全景式地呈现给读者，反映了根植于中国土壤的独特疾病表述与诊疗方式，蕴含积淀千年、历久弥新的中医智慧。其中许多方法已融入日常生活中，直到今天依然对人们产生积极的影响。仅晴雯一

---

① 倪士奇：《两都医案》，中国中医药出版社，2016，第17页。

人，就涉及两种常见的疾病症候、古代女性就诊程序及药案中的药材搭配等，折射出中医疗疾背后的思想和应对逻辑。本文仅对有关晴雯的疾病书写略论一二，事实上《红楼梦》中还有大量的涉医内容，有待进一步挖掘与深入研究。

海外传播及域外研究

石坂宗哲《扁鹊传解》及其荣卫宗气观浅说

朱丽颖　王振国 *

【摘要】 日本江户后期杰出针家石坂宗哲著有《扁鹊传解》，书中重点对虢太子一案进行了阐述，并解释虢太子发病的机理，其中体现出石坂宗哲独特的荣卫宗气观：荣卫为血，经络即血道；宗脉为神经，为宗气所行之道，宗气为由脑、脊髓分泌的白汁，并分为精与神，各司其职。通过分析发现，江户中后期西方解剖学著作传入日本是石坂宗哲形成其理论的重要因素；与荷兰商馆医、博物学家西博尔德的学术交流则为其理论的形成提供了灵感；对西医及汉医的批判性继承是其理论形成的基础。石坂流针术的病理观、取穴治疗方式及针刺手法无不受到其荣卫宗气观的指导。

【关键词】 石坂宗哲　《扁鹊传解》　荣卫宗气观　石坂流针术

笔者在整理日本学者对《史记》中扁鹊传的注解时，发现石坂宗哲所著《扁鹊传解》观点新颖，思想独特，与其他以考证为主的注本风格迥异，并且国内鲜有解读，故而进行了专篇分析。其中所体现的石坂的荣卫宗气观不仅是《扁鹊传解》全书的要旨，更是石坂宗哲学术体系的核心。本文将通过介绍《扁鹊传解》的具体内容，引出对石坂宗哲荣卫宗气观的解读，进而引申至分析其学术观点形成的原因。在此之前，先对石坂宗哲的生平及著作进行简要介绍。

石坂宗哲（1770～1841），本姓藤原，名永教、文和，字宗哲、廷玉，

---

* 朱丽颖，于山东中医药大学中医文献与文化研究院博士后研究人员；王振国，山东中医药大学中医文献与文化研究院博士生导师、二级教授。

号笄斋，甲府人，1796 年始为甲府医馆督学，1800 年始任将军德川家齐之侍医，① 被授予"法眼"称号，以针科为专业。② 石坂著作颇丰，部分收录于《笄斋丛书》（又名《定理医学丛书》），从其目录可窥见一斑：

子字号第一：《医源》《宗荣卫三气辨》《痘麻一生一发论》《奇病源由》《吐乳论》《针灸知要一言》附荣卫中经图

丑字号第二：《骨经》附《人身总名》《灸古义》附《奇俞证治》

寅字号第三：《扁鹊传解》《中风难③瘫辨》《厥论》附《脚气》《痎论》

卯字号第四：《热病论》附《喘息》《疟论》《肾移热膀胱论》

辰字号第五：《丙戌伤寒论》附宗脉方、荣卫方、上焦方、中焦方、下焦方

巳字号第六：《戊子金匮要略》附《笄斋验录》

午字号第七：《诊脉古义》《诊腹古义》附《色脉尺论》

未字号第八：《面部五色五行相生相克部位辨》《望诊古义》《虋脏说》附雾焦、沤焦、渎焦《膻中包络命门辨》

申字号第九：《素门④古义》附《运气说约》

酉字号第十：《针经原始》附《补泻迎随虚实泄除逆从法》

戌字号第十一：《灵枢古义》

亥字号第十二：《砭难经》

《针灸说约》全《针灸神俱集》全已行于世⑤

以上目录中，目前可见的只有子字号、丑字号中的著作，寅字号中的《扁鹊传解》，以及目录最后提到的《针灸说约》《针灸神俱集》。另外，石坂宗哲的著作现今可见而未包含于《笄斋丛书》目录中的有《九针十二原钞说》《针灸茗话》《石坂流针治十二条提要》《内景备览》《笄斋先生答问书》《古诊脉说》《补注十四经》《七七天癸至之说》等。

① 後藤光男：《石坂流鍼術の特質》，《自律神経雜誌》1970 年第 2 期，第 18 页。
② 小曽户洋等：《日本医家伝記事典：宇津木昆台〈日本医譜〉》，たにぐち書店，2018，第 127 页。
③ 似应为"瘫"。
④ 似应为"问"。
⑤ 石坂宗哲：《笄斋丛书》子字号《医源》，文政九年（1826）阳州园刻本，目录。

在以上可见书目中，《针灸神俱集》全名为《针灸广狭神俱集》，原著者为云栖子，由石坂宗哲校订并补充自己的议论后刊行，其余均为石坂本人所著，或由其口述，而由弟子记录。由于石坂本人为著名针家，而标题与针灸相关的著作大多为日文，故其著作大多不为国人所了解。只有《针灸说约》一书，现由肖永芝教授编入北京科学技术出版社 2018 年出版的《海外汉文古医籍精选丛书》（第一辑）以及中国中医药出版社 2019 年出版的《日本针灸医籍十六种》。

石坂宗哲是江户后期的杰出针家，是日本针灸流派之一石坂流的代表人物。石坂流针术的特点是以《黄帝内经》概念、理论为主，结合西方解剖学内容，发展了独特的理论与针刺技术，手法力求简便易行，故可将石坂宗哲归为汉兰折中派医家。[1]

一 《扁鹊传解》的主要内容及思想

石坂宗哲作为江户后期著名针家，《扁鹊传解》一书并不能称为其代表作，但其内容确实能充分反映石坂宗哲的学术特点，故在此做专门介绍。

（一）《扁鹊传解》的版本、体例与主旨

《扁鹊传解》阳州园藏版刊刻于日本天保三年（1832），体例为抄录《扁鹊传》原文，但删去了赵简子之事，其后按需分句成段，于每段之后集中注释，正文与注释行文中均穿插双行小字注解。本书重点在于解释虢太子的发病机理，所引多为《黄帝内经》原文。自"有间，太子苏"以下之文只有穿插于文间的双行小注，并无整段注释。

文中虽有"'别下于三焦膀胱'七字恐后人所加，宜删去也"，"按'三焦'二字，古作'$\frac{焦}{焦焦}$'一字。$\frac{焦}{焦焦}$者，脏也"等文句考证之辞，但《扁鹊传解》并非"主要是注音、释义及校订文字"，也并不能"充分体

---

① 形井秀一：《日本鍼灸の歴史》，《全日本鍼灸学会雑誌》2012 年第 62 卷第 1 号，第 25 页。

现日本医学考证派的特点"。① 而按序中所言"所谓长桑授越人禁方书，非为有异旨，乃此传即是也。而昧者不知，徒胶于文字句读之末，于医理茫乎不辨，可叹哉"，② 可见石坂宗哲著此书旨在阐发医理，而非校勘考证。

（二）《扁鹊传解》的主要内容

1. 扁鹊之事非神话

注解开篇，石坂宗哲将《扁鹊传》中一切看似神怪之说都进行了"常理化"，奠定了本书"求实"的基调。

如对"乃出其怀中药予扁鹊，饮是以上池之水，三十日当知物矣"一句的解释，其并未细究"上池之水"为何物，也并不认为"当知物矣"与下文"见垣一方人"同义而指"透视之能"。其认为"当知物"的"物"为医之定理，正所谓"一读禁方书，乃医之定理明白坦然"。③

而石坂宗哲认为扁鹊亦非能"隔垣见物"，对此的解释为：

> 扁鹊饮药，读书三十日，乃知宗脉、荣卫、诸脏诸器之官能，乃隔皮肤而识五内也，故以隔垣墙见一方人为譬。若真洞见垣一方人，乃突突怪事也。盖谓善读得此禁方书而后，诊视众人之百病，则悉识五内之所病生死吉凶如指其掌也，症结者言病所也，非有深义。
>
> 越人既受禁方书，明五内之诸器对病知症所在，察吉凶，犹隔墙见一方人，言病之所在，乃人以为怪异，故特以诊脉得病状为名耳，不欲一一说出漏泄玄机也。④

此指出扁鹊通过学习书中宗脉、荣卫、脏器之官能，则能察外知内，见微知著，对于五脏所病，甚至生死吉凶洞若观火、了如指掌，故用"隔垣见物"作比，喻其能见常人所不见，在他人眼中为怪异之奇迹。而扁鹊因受禁方书，不欲使人谓之奇，故而"特以诊脉"为名，以防泄露玄机。

---

① 杨海峥：《日本〈史记〉研究论稿》，中华书局，2017，第166页。
② 石坂宗哲：《扁鹊传解》，天保三年（1832）阳州园刻本，序，第3页a。
③ 石坂宗哲：《扁鹊传解》，第2页a。
④ 石坂宗哲：《扁鹊传解》，第3页a～第3页b。

而后文中扁鹊"不待切脉望色，听声写形，言病之所在"，则是因"闻中庶子一言，遽发怒气，故其辞激烈，忽漏泄玄机"。①

长桑君"呼扁鹊私坐"，嘱其"毋泄"，石坂宗哲认为此同《灵枢·禁服》中黄帝传雷公禁方之严肃庄重。② 至于传禁方书前先予扁鹊怀中药，嘱其"饮是以上池之水"，则亦是"奇其事，神其人，重其道也，犹黄石传书于房也，而《三略》尚存矣"。③ 而对于所谓的"禁方书"，石坂宗哲认为其"所载必古昔之遗方及精神、荣卫、十二脏、三焦、水道、筋膜、膲理之真也"。④ 可见石坂宗哲始终认为医学之重点及至深至秘之处在于明确身体各组织结构的真正含义及其作用。

2. 虢太子案的核心在于宗气荣卫

关于接下来将重点阐释的"越人入虢之一案"，石坂宗珪⑤在序中道：

> （此案）虽不过八九百言，穷其因，而明其应，宗气荣卫之机，脉络脏腑之能，明辨详悉，焕如观火，则与黄帝仲景之书，并谓之伊字三点⑥，亦不为过论也。古来注者不知医理，漫然看过，以为一篇史传录越人出处考耳。故以宋景濂之卓识宏才，尚谓如"迴风沓风⑦

① 石坂宗哲：《扁鹊传解》，第 7 页 a～第 7 页 b。
② 《扁鹊传解》引《黄帝内经》原文："经曰：'帝曰：此先师之所禁，坐私传之，割臂歃血之盟也。子若欲得之，何不斋乎？雷公再拜而起，乃斋三日而请曰：今日正阳，细子愿以受盟。黄帝乃与入斋室，割臂歃血祝曰：今日正阳，歃血传方，有敢背此言者，反受其殃。雷公再拜曰：细子受之。黄帝乃左握其手，右授之书曰：慎之慎之云云。'又曰：'请藏之灵兰之室，弗敢使泄也。'"石坂宗哲：《扁鹊传解》，第 1 页 b。
③ 石坂宗哲：《扁鹊传解》，第 2 页 a。
④ 石坂宗哲：《扁鹊传解》，第 2 页 b。
⑤ 石坂宗哲之婿，承其业，名宗珪，号栎园，为石坂宗哲的多部作品作序，此外校勘出版清代唐秉钧《人参考》，并著《人参诗》附其后。
⑥ "梵书（伊字）🔣之形，从三点成，谓之伊字之三点。是不纵不横，而有三角之关系，故以譬物之不一不异，或非前非后。《涅槃经》譬之于法身、般若、解脱之三德。"丁福保：《佛学大辞典》，中国书店，2011 年影印本，第 1058 页。
⑦ 皆风病名，出自《史记·扁鹊仓公列传》。"迴风者，饮食下嗌而辄出不留……迴风之状，饮食下嗌辄后之（如厕）。"《集解》："迴音洞，言洞彻入四肢。"《索隐》："是风疾洞彻五脏，故曰迴风。""病苦沓风，三岁四肢不能自用，使人瘖，瘖即死。"《索隐》："沓音徒合反，风病之名也。"司马迁：《史记》第 9 册，中华书局，2021，第 2803、2809、2812 页。

者，今人绝不知为何病也，况复求其治疗之深旨乎"，后之医人动辄引此语以辟走路，① 遂至弃而不讲矣。②

其认为《史记·扁鹊仓公列传》的重要性不在《黄帝内经》《伤寒杂病论》之下，但世人却以其为记录扁鹊出处的史料而将其忽视。并且石坂宗哲认为即使有医家作解，亦不能得其要领：

> 世医沾染旧习，回护先入，不知察宗气荣卫之真，而欲解入虢之诊，不亦谬乎？③

可见其认为理解虢太子一案的关键在于"知察宗气荣卫之真"，又与前文"知宗脉、荣卫、诸脏诸器之官能"相呼应。

（1）对中庶子所述病机的解释

总结扁鹊入虢一案里中庶子对于虢太子病情的描述，为精神不能止邪气，邪气入内蓄积，使血气不时交错而不得泄，是以阳缓而阴急，暴发于外导致暴厥而死。

石坂宗哲认为，此处血气之气为宗气，并且认为《内经》所谓气街处皆为宗气会聚之处。而精神在此处亦为宗气之别称，认为"合谓之宗气，分则为精神"。④ 上文提到的宗脉则为宗气运行之道路。

对于血气之血，其论述如下：

> 血者荣卫也，荣行脉中，循循乎，脉脉动不居也。有经，有络，有别络、孙络、支络、细络，其始出于心脏，如水之下岸，由内达于外。卫者不动，多起头面四末，行脉外，其行有节，亦有经、络、别络、孙络、支络、细络，由外入乎内，荣卫相贯如环无端也。盖荣者其源为经，其末为络；卫者其源为细络，其末为大经，均是血道也，

---

① "予尝阅故学士宋公景濂之文而得其说矣，请陈如下。"虞抟：《医学正传》，郭瑞华等点校，中医古籍出版社，2002，第1页。
② 石坂宗哲：《扁鹊传解》，序，第1页b~第2页a。
③ 石坂宗哲：《扁鹊传解》，第2页b。
④ 石坂宗哲：《扁鹊传解》，第4页a~第4页b。

充实人身内外。①

从以上文字可以看出，石坂宗哲认为荣卫为血，虽借《内经》之名，但与其所指的荣气、卫气不同，并且荣脉"脉动不居""卫者不动"的描述，也似乎与《内经》中所述"荣者，水谷之精气""卫者，水谷之悍气"的性质相反。但"荣行脉中"、卫行脉外，"荣卫相贯如环无端"又明显借鉴了《内经》的描述。

对于经络，石坂宗哲亦认为其是荣卫通行之道路，即血道。粗大者在内，与心脏相连；细小者在外，分布于头面四末。荣卫皆有其经、络、别络、孙络、支络、细络。荣始出于心脏，由内达外而至细络。卫，其源为细络，由外入内而至大经，因其叙述"如环无端"，可知大经最终也应与心脏相连，即荣之始为卫之终。荣之终于细络又为卫之始，故其衔接处在头面四末。

对于中庶子所言虢太子发病机理，石坂宗哲进一步阐述：在生理情况下，"精神荣卫者，人大宝也，不得相失"；"血气从四时之宜而交通，则人身固无所病也"，即宗气荣卫不可失其常。即使"客邪暴行而畜积于五内"，若"宗荣卫能遏止其邪"，"血气通泄"，"则战而邪泄矣"。若"精神失度而荣卫不守"，"宗脉荣卫失其常，内外上下不得交通则错而变生，遂为五内之害"，血气"不得通泄则病甚矣"，"其极乃迫而发见于外则为此暴剧症也"。"阳缓者，精神不能遏止于邪气之谓，外表既见夺于邪，故缓不守，犹不锁之门户也。阴急者，邪气畜积于中，而不得泄越之谓，犹室中既有贼也"。②

由此可见，石坂宗哲认为发病的关键在于荣卫宗气失其常，在外不能遏止邪气，使邪气入内并扰乱荣卫宗气之通泄，则变生五内之害，暴发于外则有此症。

（2）对扁鹊所述病机的解释

下文中扁鹊又对虢太子之"假死"现象给出自己的见解。扁鹊认为太

---

① 石坂宗哲：《扁鹊传解》，第4页a。
② 石坂宗哲：《扁鹊传解》，第4页b～第5页a。

子之病为"尸蹶"，原理如下：

> 以阳入阴中动胃，缠缘中经维络，别下于三焦膀胱。是以阳脉下遂，阴脉上争，会气闭而不通，阴上而阳内行。下内鼓而不起，上外绝而不为使。上有绝阳之络，下有破阴之纽。破阴绝阳之色已发[1]，脉乱，故形静如死状，太子未死也。夫以阳入阴支兰脏者生，以阴入阳支兰脏者死。[2]

石坂宗哲对此的解释为，"伤寒、中风，同为阳入阴病"，但"伤寒热病，宗气拒之"，"正邪相战"，故"以次而传"，由三阳入三阴；而风之卒中，"先入皮腠乃卫受之，外表之宗气不得拒，乃从卫入而及心肺，乃荣亦受邪，乃脉道之所，至内外皆受邪"，"内里宗气亦乱，故暴不知人。是阳邪入阴中之病也，必动乱胃之宗气"，而缠循于中经，乃膈下诸器尽受其灾而失其官能。[3]

此处所谓"中经"，石坂宗哲认为是一种奇经，为《素问·气府论》所谓腹脉：

> 其脉起腹中诸器，其始乃微细络也，受血于荣之动脉，而聚会为一大经，复散生细支别，入肝藏，而复入卫之大经。盖邪气既缠循于中经者，膈下诸器将绝废候也。[4]

石坂宗哲认为"阳脉下遂……太子未死"一段的关键在于"会气闭而不通"。外表不拒邪，继而邪内攻，以致阳脉下遂，遂即坠，下坠即下陷，"表脉皆下陷而不动"，"陷下绝败不为使"，"三部九候动脉无可诊"。[5] 宗气荣卫绝于外，即上有绝阳之络。然里阴之脉未败，即宗气荣卫未全绝于内，尚有拒邪而上争之势。但外邪入里之势猛，宗气荣卫在内鼓动脉气抗

---

① 石坂宗哲认为此"作废者谬也"。
② 石坂宗哲：《扁鹊传解》，第9页 b ~ 第13页 a。
③ 石坂宗哲：《扁鹊传解》，第9页 b ~ 第10页 a。
④ 石坂宗哲：《扁鹊传解》，第10页 b。
⑤ 石坂宗哲：《扁鹊传解》，第11页 a。

邪之势微，故脉不起，是为破阴之纽，纽与络同。正邪相会相逢之际，闭塞而不得通泄。会气闭塞之极，则形静如死状。"若得会气一通，乃上争者得势，鼓动者得起，破阴之纽得苏，乃未死也。"[1]

关于支兰脏两句，石坂宗哲认为是越人所引古医言，所谓支兰是支持、栏住之意：

> 阴支兰脏者，谓膈膜下诸器，肝、脾、胆、焦焦焦[2]、肾、膀胱、胃、大小肠等也。阳支兰脏者，谓膈膜上诸器心肺也。心肺，出纳荣卫，凡外邪之由阳表入于里阴者，必先淫于膈膜上心肺，然后及膈膜下诸器也。饮食毒之伤胃肠者，必先伤膈膜下诸器，然后浸膈膜上心肺也。夫以阳入阴中者，胃肠生气源未绝，故法曰可生也。若阴既受毒而上攻乃胃肠生气源先绝，故法曰可死也。盖膈膜者，乃膻中也，其膜厚遮隔上下，上乃放纵膜抱护心肺，下乃约束腹部诸器，支持拦住而令无得倾覆颠倒。[3]

由此可知，扁鹊认为虢太子之病为阳入阴中，由于在表之宗气不能抗邪，进而邪气沿卫所行之道而及阳支兰脏之心肺，则荣亦受邪。并且阳邪入阴中必动乱胃之宗气，并缠循于中经，则所谓阴支兰脏之膈下诸器尽受邪。此即所谓以阳入阴支兰脏者生，故太子未死。

（三）《扁鹊传解》的主要思想

《扁鹊传解》的主旨在于阐发医理，而其医理主要是通过对虢太子案的分析逐步展现的。在注释中，反复出现的词语主要是宗气荣卫，而石坂宗哲认为理解"宗气荣卫之真"才是正确理解本文的关键。

从其叙述中明确可知，宗脉为宗气之道路，而精与神亦为宗气之别称。

---

[1] 石坂宗哲：《扁鹊传解》，第 13 页 a。
[2] 石坂宗哲认为，所谓"三焦"者有二，一为十二脏之一的决渎之官，写作焦焦焦，其象如掌大，属脾而横胃下；一为上焦、中焦、下焦的总称。
[3] 石坂宗哲：《扁鹊传解》，第 13 页 a～第 13 页 b。

而《内经》所述荣卫并非石坂宗哲所认为的"真"，其认为的荣卫为血，并且各自循其经络（血道）运行。荣出于心而终于细络，由内而外；卫起于头面四肢之细络而终于大经。荣卫之运行首尾相接，如环无端。中经亦为卫运行之道，其源于除肝外的膈下诸脏器之微细络，受血于荣之动脉，汇聚为一大经，所散生细支别入于肝，而后复入于卫之大经。此描述显然与人体循环中动静脉血的运行颇为一致，可见石坂宗哲认为此才是"荣卫之真"。

基于这样的理解，石坂宗哲几乎毫无障碍地阐述了虢太子"尸蹶"的发病机理，即外邪随卫运行之道入里，侵及心肺而荣亦受邪，进而扰动胃之宗气，由中经而影响至膈下诸脏器。由于邪气的闭阻，导致内外上下宗气荣卫不得通泄，故宗气荣卫绝于外而体表无脉动，内里因胃气未绝仍有一线生机，而宗气荣卫亦未绝，有微弱抗邪外出之势。若得通泄则脉动仍会复苏，故太子未死。

此描述为外邪如何侵袭内脏，借由人体之循环系统指出了较为明确的路径，这也可谓《扁鹊传解》的思想主旨，甚至是石坂宗哲学术思想的具体体现。

二　石坂宗哲之荣卫宗气观

从上文中已经可以明显看出，石坂宗哲所认为的荣卫即体循环之动脉血与静脉血，而对经络系统的描述亦与动静脉、毛细血管大致吻合。但"宗气之真"为何物，其所述并不明确，仅可知宗气的运行是循宗脉，而有抵御病邪之功。《扁鹊传解》文中多处小字夹注嘱参考其所著《医源》《宗荣卫三气辨》（简称《宗荣卫辨》），故由此按图索骥，以便更详细地了解石坂宗哲的荣卫宗气观。

（一）荣卫之经络与血管的对应

《医源》中云："心脏出纳血脉之谓荣卫。"[①] 后有小字注对此句进行

---

① 石坂宗哲：《医源》，文政九年（1826）阳州园刻本，第1页 b。

具体解释。

> 荣动而出，循循乎，脉脉动不居也。有经络、别络、孙络、支
> 络、细络，由内达于外，解剖家目曰动脉者是也。①

此明确提出荣行之经络与动脉的对应关系，并描述了动脉搏动的状态
以及由内而外的血流走向。

> 卫不动而入，行脉外，其行有节，亦有经络、别络、孙络、支
> 络、细络，由外入乎内，解剖家目曰静脉者是也。②

此明确提出卫所行之经络与静脉的对应关系，并描述了静脉的静止状
态、血流走向及分支。《宗荣卫辨》③ 云："其浮而不循脉者，为卫。"④ 此
处的"脉"应为脉动之意。"浮而不循脉"应指静脉浮现于体表，而不循
动脉分布，解释了什么是"卫行脉外"。

> 荣出心脏之左方，乃大冲脉也，其源为经，其末为络。卫起荣之
> 所终，而逆行会于胸腹，入于心脏之右方，其源为络，其末为经，故
> 荣卫互终始，而经络相受授，如环无端。顺而降者，荣也，犹天气下
> 降也；逆而升者，卫也，犹地气升腾也。⑤

此进一步描述了荣卫的起始与连接，并用气的升降比附血流的状态，
正如体循环中，大部分动脉血由心向下、向外、向四末，大部分静脉血向
上、向内、向心流动。荣卫相交之络应是连接动静脉的毛细血管。此处还
明确提出心脏分左右两部分，分别与荣卫相连，由此可知荣之大冲脉应为
主动脉。而卫末之经，上文在解释何为中经时已经提到，中经"入肝脏而
复入卫之大经"，此卫之大经应是指人体最大的静脉——下腔静脉。而其

---

① 石坂宗哲：《医源》，第 1 页 b ~ 第 2 页 a。
② 石坂宗哲：《医源》，第 2 页 a。
③ 本书单独编页码，与《医源》共编入《笋斋丛书》子字号，丛书出版地与时间不详。
④ 石坂宗哲：《宗荣卫辨》，第 2 页 a。
⑤ 石坂宗哲：《医源》，第 2 页 a。

描述的中经颇类似肝门静脉系，其收纳腹腔内如脾、胃、胆、胰、大肠、小肠等不成对脏器的静脉血，经肝门入肝后，最终汇合成肝静脉注入下腔静脉。①

由此可见，石坂宗哲已经不满足于《内经》对于荣卫的解释，而是借用了《内经》中的概念与人体实际可见的器官结构、生理状况相对应，并反过来对《内经》中天气下降、地气上升的理论进行了客观描述。

（二）宗气、宗脉与神经的对应

《扁鹊传解》认为"血气不时交错"的气为宗气，不仅如此，石坂宗哲认为"《内经》曰元气、真气、精气、神气、阳气、大气者，皆宗气之别称也"②。对"精神不能止邪气"中"精神"的解释，其亦认为是宗气的分类与别称。但此处不明宗气所对应为何物。

故据《扁鹊传解》小字夹注，进一步参看石坂宗哲的其他著作。如《医源》开篇即有"脑髓出精神之谓宗气"，③ 其自注云：

> 《内经》曰：脑为髓之海。脑者头髓也，髓者脊髓也。头脑脊髓者，宗气源也。出脑髓，积胸中，周一身。故曰：头气有街，胸气有街，腹气有街，胫气有街，臂气有街……宗脉者，精神之所道也……夫人具于己而为己不知之用者，精也……神者，外之卫也，具于己而供己使用者也。精者阴也，神者阳也……解剖家曰意识神经，《内经》所谓神也；曰运化神经，《内经》所谓精也。精神之所道，行有经纪，周有道理，其细络如毫毛……④

石坂宗哲虽然认同了《内经》中宗气为气的观点，但将宗气作为一切气之总称，即气的功能均一致。而宗气源于脑与脊髓，此与《内经》中源于水谷精微之气，并且积胸中出喉咙的宗气显然不同。石坂宗哲的宗气不循呼吸

---

① 严振国主编《正常人体解剖学》，上海科学技术出版社，2006，第 167 页。
② 石坂宗哲：《医源》，第 1 页 a。
③ 石坂宗哲：《医源》，第 1 页 a。
④ 石坂宗哲：《医源》，第 1 页。

道，虽亦积胸中，但循宗脉而周一身，各部之气街亦是宗气运行之所。如此将宗气、宗脉与脑和脊髓相关联，显然是周围神经与中枢神经的关系。

所引文字中，《内经》之精与神的名称亦被借用，被定义为宗气的不同种类，行使不同功能，并与意识神经与运化神经相对应。按照对神与精的描述，可知所谓的意识神经应为躯体神经，而运化神经为自主神经。

《宗荣卫二气辨》云：

> 宗脉者，宗气之道路，视听、言动、心智、思虑、痛痒、寒热、呼吸之调，荣卫之和，十二官供其职，宗气为之主宰。故曰：别于神者，知病从来，别于精者，知死生之期。

后接小字注："宗者尊也。"①

宗者尊也，点出了宗气作为一切气总称之原委。宗气所行之职与人体神经之功能相同。以上虽可知宗脉为神经的实体，宗气为神经的功能，但宗气出于脑与脊髓，似乎也应为一种实体，但此处的解释并不明确，故进一步参看石坂宗哲的其他著作。

在《石坂流针治十二条提要》中有："精神非无形之物，似白汁，出于头之脑与脊骨之髓中，传至周身，称为宗气。"② 而《内景备览》有："脑髓所生为纯白之水液，称为宗气。"③ 由此可知宗气及精神指的是脑与脊髓中分泌的液体，宗脉即神经中充斥着这种液体并得以行使功能。

（三）荣卫宗气观的本质

石坂宗哲在其著作中虽多用源于《内经》的名词构建自己的理论，并且多引用《内经》之文充实并支持自己的观点，但其本质已与《内经》相去甚远。很显然，石坂宗哲的荣卫宗气观已经是对人体解剖学中循环系统与神经系统的基本描述，早已脱离了《内经》气、阴阳、五行体系的约

---

① 石坂宗哲：《宗荣卫辨》，第 1 页 a。
② 石坂宗哲口述，川濑宗齐手书《石坂流针治十二条提要》，文政九年（1826）抄本，第 1 页 b。
③ 石坂宗哲：《内景备览》卷一，天保十一年（1840）阳州园刻本，第 2 页 a。

束，只借用"气""荣卫""精神"之名，但已非《内经》原意。

虽然从表面上看，石坂宗哲接受并肯定了解剖学中描述的人体实际形态，但石坂宗哲并未直接使用已有的解剖学名词，亦未对《内经》加以否定，从时时引用《内经》之文来看，更是持一种"尊经"的态度。并且石坂宗哲认为中医的概念并非错误，而是世人不知"宗气荣卫之真"，若以解剖学之实去理解《内经》所述之物，则万事皆明矣。

因此，石坂宗哲的荣卫宗气观的本质，实际上是其求实与尊经思想的体现。

三　石坂宗哲宗气荣卫观形成的原因

石坂宗哲的宗气荣卫观借助《内经》的基本理论及概念，结合当时的解剖学，尝试用古代医学词语对应人体解剖结构，尤其是用被认为肉眼不可见的无形能量"气"对应有形实体。学术观点的形成是建立在个人的知识背景、经验积累、认知方式基础上的，而个人的学习、经验都会受到其时代社会环境的影响。以下将从社会及个人的角度，分析石坂宗哲学术观点形成的原因。

（一）西学传入与实学兴起

石坂宗哲生活的年代属于江户中后期。1720 年"享保新令"的颁布标志着江户时代进入中期，而这一法令也被称为"洋书解禁令"，即八代德川幕府将军德川吉宗允许除与基督教有关的部分书籍之外的洋书输入。自此，大量与实用科技相关的书籍由荷兰商船输入日本，其中就包括西洋医书。由于德川吉宗本人对西洋学术的兴趣，江户的学者也受到其影响，幕府的医官或江户的藩医中也兴起了学习西方医学的热潮，其中有人开始系统学习荷兰语。[①]

---

① 樊梦怡：《江户时期西洋医学在日本的传播研究（1603—1853）》，硕士学位论文，西南大学，2017，第 29 ~ 30 页。

除了统治者兴趣的导向，江户时期日本作为官府哲学的朱子学说受到了怀疑，出现了以山鹿素行、伊藤仁斋、荻生徂徕三大家为首的古学派，提倡正统的孔孟儒学。[①] 由大明抵日的朱舜水强调一切学问必须以实践为导向，以实用为旨归，以实效为标准。[②] 如此"古学"与"实学"的复兴对日本医界也产生了很大的震动，以复古、简约、客观、实证为特点的古方派开始崛起，与之前以金元医学为主的后世派形成对立，并逐渐成为医学主流，同时也基本完成了中国医学日本化的过程，形成了具有日本特色的汉方医学。而古方派重视亲证的特点也符合西洋医学的实验精神，这在一定程度上也促进了西洋医学的传播。

解剖学作为西洋医学之根本，又最注重实验亲证，故引起了日本医者的极大兴趣。古方派大家山胁东洋1754年获得官方许可，对处以斩刑的犯人进行解剖的过程做了观察记录，并撰写了《藏志》，进一步否定了《内经》《难经》中的解剖知识及阴阳五行学说。而作为中津藩医官的古方派医家前野良泽出于兴趣系统研究了荷兰语，并于杉田玄白等人一同翻译了《解体新书》，[③] 此书于1774年出版，标志着日本兰学的诞生。书中首创"神经"的翻译，其后一直为中日两国所沿用。之后，杉田玄白命其学生大槻玄泽改订《解体新书》，著成《重订解体新书》一书。其中修正了《解体新书》的诸多错误，也有些创造性的翻译，比如首次使用了动血脉、静血脉的术语。之后大槻玄泽的门生、杉田玄白的女婿宇田川玄真将多部西方解剖学著作汇译为三十卷《远西医范》，又将其中身体名目、器官、机能部分抽出一卷，取名《和兰内景医范提纲》（简称《医范提纲》），于1805年出版。[④] 书中还借用了《重订解体新书》静血脉的译法，并首次出现了"静脉"的称谓。《解体新书》《重订解体新书》《医范提纲》是日本医学史上最有影响的西方解剖学汉文译著，对后世乃至中国的解剖学术语

① 贾春华：《日本汉医古方派研究》，中国中医药出版社，2019，第9页。

② 贾春华：《日本汉医古方派研究》，自序，第3页。

③ 樊梦怡：《江户时期西洋医学在日本的传播研究（1603—1853）》，硕士学位论文，西南大学，2017，第31、32页。

④ 井上清恒：《宇田川榛斋の「医範提綱」攷》，《昭和医学会雑誌》昭和47年（1972）第32卷第6号，第1、2页。

产生了深远的影响。①

从这些解剖著作的成书年代及石坂宗哲侍医法眼的身份来看，石坂宗哲得到或看到这些资料并不是难事。而从石坂宗哲的著述中亦可以看出，他的确直接受到了西方解剖学著作的影响，并主要接受了其中对循环系统与神经系统的描述。具体来看，如本由云栖子所作的《针灸广狭神俱集》，由石坂宗哲校订，并在篇末补荣卫经络之说一篇，于1819年出版。观此篇之内容，只提到荣为动脉，而对于卫的描述，也未提静脉之说，只说卫为行动脉之外的血道，可见此书撰写时只参考了《解体新书》，因为用动脉、血脉指称动静脉是《解体新书》的译法。而后其在《医源》中提到的"解剖家曰动脉者是也……解剖家曰静脉者是也"，"解剖家曰意识神经……曰运化神经"，其中的"静脉""意识神经""运化神经"均是首次出现在《医范提纲》中，可知其在撰写《医源》时已经参考了本书。

而石坂宗哲之所以会接受解剖学的观点，也与当时实学的复兴不无关系。尤其作为针家，不可能只停留在气、阴阳、五行的层面而忽略人体基本的结构。虽然《内经》成书已是基于一定的解剖实践，但并不能算是真正的解剖学，所述也不够精密，而西学的传入恰巧填补了这一空白，也符合当时追求实学、亲证的思潮。

（二）与西博尔德的交往

系统梳理石坂宗哲目前可见的著作，发现这些著作大多于1826年出版。早于1826年的著作有《针灸说约》（1812）、《针灸广狭神俱集》（1819），后者中可以见到论述荣卫与循环系统关系的论述，但并未将宗气与精神、神经系统相联系统一，也就是说其"荣卫观"的形成要早于"宗气观"。

如前所述，"神经"的术语和概念早在《解体新书》中就有呈现，并且书中详细介绍了十对脑神经和三十对脊神经，但似乎未对石坂宗哲的宗

---

① 牛亚华：《中日接受西方解剖学之比较研究》，博士学位论文，西北大学，2005，第75～93页。

气理论构建产生影响。虽然在《针灸说约》中有一篇《精神论》，简要论述了精神与脑髓的关系，但其内容与《杉山真传流》中《论精神》一篇内容几乎相同。从学术的传承来看，石坂宗哲的先祖是日本"针圣"杉山和一的门人，而《杉山真传流》的著作时间为 1709 年前后。①故可以合理推断，《针灸说约》中的《精神论》完全是对杉山流观点的借鉴和继承。也就是说，石坂宗哲至少是在 1819 年之后才逐渐形成了其较为系统的"宗气观"。

从资料方面来看，参考《医范提纲》其实并不比参考《解体新书》更能在"宗气观"的形成方面提供更多帮助，那么在 1819～1826 年，还有什么原因促使石坂宗哲的宗气荣卫观念成熟呢？

在回答这个问题之前，我们先来看看西学传入日本的途径。江户时期之前的一百多年，由于大航海时代的到来，新航线不断开辟，东西方的接触日益深入，当时日本就已经与欧洲存在医学交流，主要是通过葡萄牙传教士引入的"南蛮医学"，最开始以外科为主，不仅顺应了日本战国末期由战乱引发的社会状况，也为后来兰医的传入与受容奠定了基础。"南蛮医学"之后随着日本政府禁教令的颁布而销声匿迹。而荷兰继葡萄牙、西班牙之后，亦开始寻求海外扩张，并通过只贸易不传教的谦卑姿态获得了德川幕府的信任，成为 17 世纪中期至 19 世纪中期日本直接接触的唯一欧洲国家。江户初期西洋医学向日本的传播主要是通过派遣至日本的荷兰商馆医在日本从事诊疗、授课活动进行的。②

在荷兰商馆医中，德国医生菲利普·弗朗兹·冯·西博尔德（Philipp Franz von Siebold，或译为菲利普·弗朗兹·冯·施福多，1796～1866）是很有影响力的一位。其虽于 1820 年在德国获得内外科、产科博士学位，但始终对博物学有着浓厚的兴趣，一直寻找能够研究博物学的机会，终于在 1822 年受聘于荷兰军队，获得了以外科军医少佐的身份赴荷属殖民地开展博物学调查的机会，并于 1823 年抵达日本长崎出岛。在日本进行医疗活

① 肖永芝主编《日本针灸医籍十六种》，中国中医药出版社，2019，第 22、221、727、779 页。
② 樊梦怡：《江户时期西洋医学在日本的传播研究（1603—1853）》，硕士学位论文，西南大学，2017，第 9～18 页。

动、博物学研究以及教学的过程中，还与日本幕府官员、医生、学者有着广泛的交流，石坂宗哲便是其中的一位。①

町泉寿郎教授通过整理研究，发现石坂宗哲在 1823～1826 年与西博尔德有多次间接或直接的往来。由于两者的地理条件和语言条件，他们的交流主要通过翻译传递的书信进行。另外，西博尔德在江户逗留期间，石坂宗哲至少两次登门拜访，并多次通过书信交流。《针灸知要一言》中亦收录 1824 年通过译者进行交流的信件概要，其中可看出西博尔德对于针灸的极大兴趣，并表示愿意将《针灸知要一言》翻译成荷兰语，其对书中的说法表示赞同，并表达了希望在两年后江户参府时与石坂会面的意思。另外，在石坂宗哲 1826 年写给西博尔德的信中，可以看出石坂热衷于学习解剖学知识，据了解其还从西博尔德处借用"仰伏血脉图""神经图"制作手稿。②

由此可见，二者并非泛泛之交，而是进行过深入的学术探讨与交流，并且交流内容主要集中在两人分别擅长的针灸学和解剖学方面，而此时间与石坂宗哲"宗气观"形成时间的重叠，不得不令人产生联想，似乎可以合理推断，两人的学术交流和思想碰撞应该在某种程度上给石坂宗哲的理论形成带来灵感。

石坂宗哲由于承袭家学，以针灸为业，所读除《内经》、《难经》、仲景之书外，主要是中国历代经典及针书，此从《针灸说约》一书所引文献中能够有所了解，而《针灸说约》是其从医二十多年的经验总结，也可窥见其汉医针灸方面的完备知识体系。然而其也认为解剖学是针灸不可缺少的必要知识，在西方解剖学著作于日本翻译出版后，其学习的积极程度可以想象。从日本各学者的研究，以及石坂宗哲各著作的记录来看，西博尔德是唯一有记录的石坂宗哲所交往的外国学者，而这样的学术交流，无疑增进了石坂宗哲构建自己宗气理论的进度与深度。

---

① 赵建民：《西博尔德的日本研究及其国际影响》，《复旦学报》（社会科学版）2002 年第 4 期，第 68 页。

② 町泉寿郎：《ライデン所蔵資料等によるシーボルトの鍼灸研究に関する再検討》，《日本東洋医学雑誌》2011 年第 6 期，第 706、707 页。

（三）对西医与汉医的批判性接受

石坂宗哲荣卫宗气观的形成受到西方解剖学的深刻影响，这一点毋庸置疑。但他并不完全接受当时日本人新翻译的术语，并且在术语的运用方面总还是体现着对传统中医文化的坚持，即前文提到的石坂宗哲"求实"与"尊经"的思想特点。比如在系统的宗气观形成之后，"神经"一词除了在《医源》中进行解释说明外，在同期或后期的其他著作都避而不用，只用"宗气""宗脉"指代。而在1840年厘定并出版的早年写就的《内景备览》中，虽然详细介绍了十对脑神经与三十对脊神经，但全程用"脉"来指代，应是宗脉的简称。究其原因，《内景备览》中有详细说明：

> 喝兰之学，遄以内景嗣其说，意者，彼只出新炫奇，以惊愚人之视听尔，夫我已日宗脉，而彼译日神经，我已日荣卫，而彼译日动静二脉，实我既尽之，而彼第〔第〕异其名，似浸加详审，要是支分节解，不遇葛藤之谈。①

除了对西学新词进行否定外，对于当时流行的古方派医家的理论，石坂宗哲亦持否定态度，如：

> 其言日：万病者一气之留滞也，万病者一毒也，其所为气为毒者，一人之私言也，非医之定理也……私言者日：《内经》读之无益，如《难经》阴阳五行之学，苦而不可得其解，唯仲景氏书，熟其方察其症，乃足矣。为弟子者各习闻其说，乐其诞。且夫肤浅之言，易听易入，滔滔者天下皆是也，举之于口，笔之于书。噫！后之人虽欲闻《内经》蕴奥道理之说，其孰从求之。②

可见其反对古方派的各种一家之言，并且不认同其全盘否定《内经》《难经》的观点。

---

① 石坂宗哲：《内景备览》，枞园序，第3页。
② 石坂宗哲：《医源》，第9页a～第10页a。

然而，石坂宗哲虽称得上"尊经"，是《内经》理论的支持者，并且其所创之荣卫宗气观从根本上还是基于《内经》的概念，但其对《内经》理论亦非全部接受，而荣卫宗气观的创立，也就意味着会与传统理论有很多矛盾之处。对于此种批判性的取舍，石坂宗哲的解释是：

> 今《难经》非秦越人之旧本，三国时吴吕广辈所伪作者也……王叔和撰《脉经》而演《难经》之说，贻误于后世，于是乎医道之定理谬矣……吾所谓道者《内经》之道，天下之公言也、定理也。今《内经》非古之全帙也，读之如对醉人，忽有理忽无理，务芟无理之言而读之。①

在他看来，现在的《内经》《难经》已非古貌，均是经过后人编排的，故不可全信。

因此，无论是对后人"篡改"经典之伪学，或是古方派各家之私言，石坂宗哲认为皆不可取，故批判道：

> 今之医不之伪医学则之私言，二者交乱，《内经》之道不明。夫三部九候诊脉之大道晦而一脉决死生，伪脉法兴矣。荣卫经络之真隐而十二经脉流注不止之说作矣。精神宗气之道暗而阴阳气血之论立矣。后有小字注云："读《内经》者务芟是等无理之言而可也。"②

无论是西医或中医、古典还是后世，正如石坂宗哲书斋名"定理医学"一样，他更追求的是医学之"定理"：

> 穷源及流，上自《素》《灵》《难经》，下至元明喝兰诸书，广求博采，而后删《内经》，正《难经》，务芟葛藤无羁之谬语，取诸古而征诸今，至于理极义尽之处，而始一定不变之言立矣。于是精神之本明而营卫之行详，死生消长之机不复能窜匿隐晦于其间焉，三部九候之法定而虚实寒热之变不谬，三焦十二脏之职正，而气化消化之候莫

---

① 石坂宗哲：《医源》，第8页。
② 石坂宗哲：《医源》，第10页 b ~ 第11页 a。

惑。若能明此理而后善读《内经》诸书,譬犹青天白日走十字街上,莫复耳目眩瞀之惑矣。①

可见石坂宗哲追求的这种定理就是基于解剖实证,结合《内经》的概念理论所得出的荣卫宗气观,而对各种理论的批判性接受无疑是其观点形成的关键因素。

四 石坂宗哲荣卫宗气观对其针灸理论的影响

作为针灸大家,石坂宗哲的针灸定有其特质,而其所创的理论应当是石坂流针灸实践的基础。荣卫宗气观的形成,定会指导石坂宗哲的病理观,进而影响其针灸治疗方法。这些在《石坂流针治十二条提要》中均可见其端倪,现代亦有日本学者对其进行了总结,现选择与荣卫宗气观相关的内容简要介绍于下。

(一) 疾病的形成与治疗

《内经》有云:"邪之所凑,其气必虚。"石坂宗哲认为疾病的产生是因为局部宗气不足导致邪气留滞,治疗时应刺宗气虚处,所针之处则会使宗气聚集,待宗气聚集后即可出针,以所聚宗气驱除邪气。这似乎也用其宗气理论解释了"得气"的含义。石坂宗哲亦强调,针刺大的宗脉是很严重的,最好事先避开。②

从《扁鹊传解》的叙述中可知,石坂宗哲认为宗气之神主外,有卫外而抵御病邪之功。若宗气不足,病邪则会入里,虚的程度越重,入里的程度则越深,若不能继续深入,则会留滞某处而产生疾病。因此,治疗时刺患处即可。可见石坂宗哲认为针刺的作用即引导宗气汇聚于某处。

那么何谓患处呢?石坂流的医家认为硬结即为疾病,针刺时也应在硬结处施针,所以在针刺前要进行触诊。触诊的部位主要集中在脊柱两侧,

① 石坂宗哲:《医源》,序,第4页。
② 石坂宗哲口述,川濑宗齐手书《石坂流针治十二条提要》,第1页b~第2页a。

主要是腰椎与胸椎，因为此处被认为是内脏的体表反射区，还有颈椎两侧及颈肩部、脐周深部。这些部位的硬结即病所，需要借助针刺消除，硬结除则身体的症状亦会随之消除。①

（二）疼痛的形成与治疗

石坂宗哲认为，凡人之身痛，皆因荣卫之道有邪气而血止，故荣卫之道阻塞，或膨胀变粗，继而压迫宗脉而产生疼痛。阻滞轻则疼痛轻，阻滞重则疼痛重。于其痛处下针，借宗气之力祛除邪气，使血流畅通，则痛愈。针刺无一定之穴，亦无规定的治疗次数，即如《灵枢·经筋》所云"以知为数，以痛为输"。需要注意的是，荣之脉粗而跳动强烈处要避免针刺以防过失。②

此即取"阿是穴"之法，通过针刺局部使血流畅通，达到通则不痛的效果。此种不通并非经络之气不通，虽然石坂宗哲承认经穴的存在并有其治疗功效，但其针灸体系中并不重视传统的经络概念，毕竟其已用经络代指动静脉。可见解剖学已经成为指导其针刺方法的关键。

（三）迎随之术与针刺补泻

石坂流针法中的迎随之术，是指迎着荣之脉中血流来的方向，随着卫之脉中血流去的方向，使持针的指尖如呼吸般动摇，如果不懂得此迎随之术，针灸不仅会成为死物，对病人无益，还会产生危害，应该慎重。石坂流的传人认为此迎随之术是石坂流的生命，亦是最根本的理念。显然，此处的迎随之术与中医针灸中的迎随补泻并不相同，中医认为顺着经脉循行方向针刺则为补，逆经脉循行方向针刺则为泻。但是，补泻在石坂流的理念中，并不能完全由毫针来实现。其认为以毫针治疗的均是补法，而用毫针进行补泻是错误的。所谓泻法是指泻血，当用铍针、锋针、三棱针之类进行治疗。石坂宗哲认为用毫针进行补泻以《难经》为始，在《灵枢》中

① 后藤光男：《石坂流針術の特徵》，《自律神経雑誌》1966年第13卷第12号，第13、14页。
② 石坂宗哲口述，川瀨宗齐手书《石坂流针治十二条提要》，第2页b~第3页a。

用毫针治疗都是补法，泻法是泻血之法，应以《灵枢》为信。[①]

五　结语

荣卫宗气观的形成可谓中西方医学的交汇在邻邦日本激荡出的别样浪花。荣卫宗气观是近代日本实学思潮兴起之后的较有代表性的理论，不仅是融合中医理念与西方解剖学方面的有力尝试，更形成了独特的学说框架，并进一步用其指导针刺临床实践。石坂宗哲所处的时代为江户中后期，实学兴起的同时充斥着复古观念。重视亲证实验的古方派医家，有很多都在接受西学之后转变为汉兰折中派，其代表医家有山胁东洋，虽然其主导了以医学观察为目的的解剖，但其目的却是复古，并进一步对《内经》理论进行批驳。而石坂宗哲并没有盲目跟随潮流，对于各方面的学说均有着清醒的认识与独立的思考。在接受西方解剖学时反对使用其翻译的术语，而坚持以《内经》中的名词对解剖进行描述；在肯定《内经》的同时又反对其不实的阴阳五行之论，并同时对排斥《内经》的古方派进行了批判。在这样的观念下，形成了体现其"求实""尊经"思想的荣卫宗气观。

荣卫宗气观不仅停留在理论上，而且对其针灸理论产生了实实在在的影响。由上文总结的石坂流针刺特点来看，其已完全从传统的经络学说转向了基于解剖学的病理治疗观。据此再读其早年的著作《针灸说约》，则并不能认为其是石坂流针灸的代表作，而石坂宗哲本人亦是这样认为的，在其自序中可见一斑：

> 宽政丙辰（1796）冬，奉台命教谕甲州，乞治者踵门，生徒满堂。一时所口说，土桥甫辅、川俣文哲笔受成斯书，以代面命口授之劳，为童蒙之初训。以今视之，非投丙火，则将覆腐酱。近者，门人从甲州来者，恳求上木，将以省传写之劳，曰寒乡乏书，以是当拱

---

① 　町田吉雄：《石坂流の根本理念》，《自律神経雑誌》1971 年第 4 期，第 87 页。

璧。予笑曰：梨枣有神当诉冤。又憾其多遗漏，则于卷后，书独得之见一二条以赠之。后君子，或因之可悟其深。若夫孔穴附经者，知其所以为儿戏，供挨穴之用，作楷作梯，使某某易辨，不无小补云尔。①

通过其自述可见，1812 年此书出版前夕，石坂宗哲的思想已经在西方解剖学的影响下发生了可谓翻天覆地的变化，十多年前的"讲稿"已经不能令其满意，他甚至认为可以烧毁，不建议出版。在门人的一再请求下，他遂于其后补一二条给后人以启迪，并同意付梓，但嘱咐孔穴附经，仅供入门者取穴定位之用，实为儿戏不可信。而其所补之两篇，即最后的《精神论》与《〈外台秘要〉取灸法不取针刺》，分别认为是其宗气观和荣卫观形成的萌芽。此后的石坂宗哲，通过对西方解剖学理论的思考与接受，加之与友人西博尔德的切磋交流，逐渐形成了成熟稳定的学术观点。其家学虽源于杉山流针术，但之后在石坂宗哲自创理论的基础上，针刺方法逐渐脱离杉山流的主体，分化出了独具特色的石坂流针术，而石坂宗哲也成为江户后期著名针家而为人所敬仰。

本文之所以能够发掘出石坂宗哲的独特理论，实源于对日本学者研究《史记》中扁鹊传成果的整理。《史记·扁鹊仓公列传》在日本医界受重视的程度远超中国，江户时期对其的注本，包括对《扁鹊传》专篇的注释，有近二十种，石坂宗哲的《扁鹊传解》便是其中之一。《扁鹊传解》虽并未完整注释全篇，亦不似考证派学者专注于扁鹊生平与字词含义，却充分体现了自己的学术思想，故《扁鹊传解》可谓窥见石坂宗哲荣卫宗气理论的窗口。石坂宗哲荣卫宗气观的建立可谓石坂流针术特色形成的基石，故不知其荣卫宗气观则不能见石坂流之真谛。

---

① 肖永芝主编《日本针灸医籍十六种》，第 735 页。

《列仙传》中的仙药略述[*]

——通过与《神农本草经》中药物对比之研究

大形彻 著　刘青 译[**]

【摘要】《列仙传》据传为西汉刘向所撰，但由于其中出现了东汉的地名，被认为是东汉以后的作品。《列仙传》虽是仙人的传记，也记述了成

---

[*]　本文的日文版曾在《人文学论集》第 6 集（大阪府立大学人文学会，1988 年 3 月）发表。此文的参考文献如下。尾崎正治、平木康平、大形彻著，小川环树、本田济监修《鉴赏·中国的古典〈抱朴子·列仙传〉》，角川书店，1988，《列仙传》部分与平木康平共著；平木康平、大形彻编《列仙传》，朋友书店，1989；大形彻：《不老不死——仙人的诞生和神仙术》，讲谈社现代新书，1992；三浦国雄等：《道教的生命观和身体论》，"讲座道教"第三卷，雄山阁出版社，2000，其中大形彻著《从药物到外丹——关于水银的古代养生思想》；大形彻：《被祭祀的神仙——关于列线图》（《亚洲文化的思想和仪礼》，福井文雅博士古稀·退职纪念论集刊行会，春秋社，2005）；大形彻：再刊《不老不死仙人的诞生和神仙术》，志学社选书 3，志学社，2021，追加《灵芝再考——再刊之际》；大形彻：《本草与方士的关系》，《人文论集》第 8 集，大阪府立大学人文学会，1990，https：//opera. repo. nii. ac. jp/？action = pages_ view_ main&active_ action = repository_ view_ main_ item_ detail&item_ id = 4658&item_ no = 1&page_ id = 13&block_ id = 21；大形彻：《〈神农本草经〉的神仙观》，《东方宗教》第 77 号，日本道教学会，1991，https：//www. spc. jst. go. jp/cad/literatures/search？utf8 = % E2% 9C% 93&key_ word = % E7% A5% 9E% E8% BE% B2&tab = 6；大形彻：《关于〈神农本草经〉中的"鬼"》，《人文学论集》第 11 集，大阪府立大学人文学会，1993，https：//www. google. com/search？client = firefox－b－d&channel = crow5&sxsrf = APq－WB-vJvR5lSlxTm3KXeugvheVSbc6Phw：1646951668683&q = % E3% 80% 8E% E7% A5% 9E% E8% BE% B2% E6% 9C% AC% E8% 8D% 89% E7% B5% 8C% E3% 80% 8F% E3% 81% AB% E8% A6% 8B% E3% 81% 88% E3% 82% 8B% E3% 80% 8C% E9% AC% BC% E3% 80% 8D&spell = 1&sa = X&ved = 2ahUKEwin87GJzbz2AhW4w4s8BHd5bDGYQBSgAegQIARA3&biw = 1148&bih = 656&dpr = 1. 2；大形彻：《仙人与祠——以〈列仙传〉的事例为中心》，《人文学论集》第 20 集，大阪府立大学人文学会，2002；大形彻：《〈列仙传〉的仙人——黄帝、吕尚、涓子》，《人文学论集》第 22 集，大阪府立大学人文学会，2004；大形彻：《关于〈列仙传〉的邛子》，《人文学论集》第 25 集，大阪府立大学人文学会，2007；大形彻：《增补仙穴考——〈列仙传〉"千十邑"事例为中心》，《洞天福地研究》第 3 号，好文出版，2012；大形彻：《列仙传中的道德仙人的萌芽》，《国际道教论坛论文集上》，中国道教协会，2014；杨冰译；大形彻：《〈列仙传〉中的道德仙人萌芽》，《人文学论集》第 33 集，大阪府立大学人文学会，2015；大形彻：《从洞天福地看〈列仙传〉的仙人与山》，载福建省宁德市蕉城区人民政府、福建省宁德市文化和旅游局、清华大学国家遗产中心、清华大学建筑设计研究院编《第一届洞天福地研究与保护国际学术检讨会摘要及论文初稿》，2019。

[**]　大形彻，立命馆大学教授，大阪公立大学名誉教授；刘青，弘前大学助教，大阪公立大学客座研究员。

仙的方法。有仙人故事 70 则。其中，有 43 则里出现了药名。药物的种类有 50 种，出现次数有 60 次以上。药效有不老、长生、恢复青春等，还有一些仙人的超能力。另外，还有从疫病中解救众人等治病的功效。《列仙传》50 种药物中的 33 种，在《神农本草经》中也有记载。其中，相当于"上药"（仙药）的有 26 种。《列仙传》药物和最古老的草药学著作《神农本草经》中记载药物的密切关联，表明了两书作者的药物知识及对仙人的看法有共通之处。《列仙传》中也有关于药物采集、制造及贩卖的记录，因此《列仙传》也可以看作方士等在贩卖药物时，为了宣传而制作的药效实例集。

【关键词】《列仙传》《神农本草经》"仙药/上药" 久服 采药方士

一　绪论

《列仙传》[①] 旧传为西汉的刘向（前 79～前 8）所撰。因为刘向曾撰《列女传》，并对神仙、炼金术等充满兴趣，因此被与此书相关联。但《列仙传》中出现了东汉时期的地名，因此学界有人提出，此书为东汉之后的作品，而非西汉刘向所撰。[②] 在先行研究中，学界的关注重点多为此书并非刘向所撰，而对此书的真正作者并没有过多讨论。

《列仙传》为仙人传记，同时记录了具体的成仙方法。本书所记载的仙人的故事有 70 条，[③] 其中 43 条中出现了药物。总的来看，药物的种类

---

① 《列仙传》，艺文印书馆印行，1977，正统道教，第 6111～6129 页。
② 参照福井康顺《列仙传考》，《早稻田大学文学研究科纪要三》；泽田瑞穗《列仙传解说》，平凡社，1973；前野直彬《列仙传解说》，集英社，1975。
③ 《列仙传》中仙人的数目在道藏本等现行本中为 70，但历来有诸多说法（在此不赘述各个出典），有 71 人、72 人、70 余人等说法。陶弘景提到孔子的弟子有 72 人，《列仙传》《高士传》《耆旧传》也为 72 人（《抱朴子列仙传神仙传山海经》，本田济等译，平凡社，1973）。泽田瑞穗以此为根据推测原为 72 人。而前野直彬提到《列仙传》非儒家经典，没有为 72 人的必要，因此他推测，《列仙传》为 72 人的说法，与将此书作者认定为儒者刘向的动向有关联。清代王照圆在《列仙传校正》里补充了羡门、老来子、刘安三人，使总数达到 73 人。但《太平御览》等类书中引用的人物就更多。本稿的统计，使用现行本的 70 人的说法。

有 50 种，出现次数有 60 次以上。药物的药效多为不老、长生、恢复青春等，也展示了一些仙人的超能力。另外，也有一些治疗瘟疫的功效记载，但多为拯救众人生命的神药。

《列仙传》中记载的药物，与传为东汉时代的本草书《神农本草经》中的药物，有很多共通之处。在《列仙传》中出现的 50 种药物中，有 33 种在《神农本草经》中出现。其中，和《列仙传》的药名也完全一致的有 15 种，几乎可以认为相同的有 13 种，另外，属于同一种药物但是使用了不同药名的则有 5 种。《神农本草经》的上药多为"久服轻身，益气延年"的仙药，上述相同的 33 种当中，有多达 26 种属于上药。

通过对《列仙传》和《神农本草经》中的药物进行对比，可以发现两书存在密切的联系，如两书的作者在药学知识及对待仙人的看法上有共通之处。有说法称《神农本草经》经过采药的方士之手，那么在《列仙传》的编纂中，采药方士参与的可能性也很大。本文对这一点进行考察。

二 《列仙传》中的药物

在《列仙传》的 70 篇故事中，有 43 篇提到了药物。药物的种类有 50 种，药物的出现次数有 60 次以上。按药效可以将药物主要分为三大类：第一，使人不老、长生、恢复青春；第二，激发仙人的超能力；第三，治疗疾病及瘟疫。当然，像第六篇的《偓佺》（篇中提到"时人受服者，皆至二三百岁焉"）这样明确记载药物的长寿功效的篇目也存在。但是，像上述的第一、第二类中，全部没有明确记载药和药效的因果关系，对服药和长生不老、获得超能力之间的关系的描述大部分都是较含混的，以下将通过举例的方式进行罗列。

（一）药名

《列仙传》中有具体的药名或药物，例如，"得回一丸"的"一丸"（八《方回》）、"桂丸"（三十一《桂父》）、"黄散、赤丸"（四十《崔文子》）、"地黄、当归、羌活、独活、苦参散"（五十一《山图》）、"紫丸药"（六十三《负局先生》）、"七物药"（六十四《朱璜》）等。

"回一丸"虽是方回制造的药丸，但文称用此药丸涂抹门户，则门不开，可见此并非治病之药。至于"桂丸"，笔者推测因是桂父的药或者是用桂皮制成的药而得名。

《崔文子》中提到的"赤丸"见于《金匮要略方论》①（东汉张机述，西晋王叔和编），由茯苓、半夏、乌头、细辛调合而成。《金匮要略方论》中还出现了"崔氏八味丸"的药名。②"崔氏"有可能就是崔文子。关于《崔文子》中的"黄散"，也见于《抱朴子》，在《抱朴子》杂应篇中有预防疫病的"崔氏黄散"。《抱朴子》的记述有可能来源于《列仙传》。但《抱朴子》金丹篇中还记载了"崔文子丹法"。这个丹法在《列仙传》中并未出现，可以认为除《列仙传》以外，《抱朴子》也传承了其他关于崔文子的内容。从《金匮要略方论》和葛洪的相关记载来看，崔文子的"黄散""赤丸"也应该是曾经存在的药物。在《列仙传》的时代，崔文子应该是制作仙药的名人。"黄散""赤丸"是治病的药而非仙药，但《列仙传》中附加了崔文子好黄老之事，力求将其仙人化。

《山图》中出现的"地黄当归羌活独活苦参散"是较长的药名，罗列药物作为药名的做法，后世也很常见。在《金匮要略方论》中也可见"当归贝母苦参丸"的药名，罗列了"当归""贝母""苦参"。③"紫丸药"（六十三《负局先生》）是一种紫色的药丸，成分不明。第六十四篇《朱璜》提到"七物药"，七物为何不明。在《金匮要略方论》中有"厚朴七物汤（厚朴、甘草、大黄、大枣、枳实、桂枝、生姜）"的记载④。除此之外，《金匮要略方论》还记载了"黄芪·桂枝五物汤"（黄芪、芍药、桂枝、大枣、生姜）⑤以及"厚朴三物汤"（厚朴、大黄、枳实）。⑥当然，

---

① 《金匮要略》，元邓珍本，底本为燎原书店影印（1988）北里研究所附属东洋医学综合研究所，小曾户洋、真柳诚译，卷上，腹满寒疝宿食病脉证治第十，第二十七页，第277页。
② 《金匮要略》卷上，中风历节病脉证并治第五，第十五页，第265页。
③ 《金匮要略》卷下，妇人妊娠病脉证并治第二十，第二页，第307页。
④ 《金匮要略》卷上，腹满寒疝宿食病脉证治第十，第二十五页，第275页。
⑤ 《金匮要略》卷上，血痹虚劳病脉证并治第六，第十五页，第265页。
⑥ 《金匮要略》卷上，腹满寒疝宿食病脉证治第十，第二十六页，厚朴三物汤，第276页。

标在药名中的"黄芪、桂枝"及"厚朴"为药品的主要成分。这里的七物、五物、三物并非固定使用的药物，而只是说明是几种药物配合的含义。《金匮要略方论》中有处方"三物黄芩汤"（黄芩、地黄、苦参），①与"厚朴三物汤"的三物并不相同。《列仙传》中的"七物药"是丸药而非"汤"（煎药）。因此仅凭这一点，也可以看出"七物药"和"厚朴七物汤"并不完全是同一物。但是，"厚朴七物汤"是"腹满寒疝宿食病"（腹胀、恶寒疼痛、消化不良）时使用的。《列仙传》中，服用了七物药的朱璜也是由于腹部不适。因此推测，可能两种药方中含有几种相同的成分。

（二）药物的调合法

《列仙传》中有"饵""煮""炼""鍊"等加工、调合法。"饵"是"饵巴豆，卖药都市，七丸一钱"（七十《玄俗》）中出现的丸药的制作方法。《抱朴子》中有"亦可饵以为丸"（仙药篇）。"煮"即为字面意思。"炼"和"鍊"本义是用火熔化金石并精炼。"炼"出现在《列仙传》的"炼云母"（八《方回》）、"能作水汞，炼丹与硝石"（六十一《赤斧》）及一些关于矿物的说明中。"鍊"出现在"鍊瓜子与桂附子芷实"（五十《鸡父》）及一些有关植物类的说明中。《神农本草经》中没有出现"炼"，在矿物类的描述中出现了"鍊"。《抱朴子》里出现了"炼"和"鍊"，但都没有用在植物类的表述上。本来，两字都应该用在矿物类而非植物类的表述上。《列仙传》将其用在植物类的表述上，可以看出是只使用植物来炼丹的方法。《抱朴子》提到，草木药材可以使人延命数百岁，但不能成为不死的仙人，所以必须要靠金丹。然而，《列仙传》中并未提到所有的仙人都不死，而只是说不老长生、寿至数百岁。《抱朴子》明确追求不死的理想，并不满足于长生，明确区分植物药与矿物药的药效；但在《列仙传》中并不能看出对植物药与矿物药的明确区分。正因为对植物药和矿物药存在大致相同的认识，才会在植

---

① 《金匮要略》卷下，妇人产后病脉证治第二十一，第五页，第310页。

物药的描述中使用"鍊"字。然而，区分"炼"和"鍊"，分别用于矿物、植物中的意识还是有的。《抱朴子》没有继承这一点，在矿物的表述中使用"炼""鍊"，而在植物的表述中使用"和"，这个"和"字在《列仙传》中并未出现。

（三）采药、卖药

《列仙传》中除"服地黄、当归、羌活、独活、苦参散"等服用法外，还有"采药父""千丸十斤桂""卖药""七丸一钱"等有关药的采集、制造、贩卖等的表述。

第六篇《偓佺》中的偓佺被称为"采药父"。提到"采药父"，会想到采各种各样的药草，但这里只提到了采松子。相传当时的人们因为被传授了这种服用法，活到了二三百岁，表明此非治疗药而是仙药。另外，在第五十一篇《山图》中出现的"山中道人"自言在名山采药，并给山图开了"地黄、当归、羌活、独活、苦参散"。服用此药，山图不仅治好了骨折，也身轻成仙。

关于药的制造方面，在前两节已经提到。在结尾的对照表中，也会再次提到。只是，应该注意一下"千丸十斤桂"（三十一《桂父》）。诸如《伤寒论》和《金匮要略方论》等医方书，有二两甘草、半斤厚朴等较详细的分量记载，但《列仙传》中只有此处。而且，"千丸十斤桂"有可能是以千丸为单位，大量制作的意思。将当时度量衡换算成现在的单位，一丸大概使用了 2.23 克的桂皮。因为一般丸药约有"梧桐子"大，在《金匮要略方论》中也记载了丸药大小"如梧子"，所以认为《列仙传》的桂丸也同样大小。梧桐子的大小相当于胡椒粒。由于矿物、草木等的不同，一丸药的重量不能一概而论。但是，之所以特意提到"千丸十斤桂"，是因为使用了超出寻常量的桂皮，可能暗含一定的夸耀意味。关于"桂父"的描述，也只是提到"色黑而时白、时黄、时赤"等仙人的特征，并没有其他显著事迹。归纳起来，就是制作了"桂丸"药的人被当作仙人。

关于"卖药"的例子，有安期先生（三十），瑕丘仲（三十二），任光（三十四），东方朔（四十二），赤斧（六十一），玄俗（七十）等。"桂丸""赤丸""黄散"等实际存在的可能性很大，推测在《列仙传》的时代，也已经被出售了。根据《列仙传》的内容，卖药应该采取了行商的形式。任光"善饵丹，卖于都市里间"，进行了制造和贩卖。赤斧"取禹余粮饵，卖之于苍梧、湘江间"，采药制造贩卖。玄俗"饵巴豆，卖药都市，一丸七钱"，① 进一步标明了价格。

在《列仙传》中，像吕尚（十二）一样的名人，会记载他服用了具体的药物"泽芝、地髓"，然后升仙。太公望吕尚这样有很多传说的人物，自然会被当作仙人。但是，他服用了哪些药物而成仙的事实却不得而知。除吕尚以外，务光（十五）、陆通（二十二，即楚狂接舆）、范蠡（二十五）等处也记载了具体的药名。也就是说这是《列仙传》有意加上了药名。像安期生和东方朔"卖药"的例子一样，《列仙传》略显勉强地有意将药物与仙人结合起来。

《列仙传》的作者或许是与药物的采集、制作或者贩卖有关联的人物。在《列仙传》中看到的这些关于药物的描述，难道不是他们自身形象的投影吗？如果是这样的话，也可以把《列仙传》的记载，看成他们卖药时宣传药效的实例集。

三 《神农本草经》中的药物

《神农本草经》大概东汉时期完成，② 是现存最古老的本草书，③ 最初的著者不详。此书记载的三百六十五种药物中，有上药一百二十种、中药一百二十种、下药一百二十五种，按照上药"养命"、中药"养性"、下药

---

① 王叔岷本、四库全书本作七丸一钱。

② 《神农本草经》的成书时间没有定说。有成书于战国时代、秦汉时做了增添（人民卫生出版社版《神农本草经》内容提要）的说法，还有成书于后汉到三国时期之间（铃木亮著《亚洲历史事典》）的说法，每个说法都提到曾经陶弘景之手。详见冈西为人《本草概说》（冈西为人著，创元社，东洋医学选书，1977）。

③ 现有清代孙星衍、孙冯翼的辑本和日本森立之的辑本。两辑本不完全相同。本稿的统计使用了孙星衍、孙冯翼的辑本，以森立之本做补充。

"治病"的功能加以区分。可想而知，药物最主要的功能就是治病，然而，将养生中的"养性"和不老延年的"养命"用在药物上，应该是在药物知识相当成熟之后出现的概念。

上药基本上是"久服、身轻、延年"的仙药，① 在"久服"之后，② 此书提到的仙药的功能，在这里简单分类一下。延年、张年、增年、增寿、益寿是长生的意思。不老、耐老是不衰老的意思。不死是不死亡的意思。不夭是不早死的意思。明目、耳目聪明、去面黑𪒰、好颜色、和颜色、面生光、令人光泽、润泽、肥健、长肌肉、头不白、坚骨、坚骨髓、补髓、强骨节、益精、益精光、长阴、利九窍、去臭等是不老化的身体表现。益气、益气力、下气、强志、强悍、补虚赢、益智、聪察、不忘、令人不忘、不迷、不梦寤魇寐、安心等是不老化的精神表现。神仙、通神明、通神是成仙的意思。轻身、令人身轻、飞行千里、能行水上是指拥有类似方术的能力。耐寒暑、不饥、不饥渴、耐饥、少卧是指拥有肉体上的超能力。除邪、杀邪气是除魔的内容。通过以上内容，可以基本看出《神农本草经》的神仙观。一方面是不老长生，关于此内容大多都是使用"延年""不老"等大致描述，但此书从身体、精神方面对不衰老的特征进行了细致描述；另一方面是拥有仙人的超能力："飞行"的仙术和"不饥不寒"的身体超能力。只是从数量上看，关于不老长生的内容占绝大多数，关于仙术的内容比较少。但是，考虑到它本身是本草书这一点的话，也就理所当然了。

另外，值得注意的是，"不死"一词只在"水银"一条里出现过。比《神农本草经》年代更久远的《山海经》的《海经》③ 和《史记》的《封禅书》中④会经常看到不死之药。所以，在《神农本草经》之前并非没有

---

① 上药基本上有"久服"的表述，也存在没有的状况。中药中虽然少，但也有一些"久服"的表述。

② 在"久服"的表述后记述仙药其他功能的地方很多，偶尔也有在"久服"的表述之前记述的方式。

③ 《海经》部分的《海内西经》中，有"不死民""不死""不死树""不死之国""不死之山"等"不死"表述的地方很多。

④ 秦始皇时，有三神山中有不死药的说法。

不死的概念，甚至其与仙人有更紧密的结合，但《神农本草经》并没有特别强调这一点。

《抱朴子》中多次提到了"不老不死"。《神农本草经》里的"不老延年"和《抱朴子》里的"不老不死"，初看有些相似，但内核却不同。"不死"对于仙人的要求很高，也基本不可能实现。经常听到这个话题的人其实也会留心不上当吧。从这一点来看，"延年""增寿"就是把生命在某种程度上延长，听起来就很有现实性。而且不仅记载了"目明""耳聪"等防止身体老化的功效，还有"不忘"等类似于防止老年痴呆症的功效，以及"增强精力"等详细具体的功效。

西汉的张良曾想跟随赤松子学习成仙。但是，据记载他只是行了导引和辟谷之术，并未服用药物。① 另外，在《山海经》和《史记》中，并未记载不死药的调合法，也经常会出现一些特殊的树木及动物，这些的所在地是并未有人到访过的东海三神山。换句话说，这些药是一般人得不到的。而在《神农本草经》、《列仙传》及《抱朴子》中出现的仙药就很具有现实性，基本上每种都是可以得到的药物。

关于《神农本草经》的下药，记载是"不可久服"。因为下药"多毒"且有副作用，所以须谨慎对待。相比而言，上药则"无毒"，"多服、久服不伤人"，同时药效也是"久服则身轻延年"，把长期服用作为条件来记载的内容比较多。这里的"久服"在《山海经》的《海经》和《史记》的《封禅书》中全然不见，反而有一种服用一次就可以不死的语气。但是，《神农本草经》里提到的长期持续服用，成为自古至今的中药基本常识。

中尾万三的推论是《神农本草经》是采药的方士所写。② 如果是这样的话，那《神农本草经》里的"久服"就在非药效的其他层面上，有了重要意义。可以想象，采药的方士也在药物的贩卖上有直接或间接的参与。这样的话，比起如何治疗疾病，能够长期连续销售药品才比较划算。治病

---

① 《史记·留侯世家》。

② 《从汉书艺文志到本草衍义的本草书目考察》，中尾万三：《漢書藝文志より本草衍義に至る本草書目の考察》，京都薬学専門学校薬窓会，1928。

的药物的话，应该是立刻见效的。相反，长生不老药却需要连续几十年服用才有效。想长生不老的人如果连续几十年服用的话，药物贩卖就会有很好的收益。即使那些人最终没有长生，也可以狡猾地说他们还是服用得不够久。

四　《列仙传》和《神农本草经》中药物之对比

《神农本草经》中的上药、中药、下药的区别，也被《抱朴子》仙药篇所引用。因此可知葛洪参考了《神农本草经》。《列仙传》中未出现《神农本草经》的名字，两书的成书时间先后也不明朗。但是，两书有很多共通的药物。《列仙传》的 50 种药物中，有 33 种也出现在了《神农本草经》中。这 33 种药物中，和《列仙传》药物同名的有 15 种。另外，像"茯苓"（《列仙传》）和"伏苓"（《神农本草经》）这样，只有部首差别，但基本上可以看成一种的有 13 种。而同药不同名的只有 5 种，其中还包含了例如"巨胜"（十《关令尹》），和"胡麻……一名巨胜"（《神农本草经》）这样的有一名一致的例子。

中国书籍中出现的药物名称多种多样。对药物的判别也成为本草书一个重要的任务。笔者曾对《山海经》《山经》篇中出现的物产与《神农本草经》的药物做过比对研究，①得出了《山经》的 300 多种物产中，有 68 种出现在了《神农本草经》中并被当作药物使用的结论。这个数量，相当于《神农本草经》药物的五分之一。然而，物产名和药物名完全一致的只有 6 种，其他的则基本上是根据一名、别名而进行的推导。

当然，《山海经》和《列仙传》的时代与写作目的不同，没法并列讨论。但是，药物名称多种多样，按照时代、地域、书籍特色等，对同样的药物使用不同名称的现象也很常见。这样的话，在《列仙传》与《神农本草经》中有如此多药名一致的现象，可以推测两书的成书年代比较相近，

---

①　笔者小论《〈山海经〉的〈山经〉中的药物和治疗》，《中国古代养生思想的综合研究》，平河出版社，1988。

或者是，两书背后的药物知识的基础是基本相同的。

在《列仙传》与《神农本草经》共通的 33 种药物中，属于上药的有 26 种，中药有 5 种，下药有 2 种。《神农本草经》的上药是"养命"为主的仙药，换句话说，《列仙传》中药物的一大部分，放在《神农本草经》中也会被归为仙药。比较药效的话，从三个例子中可以看出二书的共通性。第一，松脂。《列仙传》云"常食松脂；三十余年而更壮"（十六《仇生》），《神农本草经》云"久服轻身不老延年"（"松脂"条，见《木上品》）。第二，桂。《列仙传》云"常食桂、芝；升仙而去"（十七《彭祖》），《神农本草经》云"久服通神，轻身不老"（"牡桂"条，见《木上品》），"久服，轻身不老"（"菌桂"条，见《木上品》），"久食轻身不老，延年神仙"（赤、黑、青、白、黄、紫芝，见《草上品》）。第三，丹砂。《列仙传》云"饵丹；积八十九年……如数十岁面颜"（三十四《任光》），《神农本草经》云"久服通神不老"（"丹砂"，见《玉石上品》）。从上述引文，可以看出对它们作为仙药药效的书写，两书具有很大的共通性。除此之外，《列仙传》的第十一、十二、十五、二十五、三十一、四十四、四十八、四十九、五十、五十一、五十七、五十八、六十一、六十七等篇所提到的药物，与《神农本草经》在效用上也有关联。像第五十八篇所述"不饥""五十一身轻""轻身"等，这些术语和《神农本草经》中有关表述或完全一致，或非常相似。不过这些是在仙药大框架下相对宽泛的共通性，并不是个别药物的药效完全一致的严谨表述。

《列仙传》中也有治病的例子。第七十篇《玄俗》提到玄俗使用"巴豆"治疗了河间王的"瘕"（腹中结块的病）。"巴豆"在《神农本草经》属于下药，作用正是"破症瘕"（破除腹中恶性结块）。另外，第五十一篇《山图》中提到山图被马踢伤后使用的是当归、苦参，在《神农本草经》中这些药对伤和肿物有效果。由此看出，这些药物的药效基本与《神农本草经》的记载是一致的。

上文提到的《神农本草经》的"久服"，在《列仙传》以"常食松脂"（十六《仇生》）、"常食桂、芝"（十七《彭祖》）中的"常食"这样的表述出现。"芝"的情况，《神农本草经》也用了"久食""食"的表述。"久服"释作"长久服用"，即"长期持续服用"的假定。"常食"释作"经常服用之后"，则是一种结果表现。在《列仙传》中，各人物的结局是成仙，所以未见"久服"的表述也理所当然。但两书的想法从根本上来看还是一致的。

只是，关于两书的作者是否为同一人，答案一定是否定的。理由之一，就是上文提到的，两书提到的药物、药效并不是完全一致的。另外还有一点，在《列仙传》中提到的"地黄、当归、羌活、独活、苦参散"（五十一《山图》）中，将"羌活"和"独活"并列，即是认为此为两种不同药物。而《神农本草经》提到"独活"一名"羌活"，即认为此两种为同一药物。关于"羌活"和"独活"的问题，后世的本草书中[1]也有讨论。从两书作者对此看法的差异，可以看出，两书作者的药物知识虽然相似，但并非同一人。

五 结论

即使作者并非同一人，但《列仙传》和《神农本草经》还是存在诸多共同点。首先，两书都承认仙药的存在。其次，书中记载的仙药都由一些常见的药物制成，长期服用可以成仙。同时，作者都没有重视金丹、轻视草木药材的倾向。此外，二者都认为仙人是相较于不老不死，更重视不老延年的存在。正是因为《列仙传》和《神农本草经》的仙人观基本一致，才会产生以上现象。

如果《神农本草经》是由采药的方士写成的话，《列仙传》的作者也大致应该是同样一群人。《列仙传》中出现的参与药物的采集、制造、贩卖的仙人们，有可能是作者自身的投影。只是，在《列仙传》中完全不见"方士"一词，而使用了"道士""道人"来代替。《列仙传》对于投入巨资求仙的秦始皇和汉武帝，态度十分冷淡，该书中出现的仙人大都出身平凡。可以说，《列仙传》是站在庶民的角度看天子。在《列仙传》中，始

---

[1] 陶弘景称为别种药物，但李时珍认为是同种药物。

皇和武帝都未升仙，甚至可以说是作为未成仙的人物而出现。这可能是庶民对于天子毫不伪装的真实的感情表达。谈到方士，会有巧言逢迎秦始皇和汉武帝来谋求俸禄的印象，由此也可以看出《列仙传》对于如此形象的方士的厌恶态度。

《抱朴子》比起草木更重视金丹，是由于将丹砂的还原作用与不老长生相结合的葛洪哲学。《抱朴子》追求不老不死，并不满足于数百年的寿命。也因此而缺乏现实性。《列仙传》中出现了很多根据现实经验制成的以草根树皮为原材料的药材。同时，仙人的寿命虽没有明确记载，但以最多二三百年寿命的仙人居多。这是个让人觉得一般人也可以做到的设定。

《抱朴子》像"功过格"一样，指出需扬善抑恶才能成为仙人。这也有葛洪是儒者的原因。在《列仙传》中，像服闾（五十六）这样的仙人侍者，也被当作仙人。他变卖仙人的珍宝珠玉被发现之后，被剃掉头发穿上红衣，容貌也变老了。在他的罪行被原谅之后，又恢复成壮年的容貌。服闾行窃表明其道德恶劣，但蒙受仙人的恩惠重返年轻，使他自己也进入仙人之列。与喝了药就可以成仙结合起来看，这些都是非常简单的事情。与后世出现的传奇小说相比，如《杜子春传》的主人公为了成为仙人经历了非常严酷的修行，就有很大不同了。

中医典籍与文化（2023年第一辑　总第6期）

附表　《列仙传》药物与《神农本草经》药物对照

篇目	1	3
姓名	赤松子；炎帝少女	马师皇
《列仙传》的药物、效用	〈服〉水玉（水晶，水精）能入火自烧 随风雨而上下	〈饮〉甘草汤
《神农本草经》的药物、效用	白石英、玉石上品 〈久服〉轻身长年 紫石英、玉石上品 〈久服〉轻身延年	甘草、草上品 〈久服〉轻身延年
备考	服用法也教授了神农 水玉多次出现在《山海经》中 《抱朴子》仙药篇存在 《本草纲目》关于水玉水精的释名有水晶、水玉、石英 《抱朴子》记载了赤松子丹法。其中出现的药物为紫（蓬蘽根?）、礜桃（樊桃芝?）。喝了的话、脸、眼睛、头发都会变红 精的赤实。	马医，给龙喝甘草汤，也给龙用针 《伤寒论》中有甘草汤 《金匮要略》中有干金甘草汤 《抱朴子》至理篇、杂应篇有

续表

4 赤将军舆	6 偓佺	8 方回	10 关令尹	11 涓子	12 吕尚
〈啗〉百草华 能岁岁风雨而上下	〈好食〉松实 能飞行逐走马，时人受服这皆至二三百岁	〈炼〉〈食〉云母 [回一丸] 时人得回一丸泥涂门户终不可开	〈服〉巨胜	[饵]术〈接食〉其精 至三百年历见、能致风雨	〈服〉泽芝、地、髓 二百年而告亡……葬之无尸
白英、草上品、一名白敛，草下品、一名白草 〈服〉轻身延年 ★白英、草上品		云母、玉石上品 〈久服〉轻身延年	胡麻、米谷上品、一名巨胜 〈久服〉轻身不老	术、草上品 〈久服〉轻身延年不机	藕实茎、果上品、一名水芝丹〈久服〉轻身耐老、不饥延年；车前子、草上品、一名当道〈久服〉轻身耐老；石钟乳、玉石上品（此处没有"久服"等记述）（森立之辑本无中药）
不食五谷 白英、《名医别录》一名白草，春采也，夏采茎、秋采花、冬采根。根据季节食用花。百草花有可能是白草花	采药父。尧不食用《本草纲目》收载海松子。也称新罗松子。李时珍将《列仙传》的松实、松子皆称此。与中国松子有别	《抱朴子》金丹篇 仙药篇、黄庭篇	〈常服〉精华 《孝经援神契》苣胜延年 《抱朴子》金丹篇、仙药篇	《山海经》有收录 《抱朴子》仙药篇、杂应篇	《抱朴子》杂应篇有车前 邶疏项有"煮石钟而服之，谓之石钟乳"

续表

14	15	16	17	18	22	23
师门	务光	仇生	彭祖	邛疏	陆通（楚狂接舆）	[葛由]
〈食〉桃李葩 杀而理之：风雨迎之......山木皆焚烧	〈服〉蒲、韭......后四百余岁至 / 负石自沉	〈常食〉松脂三十余年而更壮	八百余岁......〈常食〉桂、芝 升仙而去	〈煮〉石髓而〈服〉之石钟乳 至数百年	〈食〉橐庐木实、芜菁子 历数百年而去	绥山的桃
	菖蒲，草上品 〈久服〉轻身，不迷，不忘，或延年	松脂，木上品，〈久服〉轻身，不老延年	牡桂、木上品 通神，轻身不老 菌桂，木下品 〈久服〉轻身不老 赤黑青白黄紫芝，草上品 〈久食〉轻身不老，延年神仙	石钟乳，玉石上品		
《神农本草经》在木下品中有桃核仁，但此未计入统计 《抱朴子》祛惑篇有玉李、玉桃 《真诰》有"黄子阳但食桃皮"	《抱朴子》至理篇、仙药篇有菖蒲 《名医别录》中有韭	《抱朴子》仙药篇有松柏脂	《抱朴子》仙药篇涉有桂 《抱朴子》明本篇、药篇、黄白篇有芝	《神仙传》有煮石髓服用，即石髓乳	好养生 《名医别录》中有芜菁，现也用有芜菁种子 《抱朴子》杂应篇中有芜菁子	未有吃绥山桃的记载 《神农本草经》中核桃仁为木下品，未统计

续表

	25	27	30	31	32	33
	范蠡	寇先	[安期先生]	桂父	瑕丘仲	[酒客]
	〈服〉桂、〈饮〉水 后百余年见……后人试试识见之	〈食〉荔枝、葩实 杀之数十年顕末城门	时人皆言千岁翁	〈服〉桂、葵以龟脑〔和〕之〔桂丸〕累世见之	百年人以为寿	酒 后百余年
	牡桂,木上品〈久服〉通神、轻身不老 菌桂,木上品〈久服〉轻身不老		卖药	牡桂,木上品〈久服〉通神、轻身不老 菌桂,木上品〈久服〉轻身不老 冬葵子,菜上品〈久服〉坚骨长肌肉、轻身延年	卖药	使民种芋、防饥荒
	《抱朴子》仙药篇、登涉篇有桂	《列仙传》应该最早提到荔枝药用 《本草纲目》中有实、核、壳、花、根的用法。实有增加颜色的作用		千丸十斤桂 《抱朴子》仙药篇、登涉篇有桂 《抱朴子》明本篇有葵 《抱朴子》杂应篇有葵子 《神农本草经》中龟甲属于虫鱼上品、未统计		

续表

	44	42	41	40	38	34
	楼子	[东方朔]	赤须子	崔文子	修羊公	任光
	松子、茯苓〔饵〕而〈服〉之且数百年，时壮时老		〈好食〉松实、天门冬、石脂〈服〉霞齿落更生、发堕再生	[黄散、赤丸]自言三百岁	取黄精〈食〉之化身为白羊	〔饵〕丹积八十九年……如数十岁面颜
	茯苓、木上品〈久服〉安魂养神、不饥延年		天门冬、草上品〈久服〉轻身、益气、延年 五色石脂、玉石上品〈久服〉补髓益气、肥健不饥、轻身延年			丹砂、玉石上品〈久服〉通神明不老
	《抱朴子》仙药篇有松实。毛女的故话。仙药篇也有茯苓阴都女被称为天人。冬季卖桃李	卖药	《抱朴子》仙药篇有天门冬《抱朴子》金丹篇须赤松子也可能服用丁赤松子丹法。杂应篇有赤须子桃花符	好黄老。卖药。使用黄散治疗疫病《金匮要略》中有赤丸（茯苓、半夏、乌头、细辛）。另有崔氏八味丸《抱朴子》杂应篇中，防止疫病有崔文黄散。金丹篇有崔文子丹法。将丹药放入青蛙腹中蒸，服用可延年，久服可不死	不饮食黄精在《名医别录》为上品	卖药。晋人〈常服〉丹《抱朴子》论仙篇、对俗篇、金丹篇、微旨篇、仙药篇、黄白篇、登涉篇、地真篇有丹

续表

46	47	48	49	50
[主柱][道士] 邑令章君	园客	鹿皮公	昌容	鸡父
有丹砂数万斤……听柱取 为邑令章君，明[饵]砂三年，得 神砂飞雪 〈服〉之五年，能飞行	五色香草，积数十年，〈食〉其实	〈食〉芝草、饮神泉 且七十年	〈食〉蓬蘽根 二百余年，而颜色如 二十许人	仙人……教之[炼]瓜子与桂、附子、 芷实 能飞走、升山入睡……后百余年
丹砂、玉石上品 〈久服〉通神明不老		赤芝、黑芝、青芝、白 芝、黄芝、紫芝，草 上品 〈久服〉轻身不老、延 年神仙	蓬蘽、果上品 〈久服〉轻身不老	瓜子、荣上品，好颜色、益气不饥，〈久服〉轻身耐老 牡桂、木上品，〈久服〉通神、轻身耐老 菌桂、木上品，〈久服〉轻身不老 附子、草下品 白营、草中品
主柱和道士一起登山，发现丹砂。神砂飞雪为轻粉、粉霜。《华式中藏经》中有轻粉、粉霜、粉雪（黄金、朱砂、曾青、雄黄）。景制作的飞丹（黄金、朱砂、曾青、雄黄，像雪和霜，服用后身体变轻。《抱朴子》金丹篇、仙药篇、杂应篇、登涉篇有丹砂		《抱朴子》金丹篇、仙药篇有芝草 《宋书》符瑞志中，王者仁慈时生长，吃后可成为仙人 《抱朴子》金丹篇、杂应篇有神水	一般食实，紫草用作染料	鸡父与仙人春分同食此药 《抱朴子》仙药篇、登涉篇有桂 《抱朴子》杂应篇有附子 《伤寒论》有桂枝附子汤 《云笈七签》中"芷实"为"积实"，在《神农本草经》为木中品。有"益气轻身"的功效

续表

	51	54	57	58
姓名	山图[道人]	毛女	文宾妪	商丘子胥
服食记载	〈服〉地黄、当归、羌活、独活、苦参散，〈服〉之一岁不嗜食，病愈身轻……六十年	〈食〉松叶。遂不饥寒，身轻如飞，百七十余年……	〈服〉菊花、地肤、桑上寄生、松子取以益气、龄亦更壮，复百余年见	〈但食〉术、菖蒲根，〈饮〉水不饥不老……三百余年
本草记载	干地黄，草上品 〈久服〉轻身不老 当归，草中品 独活（一名羌活），草上品 〈久服〉轻身耐老 苦参，草中品		鞠华，草上品 〈久服〉利血气，轻身耐老延年 地肤子，草上品 〈久服〉耳目聪明，轻身耐老 桑上寄生，木上品 充肌肤，坚发齿，长须眉，其实明目，轻身通神（此处无久服的记载）	术、草上品 〈久服〉轻身，延年不饥菖蒲，草上品 〈久服〉轻身，不忘不迷，或延年
背景	道人在名山采药。他使山图服药	各春教食松叶。各春春现在第五十二	妪九十余岁时服此药	贵人及富豪听闻开始服用，一年之内就解怠服用，并杯疑有其他秘术
出处	《抱朴子》仙药篇、杂应篇有地黄 《抱朴子》至理篇有当归 《抱朴子》至理篇有独活	《抱朴子》仙药篇引用了此内容，但不仅食松叶，还食松实	《抱朴子》仙药篇有仙药 《抱朴子》仙药篇有松子 《仙苑编珠》有积子	《山海经》《抱朴子》仙药篇有菖蒲篇有术 《抱朴子》至理篇、仙药篇有菖蒲

续表

61	63	64
赤斧	负局先生	朱璜
能〈作〉水澒，〔炼〕丹与硝石，〈服〉之三十年 取禹余量，〔饵〕卖之	〔紫丸药〕 〔神水〕……白色 大疫病……与药活者万计	疫病瘕……三尸……丘（黄阮丘）与黄 〔七物药〕，〈日服〉九丸药百日 病下如肝脏脾脏物数都……八十年…… 白发更黑，鬓更长三尺余
水银，玉石中品（森立之本上药） 〈久服〉神仙不死 丹砂，玉石上品 〈久服〉通神明不老 消石，玉石上品，〔炼〕之如膏 〈久服〉轻身 朴消（一名，朴硝石，消石朴），玉石上品 〔炼饵〕〈服〉之，轻身神仙 禹余量，玉石上品 〔炼饵〕〈服〉之，不饥，轻身延年		
卖药 《抱朴子》金丹篇、仙药篇、黄白篇有水银 《抱朴子》论仙篇、对俗篇、金丹篇、微旨篇、仙药篇、黄白篇、登涉篇、地真篇有丹 《抱朴子》仙药篇有硝石。消石失结晶硫化镁。陶弘景提到真的硝石为硝酸钾 《抱朴子》黄白篇有禹余量。杂应篇有禹余量丸	与药病人 《抱朴子》金丹篇、杂应篇有神水	cf.《金匮要略》有厚朴七物汤，治腹病。但七物所指七种药是否相同并不明。非药药

续表

	65	67	68	70
	黄阮丘	崚阳子明	[祁子]	【玄俗】
	种葱、韭，百余年，人不知	采五石脂、[沸]水而〈服〉之百余年	符一函并药，住来百余年	[饵] 巴豆，卖药都市、七丸一钱，治百病。河间王病瘕，卖药下蛇十余头〈服〉之
	葱实、菜中品 韭，菜中品	（五色石脂）青石、赤石、黄石、白石、黑石脂、玉石上品〈久服〉补髓益气、肥健不饥、轻身延年		巴豆、木下品
	卖药《抱朴子》仙药篇、杂应篇有葱散的原料	由白鱼腹中书知服食法《抱朴子》黄白篇有赤石脂。金丹篇、黄白篇、登涉篇有五石	未有服药记载	巴豆猛毒。《神衣本草经》中为破症瘕结聚

注：〈〉为服用法。〔〕为药的调合法。（）为和名、别名。〔〕为药品的名称。【】为没设加入统计的内容。﹡引用文适当省略。

从王吉民书目著作看清朝时期中医文献的欧美传播

张稚鲲[*]

张稚鲲[*]

【摘要】 王吉民为中国近现代著名文献学家、医史学家，一生为中国医学史研究及中国医学文献的保存与传播做出了重要贡献。目前已有一些文献对王吉民生平及其著述的介绍，但针对王吉民著作内容的研究并不多。本文在介绍其与傅维康先生合著的书目著作《中国医学外文著述书目》的基础上，主要分析清朝时期（17世纪中期至20世纪初期）欧美作者对中国医学文献的译介及中医文化在欧美的传播特点。

【关键词】 王吉民 清朝时期 文献 文化传播

引 言

明清时期是中西方文化交流史上的一个重要时期，也是中西医学直接对话、相互碰撞的重要时期。如果说明朝时期的中西交流尚属于较为平等的相互认识与理解的历史时期，不足以撼动中医学地位的话，那么，清朝时期则是中医学地位发生变化的重要时期。伴随着西方科技的发展，来华欧美人士以一种天然的优越感，以自己所在国的政治、经济等方面利益为驱动，基于自身的学识对在中国收集到的信息进行重置，交流的平等性被打破，数千年来居主导地位的中医学在西方医学的不断冲击下面临生存及发展危机。虽然历史证明，中医学凭借自身强大的生命力及不可替代性，一直屹立于世界的

---

* 张稚鲲，南京中医药大学图书馆研究馆员，南京中医药大学中医国学研究所研究人员。

东方，至今仍在为民众的健康保驾护航，但如何更好地发展中医学，让更多的人认识、接受中医药及中医药文化，为世界人民的健康做出更大的贡献，一直是需要思考的问题。"中医中药是我国独创的、具有悠久传统特色并无法由其他医学医药所代替的医术，它在整体观念、施治防治、制药用药方面都和欧洲的西医西药大为不同，机敏而好学的欧洲人早就注意到这一差别了。"① 这里提到的"机敏而好学的欧洲人"，正是明清时期为"东学西渐"做出重要贡献的来华欧美人士。他们中的一部分人在传播自己的信仰、文化及科技的同时，也将中国医学介绍至欧美，表明对"中医"这一中国独特知识体系的认可与赞许，对双方社会文化的发展及中医西传产生积极影响。回顾这段历史，有利于我们从社会历史学的角度出发，了解欧美作者视角下的中医西传特点，为当代中医药的海外传播提供参考。

书目最基本的职能是对文献的收集与报道，可以反映某一时期科学、技术、文化发展的概况，而医学书目更是医学发展史的一个缩影，是了解特定历史时期医学文献及文化传播特点的重要载体。虽说任何一部书目均无法将某一时期的全部文献收录其中，但可以为了解知识流动及文化传播提供有价值的可观察视角。王吉民的书目著作正好为我们了解清朝时期欧美人士对中国医学的认知提供了有价值的参考。

王吉民（1889～1972），又名嘉祥，字承庆，号芸心，广东东莞人。我国近代著名的医史学家，中华医史学会及《中华医史杂志》的主要创始人之一。他曾历任中华医学会会长、中华医史学会理事会副主席、中华医学会医史博物馆馆长、上海中医学院医史博物馆馆长等职，为上海市卫生局顾问医师，曾于1949年、1966年分别被国际科学史研究院（International Academy of the History of Science，IAHS）推选为通讯院士、院士。② 其一生发表及出版的著述中不乏书目等工具型著作，这些著作记录了大量宝贵的文献线索，具有重要的文献研究价值。

────────

① 吴孟雪：《明清时期——欧洲人眼中的中国》，中华书局，2000，第154页。
② 吴鸿洲、萧惠英：《王吉民先生曾为国际科学史研究院院士和通讯院士》，《中华医史杂志》2003年第1期，第13页。

王吉民一生有著述199篇（部），[①] 其中主要是论文，涉及对疾病、医学人物、医学文献以及所承担的中华医学会相关事务的总结与报告。2011年虎门镇人民政府编写的《王吉民中华医史研究》一书，是王吉民发表于不同时期的121篇论文的汇集，并收录傅维康、周明忻、周惠英介绍王吉民生平及事迹的论文4篇，具有十分珍贵的文献价值。

王吉民先生书目著作主要有与傅维康先生[②]共同完成的《中国医学外文著述书目》和《中国医史外文文献索引》。前者共记录1656~1962年出版的文献433部/篇，主要是欧美作者的西文著作。后者为论文题录，共记录1682~1965年的文献1400多条，其中所收录的1911年以前的清朝时期论文共207篇。有些论文被收入同一时期王吉民出版的著作中，故《中国医史外文文献索引》与《中国医学外文著述书目》中的内容部分重叠。本文主要以《中国医学外文著述书目》为线索，通过多种途径查找原文资料，包括实体图书馆及国内外在线图书馆收藏的原始文献，并依此分析清朝时期欧美作者对中国医学文献的译介及对中医文化的理解、吸收及接纳程度。

一 《中国医学外文著述书目》概况

《中国医学外文著述书目》（1656~1962）分通论、医史、脉学、临床各科、针灸、药学、卫生保健、书刊、传记、其他，共十个类别，收集以欧美作者为主出版的中国医学相关外文著作（个别著述为中国学者所著）。十个类别中，除"书刊""传记"两个类别按文献出版类型和文体划分外，其余各类均按著作的内容主题划分。正文每部著作按时间先后给予流水号，后跟中外文对照的书名、作者名、出版社、出版地、出版时间等。有些著作还附有简短的内容简介。书后附作者索引，分有中文作者表、俄文作者表，以及英、法、德、意、拉丁文作者表。每位作者先列姓名，后注

---

① 萧惠英：《王吉民先生著述及文集录》，《上海中医药大学学报》2008年第5期，第81~84页。

② 傅维康，出生于1930年，我国著名的医史学家，与王吉民先生一样对中国医学史研究做出了重要贡献，已出版著作包括《中国医学史》《针灸推拿史》《中药学史》等。

明著作在正文中的流水号，方便查找。

　　笔者围绕中医文献的对外传播，整理《中国医学外文著述书目》中记载的各条目，列出属于清朝时期的，1656～1911 年欧美作者编撰出版的关于中国医学的外文著述统计表（以下称"统计表"，见表 1）。表中保留原书目按主题划分的类别，并按各类著作出版量由多到少降序排列。原书目中"临床各科"中的舌诊及脉学均属诊断学，合并后归入"诊断学"。原书目的"传记"是按文体而非主题划分的，且收录的著作以西医学及西方文化的在华传播为主，不是本文要讨论的重点，其中涉及中医文化西传的内容将在正文中叙述，不单独列类。原书目中的"书刊"类是按出版类型而非内容主题划分的，所收类型包括编译著作、工具书及期刊、研究报告等。本文将此类中能够按主题归类的归入各主题，不宜归入其他各主题的，如法医著作，则单独列类。"书刊"类中以反映出版类型为主的出版物，如工具书，在正文中评述，不反映在"统计表"中。书目中收录的清朝时期的期刊，以西医在华发展为主要办刊方向，其间如有涉及中医对外传播的内容在正文中述及，不单列。原书"卫生保健"类列举清朝时期著作 5 部，其中，1885 年英国出版的《国际卫生展览会：中国部》（*International Health Exhibition：China*）和 1904 年德国出版的《中国卫生之研究》（*Hygienische Studien in China*），根据主题计入"通论"。原书目"其他"类中，清朝时期共 5 部著作，其中《一些关于中国植物的叙述》（*A Description of Some Chinese Vegetable Material*）根据主题计入"药学"类。

表 1　1656～1911 年欧美作者出版的中国医学外文著述统计

类别	著作数量	主要出版国家、语种	主题及内容
针灸	57	法国出版法文著述 24 部；德国出版德文及拉丁文著述 10 部；英国出版英文及拉丁文著述 8 部；意大利出版意大利著述 4 部；荷兰出版英文著述 1 部、荷兰文著述 1 部；瑞典出版著述 1 部；俄国出版俄文著述 1 部；澳大利亚出版英文著述 1 部；印度尼西亚出版英文著述 1 部。尚有捷克及其他未明确国家的不同语种的著述 5 部	针灸的理论与实践、基础与临床；针灸对关节炎、风湿病、痛风、疼痛等的临床疗效及病案讨论，电针，灸法，针灸动物实验研究

类别	著作数量	主要出版国家、语种	主题及内容
药学	24	英国出版英文著述 10 部；法国出版法文著述 6 部；俄国出版拉丁文、俄文及英文著述 4 部；奥地利出版拉丁文著述 1 部；美国出版英文版著述 2 部；瑞士出版拉丁文著述 1 部	多数与《本草纲目》有关，或相关研究，或译本、选摘译本等，也包括外国使节在华期间考察的中国本土药用植物
通论	17	法国出版法文著述 7 部；英国出版英文著述 5 部；德国出版拉丁文著述 1 部、德文著述 2 部；俄国出版俄文著述 2 部	介绍中国医学、中国医生及中国的卫生事业；传教士在中国的医疗及学术交流情况
临床各科	11	法国出版法文著述 5 部；德国出版德文著述 3 部；英国出版英文著述 3 部	以外科、妇产科为主
医史	11	英国出版英文著述 5 部，其中 1 部另有德文版；法国出版法文著述 4 部；俄国出版俄文著述 1 部	中医学史、针灸史、本草学史、传教士在中国的医疗史
诊断学	10	法国出版法文著述 5 部，其中王叔和《脉诀》一书尚有英文版及德文版各 1 部；英国出版英文著述 1 部；德国出版拉丁文著述 1 部；奥地利出版德文著述 1 部	中医脉诊、舌诊
法医	6	法国出版法文著述 2 部；德国出版德文著述 2 部；荷兰出版荷兰文著述 1 部；英国出版英文著述 1 部	宋慈《洗冤录》外文译本及相关内容
其他	6	法国出版法文著述 1 部，英国出版英文著述 3 部；美国出版英文著述 2 部	反映与医学相关的社会现象、民俗等
养生保健	3	法国出版法文著述 1 部，英国出版英文著述 1 部；美国出版英文著述 1 部	气功养生类著作，如《遵生八笺》《卫生要旨》的外文译本

注：1. 个别题录无法判断具体出版时间的不计入本表。

2. 本表数据以出版物所属国为主要统计依据。当出版地与出版国不一致时，以出版国为准。比如上海美华书馆为美国出版机构，在统计时归入美国出版的著述中。

资料来源：王吉民、傅维康合编《中国医学外文著述书目》中属于清朝时期的著述。

二　书目中收录的文献主题及内容特点

（一）针灸学文献的翻译及传播最为广泛

针灸学文献在清朝时期（17 世纪中期至 20 世纪初期）被翻译、介绍至欧洲各国，并在应用中彰显临床价值。《中国医学外文著述书目》中收录的清朝时期不同语种的针灸著述共 57 种。从内容来看，主要有四类。（1）介绍性著述，是明末及清早期主要的类型，如 1676 年德国马尔堡出版的德文版《灸术》（*De Moxa*）、1774 年法国巴黎出版的法文版《外科学历史》（*Histoire de la Chirurgie*）、1788 年瑞典乌普萨拉出版的拉丁文版《灸术的应用》（*De Moxae Atque Ignis in Medicina Rationali Usu*）等，均是对中国针灸学知识的介绍性著述，涉及针法或灸法的历史、理论、疗效等。（2）针灸对专病的治疗。如 1676 年英国伦敦以英文出版的《痛风论文集》（*Treatise of the Gout*）、1683 年德国汉堡以德文出版的《应用中国灸术治疗痛风》（*Eroberte Gicht durch die Chinesische Waffen der Moxa*）及英国伦敦以拉丁文出版的《论关节炎》（*Dissertatio de Arthride*）、1684 年荷兰阿姆斯特丹以荷兰文出版的《痛风专论》（*Verhandelinge van bet podagra en Vliegende Jicht*）等。（3）针灸的临床应用。如 1825 年在巴黎以法文出版的《巴黎市立大医院针术治疗病历集》（*Observations sur l'Acupuncture，Recueillies à l'hôtel–Dieu de Paris*），以临床实例介绍针术在法国巴黎圣路易等医院中的采用经验。（4）专论具体操作及宜忌。如 1821 年以法文在法国巴黎出版的《灸术与灼烙的内外科试用及其不同的实施方法》（*Essai Mèdico–Chirurgical sur le Moxa，et sur l'ustion en Général，et ses Differens Modes d'application*）以及 1847 年意大利威尼斯以意大利文出版的《针术的操作方法和注意事项》（*Sull'operazione dell'Agopuntura，Pensieri*）等，述及针灸的具体操作步骤、注意事项及针灸宜忌，为十分实用的指南性著述。

在这一时期的外文针灸著述中，也有对针灸应用中存在问题的探讨，如 1846 年法国蒙比利埃以法文出版的《关于电针术及针术的医学通信》

（*Lettres Médicales sur Ia Galvano – puncture et l'Acupuncture*），其中包括雷斯特利（ResTelli）医生谈及电针治疗的缺点、纳米亚斯（Namias）医生与同行讨论关于针术引起动脉阻塞的效能等问题。① 1910 年，美国在华多年的传教士 W. H. 杰弗里（W. H. Jefferys）和英国传教士 J. L. 马克斯韦尔（J. L. Maxwell）合写的《华人病症篇》（*The Diseases of China: Including Formosa and Korea*）以英文在英国伦敦出版。杰弗里将针灸所使用的"针"界定为外科手术器械，并对其安全性提出质疑，认为其为"致命的针，……它们被刺入身体各处，包括腹腔、眼球等重要部位……我们所看到的最严重的一次针刺事故是在针刺治疗动脉瘤时引起了严重的皮下出血"。② 同时他也提出自己的困惑：中国人使用的这种手术机械（指针灸用针具）很少严格消毒，但在临床应用时却很少发生感染。这种现象也增加了西方人更深入了解针灸的兴趣，客观上促进了相关文献的传播。

（二）药学文献以《本草纲目》为核心

《中国医学外文著述书目》中收录清朝时期以不同语言编撰出版的中药学著述共 24 部，其中又以介绍、节译李时珍《本草纲目》的著作为多。比如波兰人卜弥格（Michel Boym，1612 – 1659）是耶稣总会于 1645 年派往中国的传教士。两年后，他选编《本草纲目》的部分内容，译为《中国植物志》（*Flora Sinensis*），于 1656 年以拉丁文在维也纳出版，成为最早向欧洲介绍中国本草的著作。1735 年，在法国巴黎以法文出版《中国史地年事政治纪录》（*Discription Géograhpique, Historique, Chronologique, Politique de l'Empire de la Chine et de la Tartarie Chinoise*）一书，收录法文《本草纲目》数卷。1871 年，美国人 F. P. 史密斯（F. P. Smith）完成《中国药料物品略释》（*Contribution towards the Materia Medica and Natural History of China*），以英文在上海出版。书中收录药物千余种，其中多数药物摘自《本草纲目》。1911

① 王吉民、傅维康合编《中国医学外文著述书目》（1656—1962），上海中医学院医史博物馆，1963，第 38 页。

② W. H. Jefferys and J. L. Maxwell, *The Disease of China: Including Formosa and Korea*, London: John Bale, Sons and Danielsson, *Ltd*, 1910, pp. 20 – 21.

年，美国人 G. A. 司徒尔特（G. A. Stuart）完成《中国药物·草木部》（*Chinese Materia Medica; Vegetable Kingdom: Extensively revised from Dr. F. Porter Smith's Work*），以英文在上海出版。书中以中国出口的中药为主要考察对象，以《本草纲目》为依据，在实地调查的基础上撰写而成。

这一时期，也有根据中国典籍开展的对中药麻醉及炼丹药物等的研究。如 1849 年由 Julien, S. 编撰的《公元 3 世纪初在中国应用的暂时麻痹感觉的麻醉药》（*Substance Anesthétique Employée en Chine, dans le Commencement du Ⅲ Siècle de Notre ère, pour Paralyser Momentanément la Sensibilité*）以法文在法国巴黎出版，书中涉及对华佗麻沸汤的介绍。

清朝时期，也即 17 世纪中期至 20 世纪初，欧洲了解到的中国文献除出自来华传教士之手外，也有部分是之前通过阿拉伯传入的。比如，葛洪《抱朴子》，在清之前应已有部分内容传入欧洲。曹元宇《中国金丹术西传问题》、王吉民《祖国医药文化流传海外考》、[①] 俞慎初《中国医学简史》、马伯英《中国医学文化史》、[②] 沈福伟《中西文化交流史》[③] 等论文或著作均提及欧洲炼金术的由来及与葛洪著作的相关性。比如俞慎初在《中国医学简史》中有这样的记载："西方炼丹术亦具有悠久的历史，最著名的炼丹家如阿拉伯人 Geber（702 - 756）曾到东方探求哲人之石及不老之药，所以认为 Geber 曾受葛洪著作的影响。"[④] 沈福伟在《中西文化交流史》中提及："欧洲之有炼丹术完全是从阿拉伯国家传入。欧洲炼丹家罗哲尔·培根（Roger Bacon，1214 - 1292）和大亚尔卑尔特（Albertus Magnus，1193 - 1280）的炼丹知识大都取自阿拉伯炼丹家拉齐和医学家阿维森纳。而拉齐的《秘典》实得益于《周易参同契》和《抱朴子》二书。"[⑤] 至于葛洪著作具体是如何传至阿拉伯的，并无确切的文献记载，据曹元宇《中国金丹术西传问题》一文，公元 8 世纪前后留寓中国的胡商极多，他们时

---

① 虎门镇人民政府编《王吉民中华医史研究》，广东人民出版社，2011，第 378 ~ 379 页。
② 马伯英：《中国医学文化史》（下），上海人民出版社，2010，第 231 页。
③ 沈福伟：《中西文化交流史》，上海人民出版社，2017，第 182 ~ 186 页。
④ 俞慎初：《中国医学简史》，福建科学技术出版社，1983，第 84 页。
⑤ 沈福伟：《中西文化交流史》，第 183 ~ 184 页。

常从海道或陆路往来于中阿两国，故硝石、水银等药品经常被运到波斯与大食，当然也很可能包括中国金丹术书籍。"关于书籍的西运，于史无征，但宋咸平三年（1000）曾明令禁止书籍外流，可见当时必定有偷运的。"Geber 在炼金时喜用水银与硫黄，这又与中国金丹家的习惯相符，理论方面也与中国相同。所以很可能他曾看到《参同契》、《抱朴子》、《名医别录》及唐代金丹家的著作，所以所持理论与实验方法，都很相似。^① 清朝时期，文献的西传线索则要清晰得多。1857 年，英国来华传教士 J. 爱德金（J. Edkins）所著《中国的宗教》（*Religion in China*）以英文出版，介绍《抱朴子》中记载的炼丹术，1878 年及 1884 年，该书在伦敦又出第二和第三版，其内容较从阿拉伯传入的资料更为全面、详细，因此也更受欢迎。美国传教士丁韪良（W. A. P. Martin）的《中华古道》（*The Lore of Cathay: or, The Intellect of China*）也比较有特色，该书于 1901 年以英文在纽约出版。书中关于中国炼丹术是欧洲近代化学之起源^②的观点影响较大，被后世多种文献引用。

（三）其他医学文献的出版

17 世纪中期至 20 世纪初期对中医诊断学西传有较大贡献的是波兰人卜弥格，其著作《中国医学与脉理》（*Clavis Medica ad Chinarum Doctrinam de Pulsibus*）拉丁文本于 1680 年在德国法兰克福出版。书中介绍了中国的脉诊、舌诊及本草，部分内容译自王叔和《脉诀》，对同行影响较大。1682 年，德国医生 A. 克莱叶（A. Cleyer）所著《中国医法举例》（*Specimen Medicinae Sinicae*）以拉丁文在德国法兰克福出版，诊断学部分就引用了卜弥格著作中的内容。17 世纪末，英国医生 J. 弗洛伊尔（J. Floyer）又将卜弥格的译著转译成英文，并添加个人学术思想，编成《医生诊脉表》（*The Physician's Pulse - Watch*），1707 年在伦敦出版。

---

① 曹元字：《中国金丹术西传问题》，《南京医科大学学报》（自然科学版）1959 年第 4 期，第 616～619 页。

② W. A. P. Martin, *The Lore of Cathay: or, The Intellect of China*, New York: Fleming H. Revell Company, 1901, pp. 51 - 52.

　　水疗（SPA），拉丁语 Solus Por Aqua，意为通过水达到健康，于 18～19 世纪在欧美盛行，这一时期欧美所出版的水疗著作较多，以美国为例，这一时期即有 J. A. 欧文（J. A. Irwin）于 1892 年以英文出版于纽约的《萨拉托加的水疗，关于天然矿泉水的论著》（*Hydrotherapy at Saratoga*，*A Treatise on Natural Mineral Waters*）、西蒙·巴鲁克（Simon Baruch）于 1892 年和 1908 年以英文出版于纽约的《现代医学中水的应用》（*The Uses of Waterin Modern Medicine*）及《水疗的原则及实际应用》（*The Principles and Practice of Hydrotherapy*）、威廉·赫尔曼·迪芬巴赫（William Hermann Dieffenbach）于 1909 年以英文出版于纽约的《水疗应用价值概述》（*Hydrotherapy*，*A Brief Summary of the Practical Value of Water in Disease for Students and Practicians of Medicine*）、盖伊·欣斯代尔（Guy Hinsdale）于 1910 年以英文出版于美国费城的《水疗概况》（*Hydrotherapy*，*A Work on Hydrotherapy in General*，*Its Application to Special Affections*，*the Technic or Processes Employed*，*and the Use of Waters Internally*）、乔治·克纳普·阿博特（George Knapp Abbott）于 1911 年以英文出版于纽约的《水疗原则及应用》（*Principles and Practice of Hydrotherapy*，1914 年于加州又出版第二版）[1] 等。而在这一时期或之前，中国古代的水疗法被介绍到了欧美。1849 年，S. 朱利安（S. Julien）以法文在法国巴黎出版《公元 3 世纪初应用冷水治疗疾病的中国式水疗法》（*L'hydrothérapie*，*ou Traitement des Maladies par l'eau Froide*，*Pratiquée en china*，*au Commencement du Ⅲ Siècle de notre ère*）；1910 年，俄国作者 А. А. Татаринов 在北京发表俄文论文《评中国在手术时止痛剂的应用与水疗法》［*Замечания об употреблении болеутоляющих средств при операциях и о водолечении（гидропатия）в Китае*］。此类文献或对当时欧美水疗的发展产生影响。

　　中国养生术引起西方传教士兴趣，较有代表性的英文译作如《中国茶饮和中国功夫》（*The Beverages of the Chinese; Kung - Fu, or Tauist Medical Gymnastics*），由英国传教士约翰·德贞（John Dudgeon）编译，1895 年在

---

① George Knapp Abbott, *Principles and Practice of Hydrotherapy*（the second edition），California：The college Press Loma Linda, 1914.

天津以英文出版。该书主要介绍中国的茶饮及中国人的养生健身之法。

关于中国茶传至欧洲的历史，陈苏华主编的《饮食文化导论》记载，1517年，葡萄牙海员首次将中国茶叶带往欧洲。[①] 屠幼英、乔德京主编的《茶学入门》谈到茶的起源时亦记载，欧洲最初的饮茶传播者是16世纪到中国及日本的天主教布道者葡萄牙神父克鲁士，其约在1560年返国后介绍了中国的茶饮及其防治疾病的功效。[②] 两本书中的观点基本一致，即中国茶最早是16世纪由葡萄牙人带到欧洲的。但从王吉民的著作中，我们发现，最早直接进行中欧茶叶贸易的是荷兰人而非葡萄牙人。王吉民在《祖国医药文化流传海外考》一文中亦提到，1610年，第一批中国茶叶由澳门运抵荷兰。之后，更多的国家开始了与中国的茶叶贸易。1618年，中国茶叶商队到达俄国。1635年，法国巴黎人开始学习饮茶。1650年，渣华公司将中国茶带到英国。[③]

以上资料说明，中国茶叶不迟于明中晚期被直接运往欧洲，并在清朝时期拉开了欧洲茶饮文化运动的序幕。德贞作为英国教会派往中国的传教士，有关于中国茶的一手资料，这些关于中国茶及茶文化的文献对英国茶

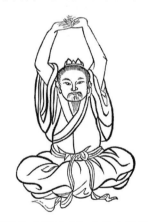

图1 《中国茶饮和中国功夫》中的中国功法说明及附图

资料来源：John Dudgeon, *The Beverages of the Chinese; Kung - Fu, or Tauist Medical Gymnastics*, Tientsin：The Tientsin Press, 1895, p. 110.

---

① 陈苏华主编《饮食文化导论》，复旦大学出版社，2013，第275页。
② 屠幼英、乔德京主编《茶学入门》，浙江大学出版社，2014，第32页。
③ 王吉民：《祖国医药文化流传海外考》，虎门镇人民政府编《王吉民中华医史研究》，第376页。

饮文化的形成与发展产生影响。《中国茶饮和中国功夫》的养生保健法部分主要译自高濂的《遵生八笺》。德贞是第一位在我国大学讲授医学的学者，曾于1865年在京师同文馆讲授内科学。他在总结中国人养生之道时说："撇开鸦片的影响，他们在饮食、衣着及生活习俗等方面均有值得学习的地方。他们的养生秘诀在于，讲求静心、饮食平衡，追求身、心的静养。可以说，他们发现了适合他们所处地理区域的真正的养生之道。"① 将养生之法与地理环境加以关联。德贞著作中的"中国功夫"包括华佗五禽戏、四时养生操、八仙养生操及其他来源于道教养生著作中的养生、导引方法，并附图例及说明，成为欧美人了解中医养生方法的重要文献。

清末还出版了一些针对中国公共卫生状况的调研报告，如1884年伦敦以英文出版的《1871～1882年江海关医务报告提要》（*An Epitome of the Reports of the Medical Officers to the Chinese Imperial Martime Customs Service, from "1871 to 1882"*），其中介绍中国人夏天用井水存放食材，使不变质；以酸梅汤消夏，防止中暑等卫生习俗。② 1885年，英国伦敦出版《国际卫生展览会：中国部》（*International Health Exhibition：China*），书内涉及中国的公共卫生，认为中国人能够很好地处理饮食、衣着、季节气候等与健康的关系。

（四）工具型文献的出版

参考工具及检索工具等工具型文献的产生与增多意味着学术领域的活跃、繁荣与发展。清朝时期西方传教士以"以西国之学，广中国之学；以西国之新学，广中国之旧学"③为目的，编译出版各类文献。在此过程中，他们阅读中医文献，了解中医文化，自然对辅助语言交流的工具型文献的需求增加。1847年、1858年和1905年，西方传教士 T. T. 狄文（T. T.

---

① Charles Alexander Gordon, *An Epitome of the Reports of the Medical Officers to the Chinese Imperial Maritime Customs Service, from "1871 to 1882"*, London：Baillière, Tindall and Cox, 1884, introductory remarks, p. XV.

② Charles Alexander Gordon, *An Epitome of the Reports of the Medical Officers to the Chinese Imperial Martime Customs Service, from "1871 to 1882"*, pp. 3 – 4.

③ 耿昇：《中法文化交流史》，云南人民出版社，2013，第277页。

Devan)、合信（B. Hobson）和 P. B. 高士兰（P. B. Cousland）分别编撰并出版了三部中西医学词汇对照词典。当时的期刊，如《博医会报》（*The China Medical Missionary Journal*）也加入中外词汇对照词典的编撰和宣传工作中，① 说明当时出现了关注这一主题的学者群体，他们需要借助工具型文献开展学术交流与学术研究。

书目是伴随着文献量的增加而出现的工具型文献，也标志着某一领域的关注度及研究热度。美国传教士丁韪良在其著作《中华古道》（*The Lore of Cathay: or, The Intellect of China*）前言中说："西方只有充分了解中国文化才能有效帮助中国成为当代文明国家，而介绍中国文献的书目著作理应在欧洲人的阅读范围之内。"② 可以看出，作者了解、阅读中国典籍首先不是因为中国典籍的学术价值及可借鉴性，而是自认为中国需要西方的帮助。为了更好地了解中国医学文献，1870 年，俄国驻北京公使馆医官 E. V. 布莱资须纳德（E. V. Bretschneider）编撰《中国药物书籍的研究和价值》（*On the Study and Value of Chinese Botanical Works*），以英文在福州出版。1878~1904 年，法国史学家高弟（H. Cordier）将与中国相关的书籍编撰成英文版书目《中国图书总目录》（*Bibliotheca Sinica*），在法国巴黎出版。该书目共八卷，分三次出版，向国外介绍中国文献，其中有一分册专载中国医药卫生文献。

清朝时期（17 世纪中期至 20 世纪初期），不少欧美博物馆也编制有中国医学书目，如王吉民 1952 年发表于《医史杂志》上的《英国博物院所收藏中文医书目录》一文，提到位于伦敦的英国博物院（即大英博物馆）东方文献部主任德格拉氏（Douglas）编写有中文医书目录，共两册，记录清朝时期已经刊印或准备刊印的中医典籍，分别于 1887 年、1903 年印行。该博物馆的书目还记录了一些国内罕见的书籍，如孙中山先生唯一的医学

---

① 张大庆：《早期医学名词统一工作：博医会的努力和影响》，《中华医史杂志》1994 年第 1 期，第 15~19 页。

② W. A. P. Martin, *The Lore of Cathay: or, The Intellect of China*, preface.

译作《红十字会救伤第一法》。①

对中国文献书目编撰做出重要贡献的还有英国传教士伟烈亚力（Alexander Wylie，1815 – 1887）。他 1847 年来华，1860 年回国。在此期间，他发现，当时法国皇家图书馆、德国柏林图书馆等多家图书馆均收藏有介绍中国文献的书目著作，但错误较多。于是，他参考《四库全书总目》，并结合自己在华时的所见，将他认为重要的中国文献编撰成册。三年后，他回到上海，完成编撰工作，并于 1867 年以英文在上海出版书目著作《论中国文献》（*Notes on Chinese Literature*）。② 这是一部内容全面、具有较高参考价值的提要式书目，所收录的每部著作除介绍作者、成书年代外，也提供版本源流及内容简介。在这部著作中，伟氏所介绍的医书，从《黄帝内经》开始，一直到清代的各种中医著作，内容涉及医经、本草、方剂、针灸、临床各科、养生及综合性医学著作，还包括《水牛经》《疗马集》等中国古代的兽医学文献。该书目有对单本书的书评，如称李时珍《本草纲目》为伟大的著作，也反映不同典籍间的关系或源流，如陈述《黄帝内经》与《难经》的联系，以及后世针对这两部经典的文献整理与校释著作。不过，书中也有错误，如认为王冰是《灵枢经》24 卷本最早的整理者，却未提及真正的 24 卷本整理者史崧。③ 但总体来说，该书目内容丰富，对欧美了解中国文献确实起到了较好的导读作用。

三　评析与思考

清朝时期，中国的国门逐渐敞开，中西医学有了更多的接触与碰撞。这一时期，中医学知识主要通过传教士之手，向欧美传播。这些传教士在中国建教堂，同时也从事医疗卫生工作，而提供医疗服务，传播西医学知

---

① 王吉民：《英国博物馆所收藏中文医书目录》，虎门镇人民政府编《王吉民中华医史研究》，第 315 ~ 316 页。

② Alexander Wylie, *Notes on Chinese Literature*, Shanghai：Presbyterian Mission Press, 1867, p. 175.

③ Alexander Wylie, *Notes on Chinese Literature*, p. 78.

识，建立医院或学校则成为争取民众，传播教义的重要手段。在此期间，他们接触到了中国医学，开始阅读中医著作，并译成其他语言或直接以自己的语言向欧美介绍这些著作。他们认为，争取中国民众首先要了解中国典籍与文化，① 而了解与阅读中国医学的典籍有利于更好地传播西医学知识及西方文化，而非是对中国及中医文化的认同，② 这一方面促进了中国医学及中医文化向欧美的传播，另一方面也成为清朝时期中医西传对欧美没有产生太大影响的原因之一。

这一时期关于中国医学的外文著述有些是在国外出版，也有些是在中国出版后，在外籍人士中传播或被带往国外，收藏于欧美的公共图书馆或大学图书馆。如美国人丁韪良的《中华古道》收藏于美国国会图书馆、法国人M. 莫拉切（M. Morache）的《中国妇女脚部的畸形》（*Note sur la Deformation du pied chez les femmes Chinois*）收藏于美国加利福尼亚大学图书馆等。

欧美作者关于中国医学的著述涉及中国医学的历史、中医基础理论、中医临床、药学以及日常健身保健等，也介绍清代中国医疗体系概况及在中国的见闻，包括民俗民风等，内容十分丰富，但因散见于世界各地，了解其全貌十分不易，而《中国医学外文著述书目》将这些著作的信息加以汇集，编辑出版，虽不能将这一时期的外文著述全部收录，却是目前为止，较为全面反映清朝时期中医著作西译及西传情况的重要书目之一。

---

① W. A. P. Martin, *The Lore of Cathay: or, The Intellect of China*, preface.

② 这一特点可以用 16～19 世纪来华传教士们的传教经历来证实。窦艳在其硕士学位论文《传教士与明清之际的中西医交流》中引用了一些《耶稣会士中国书简集——中国回忆录》（〔法〕杜赫德编，郑德弟译，大象出版社，2005）中的史料，其中提及，16 世纪 50 年代和 70 年代，方济各·沙勿略（Francois Xavier, 1506 - 1552）等早期的耶稣会士到中国传教均遭失败。随后，意大利耶稣会士范礼安被派往澳门后，总结了前辈失败的教训，提出“文化调节计划”，认为这是“唯一可行的渗入办法”，即以科学技术为敲门砖，打开中国大门。传教策略首先包括入乡随俗，学习中国文化，在不影响基督教义的前提下习汉语、易华服、读儒书、从儒教。早在明代，来华的利玛窦就写道：“在中国，通过我们的科学，就能收获累累硕果……我建议，所有在这里的神父努力学习中国文化，把这作为一种很大程度上决定传教团存亡的事情看待。”“一个多世纪以来的经验使人们认识到，要在中国引入和传播基督教，宣传科学是一切必由之途中的主要一种。到目前为止，上帝要所有的传教士都动用这种手段。”（窦艳：《传教士与明清之际的中西医交流》，硕士学位论文，山东师范大学，2009，第 8～10 页）

（一）中医文献译介特点及不足

就地域而言，清朝时期，中国医学文献对法、英、德等国的影响较大，相关著述较多。在清中、早期，以欧洲传教士为主体的学者对中医典籍进行了介绍、节译。有些著作已不仅仅是概述性介绍，还有针对性较强的临床应用及疗效观察，其中尤以法国对针灸的临床实践为最。美国对中国医学文献的翻译及研究迟于欧洲，主要在晚清及民国时期，虽然在数量上不及欧洲各国，但不乏精品佳品。比如美国学者史密斯针对《本草纲目》的英译著作《中国药料物品略释》，被王吉民评价为"凡研究中药者，莫不推此书为最有价值之巨著也"。①

就内容而言，欧美作者对中国医学著作的翻译涉及面广，以针灸、中药为主，并兼及诊疗手段、中药、特种医学、养生保健、民俗民风、宗教医学、中医基础理论等。法国是最早接纳并应用针灸的欧洲国家之一，法文版针灸著作最多。该国也是其他国家的针灸学习基地。中药学方面，《本草纲目》是国外了解及研究中药的最主要著作，为各国学者所重视，但清朝时期一直没有西文的全译本，以介绍性及节译文献为主。

20世纪初，美国学者 F. H. 嘉立森（F. H. Garrison）撰写《世界医学史》，全书共700页，关于中国医学的内容不足一页，且观点亦不被中国学者认可。而当我国医史学家傅维康对该书内容提出质疑时，嘉立森认为，西文中国医学文献太少，许多内容或史实无从查找、无从核实。② 这也说明，清朝时期欧美作者翻译或介绍的中国医学著作虽涉及面广，但对欧美可能并未产生太大影响，究其原因，主要有以下几个方面：

第一，清朝时期欧美学者对中国医学文献的西译，侧重选译符合西方价值观的内容进行翻译。比如，德译《本草纲目》不译"金石部""服器部"，英译本不译"服器部"等。这种选择有些是合理的，比如《本草纲

---

① 王吉民：《〈本草纲目〉译本考证》，虎门镇人民政府编《王吉民中华医史研究》，第327页。

② 傅维康：《医史园地悉心耕耘50年——著名医史学家王吉民》，《中华医史杂志》1987年第3期，145～148页。

目》的"服器部",确有许多不值得提倡的内容。但有时也会因中西方文化的差异而筛掉能够帮助全面、正确了解中国医学的内容,使读者产生片面的判断,从而限制中国医学在西方的传播。比如美国传教士 W. H. 杰弗里(W. H. Jefferys)是教会创建的上海圣约翰大学的教授、上海圣卢克医院外科医生、《博医会报》(*The China Medical Missionary Journal*)的编辑,在中国医学西传中起重要的桥梁作用,其根据在华获得的对针灸的不完全认识,将针刺称为"致命的针",[1] 这种观点对针灸学的传播产生消极影响。

第二,不少中医典籍卷帙浩繁,对于西人来说,全面而深入地研究有一定困难。且欧美传教士在华时间长短不一,有些还常有教会等其他事务缠身,长时间静心研究中国医学及中医文化并非易事。比如《本草纲目》一直为欧美学者所重视,也有作者有全译该巨著的计划,但由于精力、能力、时间等的限制,清朝时期一直没有完成。中国医籍全译本较少,对西方了解中国医学全貌有一定影响。

第三,清朝时期欧美作者笔下的中国医学散见于社会、科技及文化等不同主题或综合性著作中。故中医文献虽被不少著作提及,但论及不深,有的仅只言片语。比如,法国学者都哈尔德(Du Halde)的《中国史地年事政治记录》(1735)虽非医学文献,但其中节译了《本草纲目》的部分内容。荷兰人类学家高延(J. J. M. de Groot)在所著《中国的宗教体系》(1894)中讲述道教与医学的相互影响时,提及张从正的《儒门事亲》、楼英的《医学纲目》以及万全的《育婴家秘》等,[2] 但内容散在而支离,很难增加欧美读者在文化上的认同感。所以,清朝时期虽然涉及中国医学的西文文献有一定量的存在,但这些文献并没有对欧美产生太大影响。

(二) 在华教会出版机构起重要作用

清朝时期欧美作者的西文中国医学书籍,除在欧美各国出版外,还有

---

① W. H. Jefferys and J. L. Maxwell, *The Disease of China: Including Formosa and Korea*, London: John Bale, Sons and Danielsson, Ltd., 1910, pp. 20 - 21.

② J. J. M. de Groot, *The Religious System of China: Its Ancient Forms, Evolution, History and Present Aspect*, *Manners Custom and Social Institutions Connected Therewith*, V4, Leyden: E. J. Brill, LEIDE, 1894.

一部分出版于北京、上海、广州等地，其中又以上海为最。清中晚期，上海成为清代出版机构最为聚集的地区之一。1845 年，上海英租界建成英国教会活动基地"麦家圈"，形成麦家圈学术共同体，其中的墨海书馆（The London Missionary Press）成为教会负责文献翻译、印刷及文化传播工作的重要场所。[①] 墨海也是欧洲人在中国所建的第一家现代出版社。1847 年，英国传教士伟烈亚力来到上海，负责墨海书馆工作，并见证了墨海书馆最为繁荣的出版时期。1860 年，伟烈亚力因故回国，由于无适合的人员接替，墨海出版业开始衰落，并随着美国美华书馆落户上海而终止出版。[②]

美华书馆（Presbyterian Mission Press）的前身是 1844 年美国基督教长老会在澳门开设的华花圣经书房（The Chinese and American Holy Classic Book Establishment）。该书房于 1860 年迁至上海后，改名美华书馆。1860 年之后，欧美作者出版的著作，许多是经美华之手而刊行于世的，包括为墨海书馆做出突出贡献的伟烈亚力，其所编撰的《论中国文献》也是 1867 年由美华书馆出版的。美华出版的文献中不乏医学书籍，如 1890 年出版中国最早介绍西洋医药的《万国药方》（A Manual of Therapeutics and Pharmacy），也出版面向欧美读者介绍中国医药的图书，如 1871 年出版的《中国药料品物略释》，以及 1911 年出版的《中国药物：草木部》等。

清末，尤其是第一次鸦片战争（1840～1842）以后，中国的进一步开放使得沿海城市对外交流愈加频繁，传教士在租界内建成便于传教、集会、医疗、翻译及刊印出版物的场所，用于开展传教、研讨、写作、翻译等多种活动，形成学术共同体，而学术共同体的繁荣又进一步促进了图书翻译及出版事业的发展。虽然这些场所是以传播西方文明为主要目的，书馆当初也以印制基督教读物为主，但这些传教组织及机构在带入西方文化及价值观的同时，也成为中国医学及文化外传的重要力量。

（三）文献传播体现不同价值观的碰撞

欧美传教士是清朝时期中医文献西传的重要力量之一，传播西方信

---

① 邹振环：《疏通知译史——中国近代的翻译出版》，上海人民出版社，2012，第 121 页。
② 叶斌：《上海墨海书馆的运作及其衰落》，《学术月刊》1999 年第 11 期，第 91～96 页。

仰及西方文明是他们自始至终的目标。《中国医学外文著述书目》中收录的一些图书，除体现以西方价值观为主导的中医文献的选择性西译、西传特点外，也侧重宣传西方医学工作者及西方传教士对中国医疗的贡献。他们以西医救治中国患者，包括纠正一些因中国的特有习俗而导致的疾病。比如，1864 年，法国人 M. 莫拉切以法文在巴黎出版《中国妇女脚部的畸形》，英国人威廉·亚当斯（William Adams）以英文在伦敦出版《畸形足的病因、病理及治疗》（*Club - foot, Its Causes, Pathology and Treatment*），均讲述了中国的裹脚风俗，指出裹脚是对中国女性的残害，书中在批评这一风俗的同时，以解救者的身份提供了中国女性脚部畸形的骨骼结构及西医矫正、治疗的方法（见图 2）。

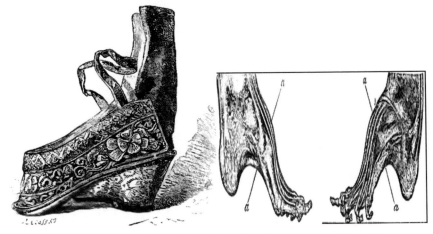

图 2　清朝时期欧美著作中的中国女性鞋饰及裹脚导致的脚部骨骼畸形

注：右侧图中以 a 字母为起止点的轴线，是解剖图的一种标记，说明裹足后足弓的变形角度及力线的改变情况。

资料来源：William Adams, *Club - foot, Its Causes, Pathology and Treatment*, London：John Churchill and Son, 1866, p. 341；J. S. Kingsley, *The Standard Natural History*, Boston：S. E. Cassino and Company, 1885, p. 429.

清朝时期来到中国的欧美传教士认为，中国医学理论有一些确实值得肯定，而更多的则是难以理解或荒诞不经的。[①] 故从内容来看，清朝时期

---

① Charles Alexander Gordon, *An Epitome of the Reports of the Medical Officers to the Chinese Imperial Maritime Customs Service, from "1871 to 1882"*, p. XV.

欧美作者对中医学理论体系的关注虽有涉及，但绝非重点。这也说明，欧美从接触中国医学开始，就没有将其作为与西医等同的完整的医学体系来对待，故中医学也顺理成章地被西医学纳入补充医学的范畴，明确其地位是对西方主流医学的补充。而这种补充体现在了具体的治疗手段与方法上，这也是针术、灸术等被关注较多，而中医理论较少受到关注的原因。换言之，欧美之"西医、中医结合"是在坚持以西医学为主导的原则下，从中医学中筛选与其理论无明显相违、可以为其所用的内容，以补充完善自己的医学体系。贯穿其中的，是西方文化导向及西方价值观。如果将之与中医学所做的"中西医结合"进行比较的话，可以发现，中医首先是将西医学看作与自己同等地位的另一种医学体系，并一直在探寻两种医学体系全方位的结合。又由于两种医学体系的理论基础、研究及看待问题的方法完全两样，故相比之下，中医学的中西医结合之路自然任重而道远。

四 结语

清朝时期为适应中西方交流的需要，全国各地相继设立了多家翻译馆，如同治元年（1862）创办的京师同文馆（北京）、同治七年创办的江南制造局翻译馆（上海）、光绪二十七年（1901）设立的江楚编译局（南京）等。这其中活跃着不少西方传教士，如出现于王吉民书目中的丁韪良、德贞、伟烈亚力等。这些机构翻译出版西方著作，也将中国文献译成外文出版，并在此过程中培养了一批优秀的中国译者，如赵元益、舒高第等，他们对中国文献的对外传播也做出了重要贡献，具体内容将另文探讨。

17世纪中期至20世纪初期的这些关于中国医学及中国文化的著述对当代的影响仍在。2014年6月，由都柏林理工学院烹饪艺术与食品技术系主办的都柏林美食研讨会上，特里西亚·库萨克（Tricia Cusack）撰写了一篇关于19世纪英国女性茶文化的文章。文中有三处引用1839年英国人西格蒙德（Sigmund）编撰出版的《茶在医学上和道德上的效用》一书。该书讲述中国茶的医治作用及中国的茶饮文化。书中提及茶的多种医疗价值，比如，"提神、消除疲劳、增强记忆力、消除多梦、嗜睡"等，^① 至今在当地仍有研究价值。清朝时期，中国茶叶大量运往欧美，为英国提供了丰富的茶叶来源，而相关著述的翻译与传播，则丰富了当地茶饮文化的内涵，一定程度上反映了中国文化对当地文化的渗透与影响。2006 年 10 月 31 日，中国绿茶提取物茶多酚（Veregen）成为中药领域首个获美国药监局（FDA）批准应用于临床的处方植物药，^② 这多少与明清时期中国茶及功效已为欧美所认可有关。文化支撑下的认同感有利于扩大知识的传播范围，知识传递的有效性与延展性也在一定程度上得以加强。

明清之际，西方传教士为顺利传播教义，在中国办教育、建译局或书馆、开设医院救治病人等。在这一过程中，教义得以传播，现今作为清朝时期传教士主要活动区域之一的浙江宁波，信奉基督教的家庭也较其他地区多。同时，西学在中国的传播也越来越深入。相比较而言，东学西渐则单薄得多，相关研究亦少。

王吉民书目著作中记载的这些文献可以帮助我们了解欧美作者眼中的中医文献及中国文化，从他们对中国文献的选择性翻译等方面了解中医文献西传及西译的特点。清朝时期来到中国的欧美作者，本着传播信仰、文化与科学技术的目的传播西学，在这一过程中，他们接触到中国医学，翻译或撰写关于中医的著作，并将之传至欧美。但欧美作者的认知思维定式及立场决定了任何知识的传播都是在一定价值观指导下的行为。他们对中医文献的传播带有选择性，只有与西方理论范式没有明显冲突的内容才被关注、被应用，而不相吻合或无法理解的内容则被认为是不合理或者没有价值的。由于是对中医典籍的选择性介绍，故通过这些文献了解到的中医学必定是不完整的，从而无法全面反映中医药学丰富的内涵及思想精髓。另外，中西方文化的异质性导致一些已经西传的中医文献，尤其是涉及理论体系及思维模式的内容难以被更多的欧美人理解。这说明，知识的传播，尤其是异质性知识的传播

---

① Tricia Cusack, *Regulation and Excess: Women and Tea – Drinking in Nineteenth – Century Britain*, http：//arrow. dit. ie/cgi/viewcontent. cgi？article = 1050&context = dgs.

② VEREGEN – 美国 FDA 药品数据库 – 药物在线，https：//www. drugfuture. com/fda/drug-view/021902。

需要文化的支撑。受中国传统文化影响，中医学具有独特的中国传统文化特征，如果没有中国文化的铺垫，中医药则难以真正走进西方人的世界。当我们谈及中医药的海外传播时，表层的技术传播需要有中国传统文化及中医文化的伴行，以帮助传播对象理解中医的思维方式，认识中医的价值。清朝时期对中医西传做出重要贡献的欧美作者多是了解、熟悉中国文化的，比如1846～1877年在华（期间曾短暂回国）的英国人伟烈亚力，在华期间阅读了大量的中国文献，内容涉及行政、经济、科技、医学等领域，他本人收藏的中文文献近2万种，故他的关于中国文献的介绍在欧洲产生深远影响。清初来华的波兰人卜弥格在华的十余年间，对中国的政治、地理、行政、社会、文化习俗、物产、动植物，特别是中国医学都有着较为全面的了解，他的《中国植物志》是西方人编写的第一部中国植物志。波兰汉学家爱德华·卡伊丹斯基（Edward Kajdański, 1925 - 2020）认为，卜弥格的植物志"是欧洲近一百年来人们所知道的关于中国动植物的唯一资料"，对西方人了解中国植物、中药影响深远。他阅读《黄帝内经》《脉经》这些中医理论性著作，将中医的脉学称作伟大的知识。英国医生弗洛伊尔将卜弥格的《中国诊脉秘法》译成英文，并收集到其自撰的《医学诊脉表》（1707）一书中，并强调他发明的"脉搏计数器"是从中医脉学中得到的启示。① 法国汉学家雷慕沙（Abel Rémusat, 1788 - 1832）在巴黎大学攻读博士学位期间，其学位论文《论舌头上的征候》就是根据卜弥格《通过舌头的颜色和外部状况诊断疾病》一文写成的。② 这说明，对中国文化的了解与认识，使他们能够更为客观、全面地认识中医学及中医文化，认识到中医药的价值，经他们之手进行的传播是持久而有效的。但是，当西译的中国典籍置身于异域文化环境下时，接触到的人们并非都如伟烈亚力、卜弥格那般了解中国文化，"传而不通"导致"东学西渐"并未对西方产生太大影响，欧美对中医的认识与理解仍然有限，这说明文化的伴行程度往往可以决定传播的效果。这些特点对当代中国文化及中国医学国际化传播也有启发。

---

① 李经纬：《中外医学交流史》，湖南教育出版社，1998，第312～313页。
② 〔波兰〕爱德华·卡伊丹斯基：《中国的使臣——卜弥格》，张振辉译，大象出版社，2001，第12～13页。

综述和书评

1949 年以来血吸虫病防控研究之变迁[*]

董晓艳[**]

【摘要】 中国从政府层面开展血吸虫病防控至今已有 70 余年历史。这 70 多年里，关于中国血吸虫病防控的研究有着明显的阶段性特征，经历了 20 世纪 50 年代至 80 年代初偏重于防治探索与经验总结的研究取向、20 世纪 80 年代初至 21 世纪初以防治学为框架的研究取向和 2004 年至今多学科多层次全面展开的研究取向三个阶段。纵观整个研究历程，中国血吸虫病防控研究呈现出如下特点和趋势：研究队伍不断壮大，研究人员的学科结构更加多样，研究视野更加开阔；服务个体生命和人文关怀的目标日趋凸显；研究更加深入细致，新视角新观点迭出。但同时也存在一些不足，或是将来的研究方向和前景：应加强对地域间血吸虫病防控的比较研究；应拓宽资料运用范围；应将目前较为成熟的医史理论和研究方法本土化。

【关键词】 血吸虫病　疾病防控　疾病史

血吸虫病，中医文献多称"蛊"、"溪毒"、"蛊毒"、"蛊痢"或"血蛊"。尽管该病的名称早在殷商甲骨文中就有文字记载并时常出现于历朝历代的文献中，[①] 但受医疗水平所限，人们对该病的认识和描述仅限于该病的症状及其危害性。文献记载中也偶见针对该病的中医治疗方法，但缺少对病理特征和发病机制的深入研究，更谈不上血吸虫病的流行病学调查与自觉的疾病防控。直到 1905 年，中国才发现该病的致病微生物。湖南省

---

* 本文系 2018 年度安徽省哲学社会科学规划项目 "明清徽州疾疫史料整理与研究"（项目编号：AHSKF2018D82）的阶段性成果。

** 董晓艳，皖南医学院马克思主义学院副教授。

① 范行准：《中国预防医学思想史》，华东医务生活社，1953，第 20 页。

常德县的广济医院收治了一位郑姓渔民，通过粪便检查出血吸虫卵，该院的美国籍医生罗根（O. T. Logan）根据这个结果在《中华医学杂志》上发表了《湖南省一例由日本血吸虫引起的痢疾患者》一文。① 此后，部分研究人员，特别是 Houghton 和 Faust、Meleney 报告了在中国发现的该病的临床病理以及血吸虫的形态、生活史、分布和中间宿主。② 在 1924 年之前的研究阵容中，有关研究成果虽然数量上不多，却是突破性进展。③ 自 1924 年 Faust 的专著出版至新中国成立，动荡的现实导致对血吸虫病的关注甚少，研究也一度低迷，仅有的研究仍集中在病例报道和分布状况④。新中国成立后，由于农业发展和提升军队战斗力等方面的需要，血吸虫病防控才逐渐得到重视并最终上升到政治任务的高度。迄今为止，血吸虫病防控措施的制定与实施也从未停止过。与之相应，70 多年来的血吸虫病防控研究可谓硕果累累，并且研究取向有着明显的阶段性特征。基于此，我们立足于境内外相关研究成果，拟对 70 多年来血吸虫病防控研究进行回顾和反思，以期为今后的理论研究及政策制定提供借鉴。需要指出的是，考虑到血吸虫病防控的学科交叉特点，本文希望秉承"内史"与"外史"研究相结合的理念，尽可能做到"做内史而不忘外史，做外史而心系内史"。⑤

① O. T. Logan, "A Case of Dysentery in Hunan Province Caused by the Trematode, Schistosomum Japonicum," *China Medical Journal*, Vol. 19, No. 6（Dec. 1905）, pp. 243 – 245.

② H. S. Houghton, "A Study of Ascites and Splenomegaly," *China Medical Journal*, Vol. 24（1905）, pp. 244 – 256; E. C. Faust and H. E. Meleney, "Studies on Schistosomiasis Japonica," *American Journal of Hygiene*, 1924, pp. 1 – 219.

③ 1924 年以前，绝大多数关于中国血吸虫病的研究都是病例报道。见 K. S. Warren and V. A. Newill, *Schistosomiasis: A Bibliography of the World's Literature from 1852 – 1962*, Cleveland: Western Reserve University Press, 1968。

④ C. S. Berry – Caban, "Return of the God of Plague: Schistosomiasis in China," *Journal of Rural and Tropical Public Health*, Vol. 19, No. 6（Dec. 2007）, p. 47.

⑤ "内史"侧重医学本身发展的历史，如早期的医家、医著、医学理论、诊疗技术等；"外史"是医学与其发展环境互动关系的历史研究，如医学与哲学、科技、宗教、政治、经济等社会文化的关系。马伯英指出，要将"内史"研究与"外史"研究相结合作为医学史研究的基本理念之一。参见马伯英《医学史与医史学》，《中华医史杂志》2009 年第 3 期，第 131~132 页；王振瑞将医学发展的文化、学术、政治、社会、经济等背景，与研究医学发展的过程一样，作为医学史的组成部分。参见王振瑞《简论医学史与医史学》，《中华医学会医史学分会第十三届一次学术年会论文集》，中华学术会医史学分会，2011，第 114~118 页。

一 偏重于防治探索与经验总结的研究取向
（20 世纪 50 年代至 80 年代初）

新中国成立初期，国内的研究主要着眼于如何诊断治疗血吸虫病以及如何阻断血吸虫传播等医学技术方面的内容。例如，陈心陶等人于 1955 年报告了皮内反应与血清反应在日本血吸虫病诊断上的应用；[①] 陈子达等人鉴于已有的药物或制造困难或对皮肤刺激较大，于 1954 年制成了一种快干纤维胶水，可以涂在皮肤上，防止血吸虫尾蚴的侵入；[②] 姚永政等人于 1957 年实验证实了以虫胶醇为基剂，分别混合冬青油、苦味酸、乳酸及鱼藤精等四种化学药品所配成的防尾蚴侵肤剂，具有较为理想的效果。[③] 在笔者查阅的 136 篇这一时期与血吸虫病防控相关的文献中，以医学技术及防治学技术为研究视角的就有 115 篇，其余 21 篇分别阐述血防的必要性、过程、防治措施、庆祝血防的成功、血吸虫病消灭前后的村庄面貌变化等。

国外关于这一时期中国血吸虫病防控的研究论题主要集中在以下两个方面。一是讨论 20 世纪 50 年代中国血吸虫病防控的成就是否属实。尽管有的研究者倾向于认为中国的资料来源不可靠而对取得的成就持悲观态度[④]，但这种声音并未湮没认为血吸虫病防控取得巨大成绩的欢呼声。多数研究则将血防运动开展前后数据进行对比，得出结论：毛泽东时代创造的血防模式值得其他发展中国家借鉴，Miriam Gross 甚至还颇为极端地认为，20 世纪 80 ~ 90 年代经济改革时期血吸虫病防控成败的关键在于有没

---

① 陈心陶、苏克勤：《皮内反应与血清反应在日本血吸虫病诊断上的应用》，《中华内科杂志》1955 年第 12 号，第 932 ~ 936 页。

② 陈子达等：《用快干纤维胶水涂擦动物皮肤防止血吸虫尾蚴侵入的初步试验》，《人民军医》1957 年第 4 期，第 34 ~ 35 页。

③ 姚永政、杨文远：《防止血吸虫尾蚴侵入皮肤的实验》，《武汉医学院学报》1957 年第 2 期，第 459 ~ 464 页。

④ F. R. Sandbach, "Farewell to the God of Plague—The Control of Schistosomiasis in China," *Social Science & Medicine*, Vol. 11, No. 6 (Dec. 1977), pp. 27 – 33.

有回到新中国成立初期的血防模式。[①] 二是在此基础上，进行经验总结和初步的理论分析。例如，F. R. Sandbach 认为，卫生服务的权力下移对于动员和教育民众的促进作用对防控血吸虫病而言至关重要。[②] 与当时重在描述血防具体措施的大多数研究相比，这不只是停留于实践操作层面，而是上升到了一定的理论高度。虽然这一阶段有了初步的理论分析成果，但总体来看，研究不足之处在于缺少综合视角的、多学科的研究，研究角度单一，理论研究的深度和广度较为欠缺。

二　以防治学为框架的研究取向（20 世纪 80 年代初至 21 世纪初）

20 世纪 80 年代初，国家开始进行经济改革，卫生系统也开始从国家或集体运行和筹资向私人筹资过渡。医疗的商业化导致以往"预防为主"的卫生政策在很大程度上被忽视，甚至包括血防站和乡村医生在内的医疗服务提供者也开始通过服务收费、药品销售和其他治疗方法进行创收。虽然政府仍然对血吸虫病防控给予一定支持，但不能满足疾病防治的需要。"尽管政府从未公开说过公共卫生不重要，但其财政资源的分配清楚告诉我们，公共卫生不是关心的重点。"[③] 这在一定程度上导致血吸虫病人的数量虽与新中国成立初期相比大幅度下降，但其绝对值仍居高不下。根据 1989 年全国血吸虫病抽样调查，仍有 5400 万人生活在疫区，大约 150 万人和 20 万头牛被感染。[④] 虽然世界银行的贷款项目使 1992 ~ 2001 年的血吸虫病预防工作得以开展，感染人数也下降到历史最低值 69.5

---

① Miriam Gross, *Farewell to the God of Plague: Chairman Mao's Campaign to Deworm China*, Berkeley: University of California Press, 2016, p. 248.

② F. R. Sandbach, "Farewell to the God of Plague—The Control of Schistosomiasis in China," *Social Science & Medicine*, Vol. 11, No. 6 (Dec. 1977), pp. 27 –33.

③ 王绍光：《中国公共卫生的危机与转机》，胡鞍钢主编《国情报告》第二卷，社会科学文献出版社，2012，第 613 页。

④ 中国统计出版社主编《中国统计年鉴》，中国统计出版社，1992，第 44 ~ 46 页。

万人，① 但这一相对的成功并未维持下去。随着贷款项目的结束，2003 年，疫区范围比前一年扩大了 2.68 亿平方米，1998 ~ 2003 年的监测显示慢性血吸虫病例从 75 万人增加到 85 万人。②

在这一背景下，这一时期代表性的论题及研究如下。（1）探讨随着经济增长，血吸虫病发病的绝对人数仍居高不下的原因。学界将其归因于大型水利工程的建设、③ 洪涝灾害、④ 气候变暖⑤以及经济改革带来的血防站预防功能的缺失⑥。（2）理性总结新中国成立初期血吸虫病防控经验和教训以服务现实。这一阶段对过去血防经验的总结较改革开放之前更为理性，更能观照现实，有代表性的观点，如王陇德⑦将经验总结为认识到血吸虫病对公众健康的重要性、血吸虫病防控的政治意愿和承诺、综合使用多种干预措施、针对特定的生态流行病学环境调整控制干预措施、严格监测人和牛的流行情况和感染区域。虽然这一阶段的研究更为深入、客观、理性，但研究基本仍然在防治学视域下进行，未能将血吸虫病防控置于更广阔的社会环境下去考量。

---

① Charles Collins, Jing Xu and Shenglan Tang, "Schistosomiasis Control and the Health System in P. R. China," *Infectious Diseases of Poverty*, Vol. 8, No. 1 （Jan. 2012）, p. 4.

② Kawai Fan and Honkei Lai, "Mao Zedong's Fight Against Schistosomiasis," *Perspectives in Biology and Medicine*, Vol. 51, No. 2 （Apr. 2008）, pp. 176 – 187.

③ 操治国等：《"引江济淮"工程对钉螺扩散和血吸虫病蔓延的影响》，《中国寄生虫学与寄生虫病杂志》2007 年第 5 期，第 385 ~ 389 页；杨永峰等：《重大工程对血吸虫病流行区扩散的潜在影响》，《长江流域资源与环境》2009 年第 11 期，第 1067 ~ 1073 页。

④ 张世清、姜庆五、葛继华：《洪涝灾害对血吸虫病流行的影响》，《中国血吸虫病防治杂志》2002 年第 4 期，第 315 ~ 317 页。

⑤ 周晓农等：《气候变暖对中国血吸虫病传播影响的预测》，《中国寄生虫学与寄生虫病杂志》2004 年第 5 期，第 262 ~ 265 页。

⑥ Ying Bian, et al., "Market Reform: A Challenge to Public Health—The Case of Schistosomiasis Control in China," *International Journal of Health Planning and Management*, Vol. 19, No. 5 （Oct. 2004）, pp. S79 – S94.

⑦ Longde Wang, Jurg Utzinger and Xiaonong Zhou, "Schistosomiasis Control: Experiences and Lessons from China," *The Lancet*, Vol. 374 （Oct. 2008）, pp. 1793 – 1795.

三 多学科多层次全面展开的研究取向
（2004 年至今）

随着 20 世纪 80～90 年代血吸虫病在一些地域的反弹，政治上也越来越重视血吸虫病防治。全国血吸虫病防治工作会议于 2004 年 5 月 20 日至 21 日在湖南省岳阳市召开。国务院下发、转发和批准了《国务院关于进一步加强血吸虫病防治工作的通知》《全国预防控制血吸虫病中长期规划纲要（2004—2015 年）》《血吸虫病综合治理重点项目规划纲要（2004—2008 年）》，从此在全国掀起了控制血吸虫病的新高潮。另外，2003 年非典型性肺炎在世界各地的肆虐不仅引起了医学界对传染病的高度重视，也引起了其他学科的关注。其中，格外引人注目的是中国社会史研究向医疗疾病史方向的渗透。在此背景下，血吸虫病防控研究多学科、多层次全面展开。这扩大了血吸虫病防控研究的规模和范围，也使研究的理论水平显著提高。

（一）防治学视域中的血吸虫病防控

为了解疫情严重性以实施精准血吸虫病防控战略，新时期的流行病学调查是关键。2012 年出版的《中国血吸虫病地图集》[1] 准确描述了疫情状况。除全国疫情[2]外，地区疫情状况也成为学界关注的重点，如安徽省 2004～2014 年疫情分析、[3] 湖北省 2005～2010 年疫情评估、[4] 云南省 2009～2012

---

[1] 中国疾病预防控制中心寄生虫病预防控制所主编《中国血吸虫病地图集》，中国地图出版社，2012。

[2] 王强、许静、张利娟：《2002—2010 年我国血吸虫病疫情变化分析》，《中国血吸虫病防治杂志》2015 年第 3 期，第 229～250 页。

[3] 张世清、高风华、何家昶：《2004—2014 年安徽省血吸虫病疫情分析》，《中国血吸虫病防治杂志》2015 年第 3 期，第 235～240 页。

[4] 陈艳艳、蔡顺祥、刘建兵：《2005—2010 年湖北省血吸虫病国家监测点疫情评估》，《中国血吸虫病防治杂志》2014 年第 3 期，第 260～264 页。

年疫情分析①及江西省 2002～2012 年流行动态②等。知晓疫情状况后，随之而来的问题即为如何防控，新时期的研究主要集中于以下几点。（1）70多年来防治方案的演变及特点：从 20 世纪 50 年代到 80 年代初通过灭螺控制疾病的策略到 20 世纪 80 年代中期至 2003 年的基于化学疗法的死亡率控制策略，再到 2004 年开始的综合控制策略。③（2）综合防治方案的效果评估。绝大多数研究都认为实施以传染源控制为主的综合防治措施取得了很好的预防血吸虫病的效果。④（3）新药品研发。吡喹酮是目前唯一有效的抗血吸虫药物，但它主要的缺陷是对疟原虫的未成熟阶段缺乏疗效，并且其大量重复使用有可能导致的耐药性则更令人担忧。因此学界积极进行新药品的开发。⑤

（二）历史学视域下的血吸虫病防控

除却医学理论和技术视角外，近几十年来从历史视角研究医学史渐成主流。"医学史最初是一块遗世独立的狭小的园圃，完全由医生们为了他们自己的目的而灌溉栽培着。只是到了 20 世纪，特别是 20 世纪的后期，这个题目才吸引了其他类型的历史学家的兴趣，这些人把这个专门化的题材携入了更加宽广的社会史研究领域。"⑥但在中国大陆，这一题材真正引起史学界关注始于世纪之交。在此之前，只有散见的、零星的阐述。蒋竹山在评价余新忠的博士学位论文《清代江南的瘟疫与社会：一项医疗社会

---

① 张云、冯锡光、董毅：《2009—2012 年云南省血吸虫病疫情分析》，《中国血吸虫病防治杂志》2014 年第 1 期，第 6～21 页。

② 陈红根、辜小南、曾小军：《江西省 2002—2012 年血吸虫病流行动态与防治形势》，《中国寄生虫学与寄生虫病杂志》2013 年第 6 期，第 458～463 页。

③ Jing Xu, et al., "Evolution of the National Schistosomiasis Control Programmes in the People's Republic of China," *Advances in Parasitology*, Vol. 92, No. 5 (Oct. 2016), pp. 1 – 29.

④ 何家昶、张世清、汪天平：《传染源控制为主的综合防治措施预防血吸虫病效果》，《中国血吸虫病防治杂志》2008 年第 4 期，第 288～292 页；R. Liu, H. F. Dong and M. S. Jiang, "The New National Integrated Strategy Emphasizing Infection Sources Control for Schistosomiasis Control in China has Made Remarkable Achievements," *Parasitology Research*, Vol. 112, No. 4 (Aug. 2013), pp. 1483 – 91.

⑤ D. Cioli, et al., "Schistosomiasis control: praziquantel forever?" *Molecular &Biochemical Parasitology*, Vol. 195, No. 1 (Feb. 2014), pp. 23 – 29.

⑥ 〔美〕约翰·伯纳姆：《什么是医学史》，颜宜葳译，北京大学出版社，2010，第 1 页。

史的研究》时说："这样的研究趋向或许放在台湾或欧美的医疗史研究脉络下来看不算什么创举，但从大陆医学史一直位于历史学界中非主流的位置来看，本书无疑是大陆学界近年来的第一部重量级的'医疗社会史'专著。"① 迄今为止，越来越多历史学者转向疾病医疗史的研究。乘此东风，血吸虫病防控的社会史研究于 2005 年之后涌现。肖建文以丰富的史料为依据，论述了民国及 20 世纪 50 年代江西血吸虫病的生态社会背景、流行、成因、与地方社会的互动以及社会各界对血吸虫病的认识与防治；② 李彬原以 1966～2006 年为时间段，从自然、社会史等角度探讨了血吸虫病在湖南洞庭湖地区广泛流行的原因、疫情以及对当地社会发展产生的影响；③ 明勇军通过对中医典籍的考证及文献资料的梳理，考察中国历史上血吸虫病流行概况，重点分析了 1949～1965 年洞庭湖区血吸虫病流行的趋势；④ 顾维方借由对江西省余江县血吸虫病流行与水利事业发展之间的关系的剖析，在阐释人类活动对该病流行影响的基础上，还原 1958 年余江县根除血吸虫病的真相；⑤ 王小军则以社会史和政治史相结合的视角，考察了 1905～1978 年长江中游地区的血吸虫病疫情及其防治，探讨疾病、社会和国家之间的关系；⑥ 彭庆鸿以文化史为视角，讨论了血吸虫病造成余江病态文化以及余江血防运动推进了文化的嬗变，由此呈现出血吸虫病与文化之间的多重关系；⑦ 孙琦以 20 世纪 50 年代后期青浦县的血吸虫病防治运动为个案，以独特的视角审视血防运动，认

---

① 蒋竹山：《评余新忠〈清代江南的瘟疫与社会：一项医疗社会史的研究〉》，豆瓣网，https://book.douban.com/subject/1539252/discussion/40949466/。
② 肖建文：《江西的血吸虫病与地方社会——以民国时期及 1950 年代为考察时限》，硕士学位论文，江西师范大学，2006。
③ 李彬原：《1966 年至 2006 年洞庭湖区血吸虫病流行趋势与湖区社会》，硕士学位论文，湖南科技大学，2009。
④ 明勇军：《湖南洞庭湖区血吸虫病流行史研究（1949—1965）》，硕士学位论文，湖南科技大学，2010。
⑤ 顾维方：《江西省余江县水利事业发展与血吸虫病流行关系研究》，硕士学位论文，上海交通大学，2012，第 1～6 页。
⑥ 王小军：《血吸虫病与长江中游地区的社会变迁（1905～1978 年）》，博士学位论文，华中师范大学，2008，第 17 页。
⑦ 彭庆鸿：《20 世纪 50 年代余江血防与地方文化嬗变》，《上饶师范学院学报》2016 年第 2 期，第 101～107 页。

为政府过高的政治要求使其逐渐偏离了理性的轨道，演变为一场全面参与的政治运动；[1] Miriam Gross 通过著名的消灭血吸虫运动重新评估了毛泽东卫生保健模式，重新考察了毛泽东时代看似反科学时代中科学与政治控制的关系，发现"草根科学"对政权在农村地区的合法性和政党控制的重要作用。[2] 除医疗社会史视角外，其他学科关注血吸虫病防控的研究也成为一个重要趋势。

（三）以其他学科为视角的研究

近年来，血吸虫病防控还进入了文学、政治学等学科视野中。刘传霞从文学视角，通过建构血吸虫病与国家形象之间的隐喻思维，指出政治意识形态成为疾病隐喻的唯一指向；[3] 周丽颖也从文学视角分析了我国血吸虫病防治话语的演变过程及其语义内涵，得出不同时期的血吸虫病防治有不同的语义内涵的结论；[4] 从政治学角度的研究成果较多，主要将血吸虫病防控工作归到疾病政治学的范畴加以考量，并置之于国家形象建构的角度进行分析。另外，血吸虫病生态学、医学地理学和社会流行病学等跨学科研究[5]虽目前成果较少，但在学科发展融合的趋势下发展势头愈加迅猛。

---

[1] 孙琦：《身体的争夺：1950 年代后期的江南血吸虫病防治——以青浦县为中心》，《历史人类学学刊》2007 年第 2 期，第 85 ~ 113 页。

[2] Miriam Gross, *Farewell to the God of Plague: Chairman Mao's Campaign to Deworm China*, Berkeley: University of California Press, 2016, p. 248.

[3] 刘传霞：《身体治理的政治隐喻——1950—1970 年代中国文学的疾病叙述》，《甘肃社会科学》2011 年第 5 期，第 66 ~ 69 页。

[4] 周丽颖等：《我国血吸虫病防治话语变迁研究》，《中国血吸虫病防治杂志》2015 年第 6 期，第 641 ~ 643 页。

[5] 赵安：《血吸虫病生态学及其中国疫区分类的地理解释》，《长江流域资源与环境》2010 年第 8 期，第 959 ~ 963 页；赵安等：《血吸虫病医学地理研究的回顾与展望》，《地理科学进展》2010 年第 1 期，第 45 ~ 51 页；蒋明森：《关于血吸虫病的社会流行病学思考》，《中国血吸虫病防治杂志》2010 年第 3 期，第 201 ~ 205 页。

四 1949 年以来血吸虫病防控研究变迁的特点与趋势

（一）研究队伍不断壮大，研究人员的学科结构更加多样，研究视野更加开阔

从以上梳理中可以看出，从 20 世纪 50 年代直到 90 年代末，血吸虫病防控的研究人员主要是医疗卫生、血防站工作人员以及一些档案工作者，研究视角也基本是在医学及防治学框架下开展的。对血吸虫病防控这一高度学科交叉的方向而言，这样的研究取向无疑会陷入重医学技术轻理论反思的误区。进入 21 世纪，随着学科交叉的日趋深入，大量的史学工作者及社会学、政治学、文学、生态学、地理学等领域的科研人员从各自领域出发，开始涉足血吸虫病防控研究，也带来了多元化的研究成果，从而使血吸虫病防控的研究更加理性、深入、全面。

（二）关注个体生命和人文关怀的目标日趋凸显

20 世纪 50 年代直到 90 年代末，血吸虫病防控研究主要聚焦于：要么探索血吸虫病如何防控的具体技术，要么分析 20 世纪 50 年代中国血防运动的经验和教训介绍以及低成本的血吸虫病防治策略能够取得巨大成就的原因，旨在为其他发展中国家提供参照。研究论题主要停留在实践操作层面。21 世纪以来，受国内外前沿学术理念的影响，在继续探索实践操作层面的防治技术的同时，尤为出彩的是，血吸虫病防控研究的多学科交叉的理论广度和深度得到了空前的重视，研究取向也由关注社会层面的研究转而开始关注底层民众，关注个体生命。[1]

（三）研究更加深入细致，新视角新观点迭出

与以往重视实践操作层面的研究颇有不同，近年来的一些研究成果

---

[1] 余新忠：《关注生命——海峡两岸兴起疾病医疗社会史研究》，《中国社会经济史研究》2001 年第 3 期，第 94～98 页。

受国内外史学前沿研究趋势影响更注重微观研究，并将其与国家、政治、社会、文化的互动关系呈现出来。另外，将中国20世纪50年代的血吸虫病防控置于西方史学理论框架下进行研究得出的新观点也格外引人注意。仅举一例：Miriam Gross 经过详细论证指出，20世纪60年代，中国减少血吸虫病发病率的关键因素是有效的治疗，而不是政治动员下的预防。[①] 这种说法显然挑战了大多数研究者的观点，甚至是成说。这对中国血吸虫病防控史的研究而言无疑是一股清风，也更符合不囿于成说的学术精神。

五 目前研究存在的问题及今后研究方向

虽然血吸虫病防控研究取得了诸多成绩，但也存在遗憾与不足，同时或将成为未来的研究方向与前景。

（一） 应加强对地域间血吸虫病防控史的比较研究

只有把中国各个地域之间甚至是中国与其他国家之间的血吸虫病防控进行比较研究，才能对自身的优缺点有更深切的认识，而这样的比较却是目前研究中较为薄弱的环节。在国内各地域的研究中，研究者对余江县、青浦县、江西省及洞庭湖区关注较多，而其他地区的研究较少。实际上，中国当时血吸虫病流行的南方12省（市）地理环境、风土民情各有特点，这些特点决定了他们在血防史上独具特色。但就研究而言，目前的状况是有资料而无研究。[②] 在国家之间的比较研究方面，更是一片未开垦的荒地。然而，血吸虫分布的76个国家和地区不少都有自己独特的血防措施。一个最具可比性的例子是，与中国血吸虫病流行时段相同，埃及于20世纪五六

---

① Miriam Gross, *Farewell to the God of Plague: Chairman Mao's Campaign to Deworm China*. Berkeley: University of California Press, 2016, p. 10.

② 中共昆山县委血防领导小组办公室编《防治血吸虫病业务资料汇编（1956－1982）》，1983年8月（内部资料）；江宁县卫生防疫站编《江宁县血吸虫病流行情况和防治工作资料汇编（1956－1980）》，1981年9月（内部资料）；中共阳新县委血防领导小组编《阳新县血吸虫病防治工作资料汇编》，1958年7月（内部资料）。

十年代血吸虫病广泛流行并在政府层面上采取了诸多血防措施，却造成 90 年代肝炎大面积流行。[①] 深入研究埃及血防史，取长补短，引以为鉴。虽然在目前的血吸虫病防治上，部分研究者提出要加强中非的合作与交流，但就研究而言，并未涉及与其他国家的比较。

（二）应拓宽资料运用范围

据笔者管见，目前国内外多数研究者使用的资料主要有地方志、统计资料、调查报告、各地区的血防档案等，而一些传统资料难免会有局限性，如"大跃进"时期的资料失真现象较为严重，倘若不加分辨引用会出现研究结论的偏差。并且血吸虫病防控本身属于多学科交叉研究，所以在资料应用上不能局限于这些传统资料。实地调查资料、口述资料等皆可拿来应用，史料的来源不同势必会带来解读的不同，使研究更全面、理性。虽然近年来部分学者开始通过实地调查获得一些资料，但比起传统资料的应用占比极少。例如，Ying Bian 等人在分析市场化改革对血防的影响时，以收集到的来自 10 个血防站的财政和服务数据和访谈资料为基石进行理论分析；[②] Berry-Caban 引用少量村庄调查资料以支撑研究中涉及的叙事部分。[③] 此外，对国外留存的相关资料的搜集也将是未来的趋势之一。

（三）应将国内外前沿的医史理论和研究方法本土化

目前研究多是围绕血吸虫病流行状况、原因、防治的必要性、政府应对措施和影响而宏观展开，较少注意到微观史和医学史之间的联系。关于 20 世纪 50 年代血防中出现的负面现象的专论甚少，论及者仅有孙琦，他

[①] Chunjuan Nancy Wei, *Mr. Science and Chairman Mao's Cultural Revolution*, Plymouth, UK: Lexington Books, 2013, p. 257.

[②] Ying Bian, et al., "Market Reform: A Challenge to Public Health—The Case of Schistosomiasis Control in China," *International Journal of Health Planning and Management*, Vol. 19, No. 5 (Oct. 2004), pp. S79 – S94.

[③] C. S. Berry-Caban, "Return of the God of Plague: Schistosomiasis in China," *Journal of Rural and Tropical Public Health*, Vol. 19, No. 6 (Dec. 2007), p. 47.

指出由于片面追求血吸虫病防治任务的高速度完成，医学领域不断进行"技术创新"，实际上却成为一场医学"冒险"，疗程一再缩短，患者因毒性反应面临的风险也一再增加。受后现代学术的影响，这种关注底层、关注边缘、去中心化的研究取向也是当今研究的一个趋势。

医学人文视域下的底层叙事*

——评《明清江南地区的医疗生活》

江　灏　贺晏然**

【摘要】《明清江南地区的医疗生活》是东南大学医学人文系程国斌教授对明清江南地区民间医疗生活史的基础性研究。该书充分调动明清笔记、小说、方志等材料，挖掘此前被明清医疗史研究忽视的民间"失语者"，以医疗生活史的概念重构了明清医疗史研究的底层叙事。程教授从医学人文的跨学科角度进行研究，以现代医学的问题意识构架为前提，组织传统史料，并将对今日医学实践的反思与史学论述相结合，从而拓展了明清医疗经验的现实意义。《明清江南地区的医疗生活》为研究明清医疗史提供了重要的视角和方法的启示。

【关键词】 明清　医疗生活史　江南　《明清江南地区的医疗生活》

20 世纪 80 年代以来，随着史学研究社会文化的迅速转向，医疗史研究中的生活面向也日益凸显。通过为日常医疗行为的经验叙事赋予结构化意义，原本碎片式的医疗日常开始展露生动的历史阐释力，成为透视时代变迁的棱镜。程国斌教授的近著《明清江南地区的医疗生活》也是这一学术脉络下的产物。他自述此书"以明清江南地区民间日常医疗生活为研究对象"，目的之一是使"读者能够借此进入明清江南普通医生和普通病人的日常生活，听到他们的私人故事"。① 面对明清广阔的民间医疗场域，学

＊　本文在写作的过程中得到山东中医药大学张树剑教授和澳门城市大学李静副教授的指点，特此致谢！

＊＊　江灏，东南大学历史学系硕士研究生；贺晏然，东南大学历史学系副教授。

① 程国斌：《明清江南地区的医疗生活》，东南大学出版社，2022，内容提要，第 1 页。

术积淀丰富、史料充足、社会形态较相似的江南成为案例演绎的首选。与此同时，程教授基于医学人文的跨学科背景，将明清医疗实践与现代医疗问题相结合，希望借助明清民间生命经验来反思当代中国医疗行为。这也是本文以"医学人文视域下的底层叙事"来命名书评的原因，"医学人文"是对程国斌教授学术视野的反映，"底层叙事"则是对材料和论证取径的概括。该书将明清基层医疗划分为六个议题，分别是"相关历史背景"、"医疗从业者"、"医疗救助体系"、"求医影响因素"、"求医行为"和"医疗活动与医患关系"，充分展现了视角和方法的互渗。

该书的第一章是对明清江南地区医疗生活背景的介绍。作者从江南地区社会的一般状况出发，进而具体到生活在这一社会环境中的民众的医疗活动，包括居民所面对的疾病问题和医疗服务状况。借助江南地理、人口、经济、教育和士绅群体的既有研究，作者搭建了全书即将展开论述的这一较为发达且统一的区域背景。实际上，这一背景中的人群如何应对疾病并非明清社会文化史研究的热点，尤其是具体到医学实践的技术性问题，该书似乎有融合技术史视角和社会文化史视角的倾向。例如对明清江南民众的平均寿命、常见疾病等的讨论，既是对明清江南社会生活知识的补充，也拓展了更为抽象的社会风气、民众心态等研究展开的途径。在论述基础性的医学知识之外，作者给出了对明清江南医学和医疗发展水平的学术化评价。患者和医者的知识世界由此对接，共同勾画出明清江南医学实践的轮廓图。在作者勾勒的框架下，我们有底气进一步追问，那些渴望长寿、困于卑湿、时而经历瘟疫的明清江南民众，与一个拥有大量医疗资源、关注知识、学派林立、医疗水平良莠不齐的医者世界是如何彼此互动和有效协调的。

第二章基于阶层分类，介绍了活跃在江南的医疗从业者，尤其偏重那些在官方医学系统之外的身份暧昧的医者。作者认为明清官府并没有形成成熟的地方医疗管理体系，官方对医者的评价也呈现显著的儒家化倾向。而实际上，大量民间医者也是构成实践实态的重要对象。作者对他们的分类主要依据社会身份，也参考了方志和医家标准形成多元划分，对性别、阶层等要素的处理都更为精细。作者首先将民间医疗从业者分为民间正统医者和民间补充医疗从业者两大类。前者包括业医、儒医、世医、僧道医、女医，后者则分为走方医和乡村草医、女性补充医疗从业者（以药婆、稳婆为代表）、巫术治疗者。这些底层医疗从业者在明清文化史语境中，常被用以解读晚明世风变迁下的社会分工和社会焦虑等议题。① 在医疗史视野下，药婆、稳婆等医疗从业者虽也反映性别研究中的社会管理难题，但更重要的是补充民间医疗从业者的职能叙事。通过挖掘这些长期被排斥在医疗史叙事之外的边缘医者，可以反思明清医学叙事由医学和道德双重标准构建的"正统性"，也有助于反思社会文化史研究中对边缘医者的功能化解读。

　　第三章是对医疗从业者所依附的医疗救助体系的分类介绍。作者将医疗救助体系分为三大类，分别是官方医疗机构、民间组织化的医疗保障机制和医疗市场。这一制度化程度逐层削弱的阶梯式分类，似乎在暗示明清江南医疗活力的根源。相对于组织严密但影响力有限的太医院、地方医学、惠民药局和医户等官方医疗机构，地方社会的医疗救助呈现更为多元化的局面，宗族、行会、商会、同乡会和民间慈善医疗机构纷纷登场，晚明以来江南家族、商业和宗教的发展可为这些医疗活动构建舞台。但地方社会的医疗救助依然不足以覆盖民间的医疗需求，建设广泛而繁荣的江南医疗市场是最终指归。明清江南经济史长期以来的学术积累为理解医疗市场的活跃态势提供了基础，但医疗市场的管理和发展境况需要回归行业内部的规律来考察。医药从业方式、医馆营业模式、行业管理机制等都影响了商业环境下医疗实践的表达，积极适应市场环境的各色医家根据地方需求的不同产生了灵活的策略。医疗和经济的深入互涉造成了医疗资源在城市间和城乡间的分配不均，补充医疗从业者和慈善活动成为医疗资源的有效补充。

　　第四章中作者由医家转向病家，探讨求医过程中的影响因素。总体而言，作者认为明清江南病家的求医行为是外部环境、机缘和医疗成本，以及病家的主观求医意愿共同作用的结果。其中，医疗成本是影响求医行为较为关键的因素，包括诊疗费、药费、谢仪、挂号费、交通费等在内的花销，随着城乡、阶层、地域等社会要素的变化而变化。作者对明清江南地区购买医疗服务的总体成本的基本判断是"不算太高"，但是受到阶层和

---

　　① 衣若兰：《三姑六婆——明代妇女与社会的探索》，中西书局，2019。

主观意愿的影响，构成压力的情况也时有发生。被作者称为"中介因素"的求医意愿，实际上是病家试探繁复的医疗知识系统和复杂的医疗市场的结果。病家的医疗知识水平、疾病的严重程度、地方的医疗风俗，甚至家庭的具体状况都可能影响最终的求医选择。对这一极具内部差异的求医过程共性的概括，虽然可能与社会史研究中越发细节化的演绎路径相歧，却解答了医学史研究中的一些基础问题，为深入探讨明清江南医疗生活的"技术"面向拓展了空间。

身份多元的医家和需求各异的病家在这一官方管理力量匮乏的医疗市场中如何相互适应呢？该书的第五、第六章对此进行了探讨。第五章名为明清江南的求医行为。与此前研究者假设的在各类医者激烈竞争的开放市场中无所适从的择医困境不同，作者对不同阶层民众在不同病程中的求医行为进行了划分和分析。在疾病初起或轻微时，病家有可能依赖个人经验、地方医疗习俗和民间简易医学方书进行自我治疗，但自医的风险使求医成为更普遍的行为。作者将病家可以借助的社会机制分为两类，一是人际关系，二是市场。人际关系机制更多地作用于士绅阶层，社会资本的富集为病家提供了超越信息功能的择医能力；而城镇普通居民和乡村中农则在医疗市场中积累了丰富的经验。在择医时市场声誉、人情推荐、自家辨识等途径并行不悖，明清江南较高的社会经济水平和医疗资源供给，为这一相互选择的过程增添了多种可能性。相对而言，底层贫民是上述两种机制的有限受益者，他们主要得益于补充医疗与慈善救济机制。当然，这些机制落实到具体的个案中，会演变出更多差异。那些常被关注的成本、身份等问题，在超常规和极端情况下也可能出现演进。作者分别选取巫术医疗和瘟疫来说明非常规选择带来的多元求医行为。面对极端的医疗需求，不仅需要从江南社会民俗、行政经验中汲取力量，也是对医者道德和知识的考验。

最后一章延续第五章的话题，探讨明清江南的医疗活动和医患关系。这些活动有时在医疗慈善机构或医馆等空间中展开，作者为了凸显传统医疗空间的特点，将视野扩展到传统医学的现代转向以及西医东进这类宏大的议题上，希望揭示深受一般性的社会礼法秩序影响的中国古代社会正统医疗方式的特点。礼仪、权力关系、社会等级既是这一秩序的构成，也是其表现。这些在社会史分析中习以为常的概念作用于医疗活动的分析，最终实现作者所言"医疗行为既要遵循专业法则以保证自身的专业品质，又必须嵌入文化、制度和社会组织框架从而构成日常生活的一个常规项目"。① 但是这些规则、秩序并不是牢固不变的，在特定情境下可以妥协和转化，为了医疗活动的顺利推进，社会阶层和礼教身份的约束可能被暂时打破。这种权衡也体现在道德和医疗市场秩序之间，虽然长久来看道德秩序压制了医者对利益的追求，但是多种灵活的调和手段最终或可使医者在经济利益和道德形象之间达成双赢。较之伦理秩序可能给正常市场秩序带来的倾轧，明清医患之间更大的难题恐怕是缺乏责任边界、缺乏信任、极端纠纷频发的恶劣执业环境。医疗纠纷的极端状况使得医家择病而医，缺乏"制度信任"的双方困惑于彼此的力量与责任。虽有预判、协商、脉案等具体的手段帮助医家应对其所处的执业环境，但中国传统医学体制显然已与逐渐进入中国的西方医学体制呈现差距。

作者在第六章的收尾处明确表达了对历史经验的反思。在结语中更为清晰地表达了他对传统医学的价值判断，即"必须认识到它在其自身的社会历史背景中的合理性，但同时也应该承认其历史局限性，避免对古代医疗生活的质量做出过高的评价"。② 做出这一判断的基础，即本书所做的对包括底层社会医疗实践在内的史实的细致梳理。对这些多元而繁复的历史进行概括性的梳理并不是一件容易的事，却是追溯医疗文化发展"小传统"的必由之路。"在面对不断退化的家庭传统、不断强化的现代医院体系以及日益普及的病人（个人）权利观念的冲击下"，③ 如何挖掘中国医学生活传统对现实隐晦的影响，成为进一步反思传统与现代、中国与西方、文化与经济等议题的曲径。曲径能否通幽？——《明清江南地区的医疗生活》一书提供了作者扎实而细致的尝试。

相较于近来明清医疗研究的社会史和文化史倾向，程教授首先提供了医学人文视角下基础性的史料整理工作。阶层、性别、时空等成熟的分析

---

① 程国斌：《明清江南地区的医疗生活》，第 258 页。
② 程国斌：《明清江南地区的医疗生活》，第 316 页。
③ 程国斌：《明清江南地区的医疗生活》，第 328 页。

工具有效构架了书中史料分类的框架，而医学本位的态度则导引了全书的问题意识。此前明清社会史研究成果强大的诠释力，常使医疗史的"技术"面向掩盖于明清社会文化的叙事之下，医疗生活的日常虽也被讨论，但医疗史最终会不自觉地向明清社会文化史关注的社会管控、文化身份、地方社会、经济、出版等议题回归。对明清医疗生活的实际状况缺乏基于史料的细致梳理，对明清医学的发展也很难做出基于现代医学素养的判断和评价。《明清江南地区的医疗生活》一书极为清晰的医学本位，扭转了明清医疗史研究中广为学者所用的社会文化史范式，但并不妨碍其打通与明清史研究的重要议题，如城乡、商业、慈善等的互动，可谓搭建了技术和社会研究之间的交流孔道。在此基础上，程教授又巧妙吸取了史学发展中眼光向下的经验。小说、戏曲、文人笔记等零散而纷杂的资料，对描述底层民众的生活常态助益良多，但摒除创作者的修饰嫁接，从中提取同质的医疗信息以构建基层医疗实态却并非易事。程教授对底层医疗经验的关注在书中贯穿始终，呈现了一个与上层经验（如医书编撰、医药经营、儒医网络等）有所差异的医疗生活状态。

基于程教授的研究，这一时段江南医疗生活有了极为质朴的史实基础。但若继续深入对明清江南医疗史的考察，尚需细化的问题还有很多。程教授在书中其实也多次提及时段和区域内部的差异问题。如他在论及江南概念时称："苏州不论是经济、文化还是医疗都处于江南的核心高地之上；扬州城市富庶但民间经济发展不及苏州，城市优质医疗资源供给相对充足且受新安医学影响更大；徽州地区医学发达，且地方宗族建立了疾病预防、医疗（侧重于族医体制）和救助都较为完善的医疗体系。"① 这一基于前人研究而进行的重要总结，在本书行文的过程中却未能得到充分展现。占据着经济和文化优势的江南地区医疗与非江南地区的差异仅是程度上的，还是结构上的？或许这是圈定江南这一研究范围之前就需要界定的问题。时段上的划分同样暗示了明清江南医疗实践高度的同质性，虽然作者将下限定为1840年以规避剧烈的政治动荡带来的新议题，但是民间日常

---

① 程国斌：《明清江南地区的医疗生活》，第9~10页。

医疗生活是否在明清长时段内遵循着高度相似的规律，依然是值得深究的问题。当然，这些问题都并非一本专著可以解决的，沿着《明清江南地区的医疗生活》一书所提供的视角和方法，相信医学和史学界的相关研究会源源不断地出现。作者在书中也多次表示，相关研究会在未来逐步展开。

对此书的阅读也可能会引起读者尤其是历史学者的其他反思。如以现代医疗观念搭建的明清医疗史料梳理结构，是否可能有让明清基层医疗经验陷入现代医疗框架的危险？作者在章节之间呈现的理性化结构，是否有可能过度阐释了明清基层医疗实践的内在逻辑？此外，现代医学语汇，包括"医疗空间""求医机制""医疗成本"等与明清史料的一一接洽融合，可能也需要更为柔和的处理手段。不过，传统与现代两种不同的叙述话语，却又恰好暗示着跨学科研究者对于明清医疗状况可能存有不同想象，而且面临着这样的问题：是建构底层医疗的同质化经验更重要，还是反映医疗发展过程与经济社会剧变之间的联系更重要？前者可能帮助我们更好地构建传统和现代之间的连贯性，而后者却是史学研究的本位精神。或许，更有意义的话题是，这两种不同的研究路向之间怎样建立学理上的互通，以便使彼此的成果不仅可以对照，也可以触发对明清中国医疗发展脉络更深层的思考。

除此之外，由基层切入的医疗经验某种程度上孤立于王朝政治，书中描述的底层经验似乎常常处于一种独立自治的状态。对医疗现象的抽象描述，是否较之还原到地方史，甚至王朝史脉络中的医学实践，更易于展现医疗现象的变化或规律，可能是需要社会史和医疗史研究者共同探讨的议题。当然，与医疗史密切相关的宗教、经济和文献等领域，或许也都应该参与对医疗史写作模式的讨论。但这正说明《明清江南地区的医疗生活》一书，为明清江南医疗史研究拓展了广阔的空间，将在社会文化史中越陷越深的明清医疗史研究重新拉回了对方法和视野的再讨论中。

从物质出发的医疗史与从医疗出发的中国史

——评《以毒为药：中国中古毒药史的新探索》

郑羽双 *

【摘要】 自 20 世纪 80 年代末，西方学界掀起了"物转向"的研究浪潮。美国纽约州立大学布法罗分校历史学系助理教授刘焱的新著《以毒为药：中国中古毒药史的新探索》成功地将这一新视角引入中国医疗史研究。该著从中国中古时期药物的"毒"性出发，探讨汉宋之间近 800 年的医疗与技术、国家与社会、宗教与身体等重要议题。如今，物与物质文化研究方兴未艾。在这一学术趋势之下，刘氏的新作启发了医学史研究者从"物"和"物质性"出发来丰富对历史学核心议题的认识，也展现了从史学理论与方法出发深化各学科对人与物以及人类与其所身处环境之间关系的认识的可能性。

【关键词】 中古中国 毒药 医疗史 "物转向"

美国历史学家黎欧娜·奥斯兰德（Leora Auslander）在 2005 年 10 月出版的《美国历史评论》上发表了题为《超越文字》的论文。在这篇宣言式的文章中，奥斯兰德号召历史学者走出文字性材料的窠臼，将史料的边界拓宽至物品（objects）。在奥氏看来，这一转变不仅将为熟悉的史学问题带来更优的解释，还将改变研究问题和知识的性质，从而深化史学对人类经验的探索和对关键问题的解释。[1]

---

* 郑羽双，约翰斯·霍普金斯大学历史系博士研究生。

[1] Leora Auslander, "Beyond Words," *American Historical Review*, Vol. 110, No. 4 (2005), p. 1015.

自 20 世纪 80 年代末起，西方人文社会科学领域逐渐掀起了"物转向"（the material turn）的研究浪潮，至今仍然愈演愈烈。[①] "物转向"源于对战后欧美学界兴起的"话语转向"（discursive turn）的反思。[②] 其支持者认为，对于话语和文本的偏重，固化了人与物的边界，忽视了物与物自身的"社会生命"。[③]

在"物转向"出现之前，历史学就有关注"物"的传统。受到考古学、博物馆学、人类学等学科中物质文化研究（material culture studies）方法的影响，这一时期，历史学者将物品（object）和物质（material）视为理解社会文化的有效途径。[④]随着各学科纷纷将关注点转向"物"，物质文化研究在新时期经历了广泛复兴。[⑤]这一阶段的物质文化研究，不再是考古及博物馆学的专属领地，而演变为具有强烈跨学科性质的研究范畴。[⑥]然而，"物转向"所激起的理论与方法变革并未及时、有效地反哺历史学。正如历史学家弗兰克·特伦特曼（Frank Trentmann）所指出的，历史学几乎没有从相邻学科中借鉴研究物的新方法。特氏认为，这是因为一部分历史学者仍然执着于之前的物质文化研究方法，因此，尽管这时历史研究的地点、时间、对象有所拓展，但研究方法和主题却始终保持不变。[⑦]

如今距离特氏发表上述指摘已时隔数年，很多历史学者不仅意识到了其他学科中正在发生的学术范式的转变，更通过扎实且颇富新意的研究回

---

① 中文学界对"物转向"的综述，参考韩启群《西方文论关键词：物转向》，《外国文学》2017 年第 6 期，第 88～99 页。

② 中文学界对战后西方"话语转向"的介绍，参考周宪《福柯话语理论批判》，《文艺理论研究》2013 年第 1 期，第 121～129 页。

③ 韩启群：《西方文论关键词：物转向》，《外国文学》2017 年第 6 期，第 90 页；Frank Trentmann, "Materility in the Future of History: Things, Practices, and Politics," *Journal of British Studies*, Vol. 48, No. 2 (2009), Special Issue on Material Culture, p. 284。

④ Bjørnar Olsen, "Material Culture after Text: Re–Membering Things," *Norwegian Archaeological Review*, Vol. 36, No. 2 (2003), p. 89.

⑤ Denial Miller, "Chapter 1: Why Some Things Matter," in Denial Miller, ed., *Material Cultures: Why Some Things Matter*, Chicago: University of Chicago Press, 1997, p. 3.

⑥ 韩启群：《西方文论关键词：物转向》，《外国文学》2017 年第 6 期，第 90 页。

⑦ Frank Trentmann, "Materiality in the Future of History: Things, Practices, and Politics," *Journal of British Studies*, Vol. 48, No. 2 (2009), p. 285.

应甚至发展了这一潮流。①然而，就史学而言，物与物质文化研究仍然只是无关宏旨的细枝末节；就"物转向"而言，这一转变仍有待从史学理论及方法中汲取智慧。美国纽约州立大学布法罗分校历史学系助理教授刘焱的新著《以毒为药：中国中古毒药史的新探索》（*Healing with Poisons：Potent Medicines in Medieval China*，Seattle：University of Washington Press，2021，以下简称《以毒为药》）正是成书于这样的时代与理论背景之下。该书从中国中古时期药物的"毒"性出发，探讨汉宋之间近 800 年的医疗与技术、国家与社会、宗教与身体等重要议题。在西方"物转向"趋势下，它启发了研究者从"物"和"物质性"出发来丰富对历史学核心议题的认识，也展现了从史学理论与方法出发深化各学科对人与物以及人类与其所身处环境之间关系的认识的可能性。

本书除《导言》与《结论》外，分为三个部分。前两部分主要以时间顺序，探讨自汉末至唐初毒药的治疗用途。第三部分则涵盖整个中古时代，讨论毒药在长生与修仙中的角色。

第一部分"可塑的药物"（"Malleable Medicines"）主要讨论汉末与六朝时期"毒"的双重意涵与转化技术。第一章追溯了"毒"的词源，指出在中国传统医学发展初期，"毒"的含义相比现代要复杂得多。它既可以表示政治上的统治能力，亦可以形容医学上药物的效力。在早期的医学文本中，"毒"包含猛烈的药物和有害的毒物两层含义。东汉《神农本草经》根据"毒"的程度将药物分为三品：上药无毒，久服不伤人；中药毒性较弱，用以养性；下药多毒，用以治病。②这种以"毒"为依据对药物进行分类的方法后来成为贯穿中国古代的药学基础。第二章主要讨论毒药的转化技术。公元 5~6 世纪，随着药物种类的增多以及制药技术的日益复杂，在药物的获得与使用上，逐渐产生了分工：出现了专门搜集药材的采药师、

---

① 全球史可谓历史学界参与"物转向"最为积极的领域之一，相关综述见 Giorgio Riello，"The 'Material Turn' in World and Global History," *Journal of World History*，Vol. 33，No. 2（2022），pp. 193–232。

② Liu Yan，*Healing with Poisons：Potent Medicines in Medieval China*，Seattle：University of Washington Press，2021，pp. 28–29。

贩卖药材的市人与开方配药的医者。这一变化引发一些出身贵族的医者，比如陶弘景与徐之才等，对药材质量与药物疗效的担忧。于是，他们开始撰写医书，致力于制定一套鉴别、采集、准备药物的标准。其中，通过剂量控制、药物配伍、药物炮制等技术，毒物能够被转化为药物。这不但体现了中医药物流动的物质性，更体现出医药技术在中古时期药物学实践中起到了核心作用。

在第二部分"知识、权威和实践"中，作者的关注点从毒药的物质性与制药技术转移到毒药的政治与社会角色。到了隋唐时期，随着分裂时代的终结，国家在药物管理与流通、医学知识生产等方面扮演日益重要的角色。隋代巫蛊盛行。在隋朝太医巢元方等奉诏编纂的《诸病源候论》中包含有《蛊毒病诸候》，表明时人认为蛊毒是众多疾病的起因之一。而毒药被认为有"以毒攻毒"的疗效，因此常被用来治疗由蛊毒引起的疾病。此外，朝廷也通过制定政策，驱逐巫蛊，疗愈其"政治身体"。第三章便是关于"毒"与"蛊"的关系。唐代继承并发展了隋代医药管理的制度与法律。在第四章中，作者讨论了唐代通过建立新的医学机构、发布《新修本草》这一中国历史上第一部由国家颁布的药学著作、建立帝国药物流通网络等举措，对药物及相关知识进行标准化、规范化管理的历史过程。不过，地方与医者对于权威知识也并非被动地接受，而是根据自身的实际情况与实践经验，对其进行选择与协商。在第五章中，作者以孙思邈为例，一方面展现其如何将自身的医学经验整合入官方医学知识中，另一方面也借此讨论了中古时期医学文本与实践经验之间的关系。

第三部分"身体的增进"（"Enhancing the Body"）聚焦毒药的长生功效。五石散，又称大散、寒食散，是由五味石药合成的一种散剂，魏晋时期广泛流行于文士之间。时人认为，服用五石散能够使人精神开朗、体力增强，但也会对身体造成破坏性伤害。本书第六章以五石散为中心展开讨论。不过，与前人研究不同的是，作者并不是以先入为主的消极态度来谴责五石散的害处，而是通过细致爬梳时人关于五石散的讨论，理解其毒性的历史意涵。作者认为，在当时的语境下，五石散的毒性主要体现在服用后身体所产生的大量热。因此，如何将热量散发出来而不贻害身体，是时人讨论的焦点。然而，作为历史上最有名的五石散的反对者，孙思邈并不是反对服用五石散本身，而是反对将五石散用于日常养生而非治疗绝症。书的第七章将视线转向了丹药。作者认为"毒"是理解丹药功效的核心概念，而不同的炼丹家对"毒"有不同的解读。有的认为丹药所造成的生理痛苦是身体纯化的反映，也有人致力于研发新的技术以缓和药的毒性。此外，作者还注意到，当时有名的炼丹家，诸如葛洪、陶弘景、孙思邈等，都在医学方面著述颇丰，表明了中古时期道教与医学之间模糊不清的界线。

值得一提的是，作者在"结论"中从中国传统医学中"毒"的双重性出发，反思了现代医学中药物治疗的有效性与安全性之间的关系。刘焱提到："没有药物天生就具有破坏性；在适当的背景下，它们都具有成为良药的潜力。"① 这也表明，这项研究具有强烈的现实意义，尤其是在疫情肆虐的今天。

《以毒为药》对"物转向"的回应主要体现在作者对以下三个主题的探讨，即中古时期"毒"的两面性意涵、中医文本的物质性以及古人服用丹药产生的身体感。

首先，作者在"导论"中提到，如今人们普遍认为，中医疗法是天然、温和及无副作用的，而以生物医学为基础的现代西医则是人工、猛烈且时常伴有危险副作用的；但是，实际上，传统中医也会使用他们认为具有"毒"性的药物。②不过，不同于现代汉语中将"毒"解释为"毒药"（poison），在中国古代的医学文本中，"毒"的核心含义是"效力"（potency）。因此，"毒"有毒物和药物的双重含义。在作者看来，"毒"的这一双重性（duality）是中国传统药学的核心理念。③"毒"的双重性也体现出药物具有流动的物质性（fluid materiality）：药物的性质与功效并非一成不变的，而是取决于其所处环境（context），取决于它如何被加工、利用，

---

① Liu Yan, *Healing with Poison: Potent Medicines in Medieval China*, p. 168.

② Liu Yan, *Healing with Poison: Potent Medicines in Medieval China*, p. 4.

③ Liu Yan, *Healing with Poison: Potent Medicines in Medieval China*, p. 6.

甚至取决于它所带来的身体反应以及社会所赋予它的价值。①换句话说，"药物"与"毒物"之间的边界是模糊、不固定的。②

为了进一步阐释中国传统药学的这一特征，并将其与现代西医加以对照，作者借用并发展了法国哲学家吉尔·德勒兹（Gilles Deleuze）和菲利克斯·伽塔利（Félix Guattari）所提出的"药物集"（drug assemblage）概念。作者解释道，这一概念反对将精神药物（psychoactive drugs）简化为绝对意义上的分子，而是主张，通过与千变万化的身体之间的动态互动，这类药物会产生不同的药效，并以五花八门的方式作用于个人；同样地，传统中医的药物也并非独自产生效用的，而是如德氏与伽氏所论述的精神药物一样，在"集合"（assemblage）中奏效，并与周遭的环境息息相关。③此外，作者从本体论出发解释中国传统药学与现代生物医药的强烈反差，颇具启发意义：自19世纪起，所谓"有效成分"（active ingredient）的观念就已经成为现代西方药理学的黄金法则，即药品中分离出来的特定化学成分被认为单独起效；而中国传统药理学则认为，随着方剂中药物的剂量、配伍及药物制作和使用技术等条件的改变，药效会有所不同。④

其次，在《以毒为药》中，作者广泛运用多种体裁的文本史料，并且通过对文本物质性的细腻分析，展现了中古时期医学知识生产与传播的过程。本书主要关注本草与方书这两类医学文本。作者指出，中国传统本草具有做注的传统：后世医家在传世文本的基础上加以注疏和阐释。例如，陶弘景在整理、注释《神农本草经》的基础上，增加汉代以来名医的用药经验，撰成《本草经集注》。后者极大地丰富了《神农本草经》的内容，其所记录的药物种类在原著的基础上增加了一倍。⑤在作者看来，本草典籍的这种层层叠加的注释传统体现出中古时期药物知识生产过程中文本的权

---

① Liu Yan, *Healing with Poison: Potent Medicines in Medieval China*, p. 7.

② Liu Yan, *Healing with Poison: Potent Medicines in Medieval China*, p. 174.

③ 关于"药物集"的论述，见 Giles Deleuze and FélixGuattari, *Thousand Plateaus*, pp. 282 – 286，转引自 Liu Yan, *Healing with Poison: Potent Medicines in Medieval China*, p. 57。

④ Liu Yan, *Healing with Poison: Potent Medicines in Medieval China*, pp. 56 – 57.

⑤ Liu Yan, *Healing with Poison: Potent Medicines in Medieval China*, p. 30.

威性。[①]与之相对的是方书文本的开放性。与本草在权威文本上做注不同，方书所收录和论述的药方来源各异，并不需要遵照某种统一、权威的规范。作者认为，方书的开放特性与其实用性有关。通过对比本草和方书的文本形式，作者归纳出中古时期两种不同的医学知识生产模式：本草代表了权威经典的制造过程，而方书则体现出实用知识的生产过程。[②]

除本草和方书之外，书中作者所运用的史料涵盖了敦煌吐鲁番的出土文书及正史、笔记、类书等文献。正如普林斯顿大学医疗史学者边和所言，刘著是英文世界中最早运用横跨传世文本、出土文献、宗教经典等多种文献领域对某一特定主题进行研究的著作之一。[③]此外，值得一提的是，本书第四章中，作者对敦煌文书 P. 3822《新修本草》抄本残卷的分析，可谓运用物质视角进行史学研究的典范。作者发现，该文书左、右两页的中上方位置分别有一个小孔。这一特征表明，这部残卷的书页是以贝叶文书的形式装订的。贝叶文书源于印度，唐代由佛教僧侣传入。敦煌出土文书中包含 40 部贝叶抄本，其中大部分都是佛经。不过，《新修本草》出现在这些贝叶抄本中，也并非没有道理的。贝叶文书便于携带与翻阅，非常适合使用者快速查阅所需条目。而且，作者发现，该抄本与官方版本的《新修本草》多有不同，它不仅不像官方版本那样对原文和注释加以区分，还在内容上进行了删节。作者认为，这些修改变动是抄书者根据自身需要与当地药材的可得性进行调整的结果。[④]作者对敦煌文书 P. 3822 的物质性分析不仅再现了文本与物质跨区域流动的历程，更生动地刻画了医学权威知识在地化的过程。

最后，对身体与身体感（bodily sensations）的研究不仅是"物转向"的前沿阵地，也是宗教与医疗交错的核心地带。在书的第三部分"身体的增进"中，刘焱延续其博士生导师、哈佛大学著名医史学者栗山茂久对于

---

① Liu Yan, *Healing with Poison: Potent Medicines in Medieval China*, pp. 12 – 13.

② Liu Yan, *Healing with Poison: Potent Medicines in Medieval China*, p. 13.

③ Bian He, review of *Healing with Poisons: Potent Medicines in Medieval China*, by Liu Yan, *Social History of Medicine*, Vol. 35, No. 3（Aug. 2022）, p. 276.

④ Liu Yan, *Healing with Poison: Potent Medicines in Medieval China*, pp. 98 – 102.

身体感的关注，围绕毒药的长生功效，探讨身体与毒药的互动。刘氏在探讨中国炼丹术与传统医学的关系时提到，仙丹的药效需要通过"毒"的双重性来理解。通过细致爬梳《抱朴子内篇》和《华阳陶隐居内传》等文献中的记载，作者得出葛洪与陶弘景对仙丹毒性具有不同的理解：葛洪所描述的"毒"与身体根基有关——如果没有强健的体魄作为前提，服用丹药则会遭到"冰霜之毒"的袭击；[1] 而陶弘景则认为，如果练成的仙丹"无杂光彩"，那么说明练成的是"毒丹"，"毒丹"会导致服用者在升仙之前"暂死"。一方面，具有毒性的仙丹最终的确能够使人体升天；而另一方面，由于炼丹过程中的瑕疵，"毒丹"无法实现陶弘景所憧憬的那种最高级别的成仙体验。[2]这一炼丹术背景下"毒"的双重性不仅体现出中古炼丹实践中身体体验与药物知识间的重要联结，亦重新审视了宗教与医学之间模糊不清的边界。

除从"物质"视角思考中古毒药外，刘著的另一项重要贡献在于，它启发历史学者去思考"如何让'医疗'成为解释中国史的一种方法和视角"。[3]内藤湖南在20世纪初提出"唐宋变革论"，认为唐宋之交中国社会发生了一系列变革，标志着中国由"中古"踏入"近世"。从医疗史的角度看，转折表现在这一时期国家对于医药的积极干预。北宋朝廷借助当时先进的印刷技术，推动医学知识的标准化与传播。不过，在作者看来，在隋唐时期国家对医学的介入已经初见端倪。在书的第二部分中，作者从政治史、社会史的视角考察了毒药在隋代与唐代早期国家治理中所扮演的角色，论证了这一时期中央政府已经开始通过建立官方医疗机构、加强对毒药和巫蛊的管理、编纂官修本草等方式实现有效的国家管理。[4]在此之外，当官方知识被生产出来后，其传播与实践会根据地方社会及具体操作者的情况而有所调整。作者在第五章讨论了孙思邈如何将官方医学知识与他从

---

[1] Liu Yan, *Healing with Poison：Potent Medicines in Medieval China*, pp. 152 – 153.

[2] Liu Yan, *Healing with Poison：Potent Medicines in Medieval China*, pp. 156 – 157.

[3] 皮国立：《新史学之再维新：中国医疗史研究的回顾与展望（2011—2017）》，蒋竹山主编《当代历史学新趋势：理论、方法与实践》，台北：联经出版公司，2019，第438页。

[4] Liu Yan, *Healing with Poison：Potent Medicines in Medieval China*, p. 11.

医学实践中获得的个人经验相结合，撰写《备急千金要方》，开创了将医案写入方书的医学书写形式。①孙思邈的案例正体现了唐代士人、医家通过调整官方知识，为自己积累名声，提高自身社会地位的现象。

中国医疗史学者韩嵩（Marta Hanson）曾撰写评论，主张将医疗史研究置于主流中国史研究的脉络中。②台湾医史学家皮国立亦曾发问，医疗史是否可以突破传统中国史以朝代为基础的架构，重新思考中国史的发展。③《以毒为药》从毒药的政治、社会意涵出发，探讨国家与社会、中央与地方、权威与个人之间的互动，反思"唐宋变革论"的立论依据，可以说成功地从"医疗史"出发，丰富了我们对中国史研究中核心议题的思考与讨论。

总之，《以毒为药》通过对中国传统医学中毒药的细致入微的研究，加深了学界对中国传统医学文本中毒药价值的认识，展现了中古时期多元丰富的医药文化。而且，书中作者借鉴了西方哲学社会科学中流行的物/物质文化研究方法，研究药材、文本与身体的物质性，不仅为我们示范了史学如何介入物的研究，还为我们展示了物的视角如何深化对历史的理解。不仅如此，作者还从医疗史的角度对"唐宋变革论"进行思考和补充，揭示了从医疗史出发探讨中国史研究核心议题的可能性。不过，尽管该书对知识与物品的跨国流动有所提及，但似乎只是浅尝辄止。如何在全球史的视野下理解中古毒药问题？如何将中国医疗与公共卫生史纳入全球知识传播与物品流动的历史版图中？《以毒为药》无疑为之后的研究者创造了解答上述问题的无限可能性。最后，期待本书的中文译本不日出版，相信其定将引起中文医疗史乃至中国史学界的热烈讨论！

① Liu Yan, *Healing with Poison: Potent Medicines in Medieval China*, p. 116.

② Marta Hanson, "Situating the History of Medicine with Chinese History," *Cross - Currents: East Asian History and Culture Review*, No. 27 (2018), pp. 163 - 177, https: //cross - currents. berkeley. edu/e - journal/issue - 27/hanson.

③ 皮国立：《新史学之再维新：中国医疗史研究的回顾与展望（2011—2017）》，蒋竹山主编《当代历史学新趋势：理论、方法与实践》，第 462 页。

发皇古义融新知　博极医源汇百川[*]

——中华中医药学会医古文研究分会第 31 次学术研讨会综述

陈一凡　王瑞泽　杨明明　黄天骄　杨东方^{**}

【摘要】 医古文是以研究我国古代医药文献语言为核心内容的中医学基础学科，中华中医药学会医古文研究分会第 31 次学术研讨会立足于"新文科""新医科"等学科交叉背景，在充分应用训诂考据学、版本目录学等传统文献学方法对出土与传世医药文献进行整理研究的基础上，尝试将历史地理学、逻辑学等学科知识与方法引入医古文研究中，并对医药文献背后所承载的历史文化及思想交流传播等相关内容也加以观照，同时希冀通过对教学之道的创新探索，为教师备课与授课提供启发，为中医药人才培养奠定基石。

【关键词】 医古文　学科交叉　中医医史文献

2022 年 9 月 17 日至 18 日，中华中医药学会医古文研究分会第 31 次全国学术研讨会在线上召开。本次会议由中华中医药学会主办，设置特邀报告、主题报告、学术论坛、青年论坛、教学论坛等环节，与会成员达 800 余人。在中医学与历史地理学、逻辑学、语言学、训诂学、版本学、目录学等学科交融的背景下，来自全国各院校的专家学者针对海内外古代医药文献材料，围绕中医药文献语言表达、文本诠释整理、历史文化交流及医

---

* 感谢匿名评审专家为本文提供的建设性修改意见，特此致谢。

** 陈一凡，北京中医药大学博士研究生；王瑞泽，北京中医药大学博士研究生；杨明明，北京中医药大学副教授，硕士生导师；黄天骄，北京中医药大学博士研究生；杨东方，北京中医药大学教授，博士生导师。

古文教学等方面展开汇报与讨论。

一　学科借鉴与跨学科视野

中医学，本质上带有博物学的属性，其所包含的内容并不局限于理、法、方、药。因此，对中医学的研究也不应仅从医学单一视角出发，而需充分借鉴、融汇多学科之所长，从多维度回溯与推动中医学发展。恰逢"学科交叉"学术热潮兴起，为扩大学术视野，促进多学科交流，本次会议"特邀报告"尝试将历史地理学与逻辑学引入医古文研究者视野中。在历史地理学领域深耕多年的北京大学李孝聪教授分享了题为"中国历代行政区划建制"的报告。李教授通过一张张精美的古地图，讲述了自夏、商朝以来历代疆域扩展与收缩、地方行政区划与建制的发展与演变、区域地缘政治等诸多重要议题，并希望历史地理学的知识和视角能为中药材产地、医学人物、地域流派等方面的研究提供有益参考。南开大学吴克峰教授长期致力于逻辑学研究，报告"中医的逻辑学及本质特征"从中西方逻辑学特质的比较、易学逻辑与中医学逻辑的密切关系等方面展开。基于易的医易汇通实践逻辑特色体现了中国传统文化的世界观、人生境界、生命理念与规律、养生之道与健康标准，而命题推演与系统、易学母系统与中医子系统的提出，则为中医知识体系研究提出了方法论的思考。近年来，以历史疾病地理、历史健康地理等为核心的历史医学地理研究也渐受关注，其成果的产出可期为"健康中国"战略部署提供有益参考。与此同时，学者也越发重视对《黄帝内经》《伤寒论》《本草纲目》等中医典籍以及取象比类、藏象学说、辨证论治等中医理论的逻辑研究，在中医临床与教学环节中也可见逻辑思维的渗透。逻辑学在释医理、释药理、释医案等方面尚留有广阔的研究空间待学界开拓与挖掘。

二　字词考证与名义辨析

张之洞有言："由小学入经学者，其经学可信；由经学入史学者，其史学可信。"① 训诂学与考据学是小学的重要组成部分，是研究经学、史学的基础。医学文献字词考证与名义辨析是医古文研究的重要内容，也是中医文献研究的基础。南京中医药大学沈澍农教授以"中医术语'方'的形成与演化"为题进行汇报，指出古医籍的"方"包括药方、操作方、祝由方等多种治病方式，义为方法。后世用药之方成为主流，其他疗法渐变为以"法""术"相称，但仍有混称的情况。中医方剂的结构按功能要素可分为述证、组成、节度三部，三者组合才是古代的"方"，从而厘清了中医核心概念"方"的历史演变过程，并进一步强调了中医概念研究应注重动态性，考察概念的历时变化。上海中医药大学袁开惠副教授与吉林外国语大学方勇教授则关注到医籍中"马鞍""牛领"词义模糊的问题，在报告"汉简载'马鞍''牛领'词义考辨"中通过大量例证分析，提出"马鞍""牛领"的误释或与医家不解通假有关，二者的连用应是源于其为同类疾病。这也提示在医古文研究中应充分关注出土文献材料，并对词素来源与词语构成理据等方面细加考辨。长春中医药大学张承坤以"药引子考"为题进行汇报，考察了"药引子"的发端及原义，指出其具有配合成药服用、方外另加、多为液体等特点，应由"饮子"衍生而来，进一步梳理了其概念演变的两条路径，即经由医者群体的重构与在大众间发生异变，从而揭示了当今医者与大众对其不同认识的缘由，并鉴于此提出了相应的对策。北京中医药大学王锦峰报告题目为"《医学启源》'旹'讹为'目'考辨"，其以现行本《医学启源》所载"旹"字与《中藏经》《灵枢经》等传世文献不同为切入点，主要从"旹""目"相讹、"旹""以"同源、"旹""而"互用三方面展开分析。通过与《中藏经》《灵枢经》《阴阳十一脉灸经》《说文解字》及其系列笺注等出土与传世文献进行对比，并对原文在医理和文意方面进行阐释，印证了任应秋点校本《医学启源》"语狂旹乱""面赤旹黄"两句中"旹"字的准确性。当前，关于医学字词的训诂研究仍有待进一步深入，应发挥其在医籍注释、语词考证、辞书编

---

① 张之洞：《国朝著述诸家姓名略》，收入张之洞著，吕幼樵校补，张新民审补《书目答问校补》，贵州人民出版社，2004，第398页。

纂等方面的重要作用。同时，训诂学、词汇学知识在中医药术语、医籍研究及其译介工作中的重要性也不容忽视。

三　本草研究与中外交流

中医古籍中还包含了大量外来词汇，这一现象在本草类医籍中尤为突出。西北大学马乾老师的报告"《本草纲目》音译外来词的词形整理与规范——兼谈古代音译外来词的规范问题"即以摩勒落迦果等四种名物词为例，作详细的语源学考证，对本草史研究、医籍校注具有启发意义。某些外来词经音译后的名称用字较为生僻和烦琐，在后世流传过程中逐渐出现讹误，结合当今规范字标准及相关专著，通过分析推断可得出较为合理、准确的结论。仲恺农业工程学院郭幼为老师以"调鼎解菹 祛疾杀毒 除鬼辟邪：汉唐时期蒜的博物学考察"为题进行报告，从博物学的视角，考察了汉唐时期"蒜"在食用、药用及巫术风俗中的多种角色，认为我国日常食用的"大蒜"并非产自本土，而是在汉代时由西域传入。食用以外，大蒜内服可解食物中毒、通利大便，外敷可疗蛇、蝎、蜈蚣蜇咬，古人尚认为其具有辟邪等作用。长春中医药大学鄢梁裕作了题为"古代药食同源理念多元一体表现——以酥油为考察对象"的汇报，介绍了酥油从少数民族地区传入中原的源流，指出其传入中原后，药用功效日渐完善和系统化，又详细考察了其在古代日常生活与饮食、辅助制药及入药等方面的运用，提出其将随现代科技的发展与剂型的改良而更好地发挥药食两用的价值。中国中医科学院郑若羲报告题目为"出土文献中关于姜的讨论三则"，其认为出土医方中姜的功效主治虽与《神农本草经》对"干姜"的认识稍有出入，但《本经》多将广泛使用的药物列入主条目，而仅在"干姜"条后提及生姜，故推断出土文献中"姜"指代干姜；又提出"茈"字单用除指"紫草""柴胡"外，在出土文献中也有指"生姜"之可能。北京中医药大学杨瑶以"《说文解字注》本草引文溯源考"为题进行汇报，关注到《说文解字注》本草引文虽表明其源于10余部本草医籍，但其中大部分清代时已亡佚，仅存于《证类本草》中得以流传，故通过统计分析、版本对比与对段玉裁所处环境的考察，提出段注的本草引文多出自《证类本草》与《本草纲目》，尤以《证类本草》为主，且其所据版本应为金泰和晦明轩本《重修政和经史证类备用本草》。北京中医药大学金雨琦题为"《食疗本草》词语考疑"的汇报则主要通过三个辑佚本的对比，从词义、字形、名实等方面细致考察了"闪癖""流癖""流澼""胪膜""宿疹""瘕""起盘""青小豆""白沙蜜"等字词的含义及用法，如其提出"闪癖"、"流癖"与"疝癖"三者乃同病异名，均指肠胃中积结的癖块，唐以后前二者罕用，后者则存于医籍中流传至今等观点，为准确理解医籍原文提供了参考，亦可对字典中错漏之处提供补充与修正。本草名物训诂作为医学训诂的重要组成部分，近年来成果丰富，主要围绕名实关系、命名理据等方面展开训诂研究，并初步形成了一套较为成熟的训释理论与方法。同时，随着对本草基源、功效、毒性等方面考证的持续深入，学者对工作经验也不断加以总结，又对其中呈现的中外交流多有涉及，为本草研究的发展奠定了坚实基础，提供了宽阔视野。

四　域外医籍与文献互证

关于文献之考证，"取地下之实物与纸上之遗文互相释证"的方法已从前述学者对出土文献的利用中可窥一斑；而"取异族之故书与吾国之旧籍互相补正"及"取外来之观念与固有之材料互相参证"的方法则提示学者将目光延伸至异族与异域的材料上。天津中医药大学陈红梅副教授的汇报"日藏汉籍《难经》版本及流布情况研究"介绍了各版本《难经》在中日流传的概况，指出《日本国见在书目录》即载有《难经》杨玄操注九卷本，后《撮壤集》始见白文本《难经》。日藏汉籍《难经》不但在最大程度上保留了古文原貌，且弥补了国内版本缺失的不足，为中日两国学者研究《难经》提供了宝贵的文献资料，展现出医籍在中日医学文化交流中的媒介作用。厦门大学李几昊进行了题为"域外中医汉籍俗字研究"的报告，从海外回归汉文医学典籍出发，系统梳理并分析了国内外中医典籍俗字研究概况，指出可从文献史料学和汉语史研究模式等方面对海外医籍资源加以利用，使"作为汉语史史料的医学典籍语言研究"成为可能并得以长足发展。上海中医药大学赵雅琛以"阿育吠陀、汉传佛典与中医之'痰'"为题展开报告，回顾了海内外关于狭义与广义之"痰"的探讨，介绍了阿育吠陀以及汉传佛典中"痰"性质与定位的演变，并梳理了不同时期中医典籍中"痰"、"饮"与"痰饮"的联系与区别，指出中医之"痰"受到以汉传佛典为媒介的阿育吠陀之影响，在隋唐时期出现了狭义之痰"水饮停聚于胸膈"的概念，至宋代"痰"与"饮"彻底分离成为独立的病名，而汉传佛典之"痰"则受到来自阿育吠陀与中医两方面的影响。北京中医药大学王翠翠以"《东垣十书》版本考证及流传"为题进行汇报，一方面澄清了《东垣十书》并非刻于元代，《古本东垣十书》也并非《东垣十书》古本，而系托名之作，二者收书不同；另一方面通过考察海内外所藏《东垣十书》的20余种版本，梳理其传承脉络，提出明初辑录的《东垣十书》可分为六大系统，且相较于当今流传更广的《医统》本、《医学十书》本系统，辽藩本系统中的梅南书屋刻本、韩国惠民署刻本质量更佳。宁夏医科大学刘丽娟以"基于骑竹马灸考证探讨中国针灸对日本的影响"为题进行汇报，提出《洪氏集验方》"发背灸法"篇可作为骑竹马灸法之雏形，首载于南宋外科专书《卫济宝书》，以其中"则子"改为"准子"为据，佐证明初的"则"字避讳及《永乐大典》本的删改，又考察了日藏《黄帝明堂灸经》中所见骑竹马灸笔记来源，并提出桃山时代中国针灸医籍作为日本医学教育的资料而使用，是中日医学交流之见证。中医古籍在源远流长的历史长河中经历了复杂的外流与回归过程，外流后通过抄写、翻刻、翻译、阐释与发挥等方式对域外医学产生了深刻的影响，而海外古医籍的回归则又为我国医史文献研究提供了宝贵资料，并推动了海内外医学文化交流事业的发展。通过域外新材料的发掘与利用，学者可进一步探讨中医在域外的受容与异变及域外传统医学对中医所产生的影响。

五 经典研读与义理考释

以《黄帝内经》《伤寒论》《金匮要略》等为代表的中医经典中的重要字词考据历来为学界所重视，青年学者搜讨诸家之言，又结合统计分析等方式而提出新见。黑龙江中医药大学史周晶以"《黄帝内经》'宛''苑''菀'音义考究"为题进行汇报，针对《黄帝内经》中"宛""菀""苑"三字混杂使用的现象进行考察，明晰了三字在《黄帝内经》不同语境中对应的形、音、义，其提出作"菀（yù）"时释为"郁结、郁积"；作"菀（wǎn）"时释为"茂盛"；作"宛（wǎn）"时释为"屈伸""阻塞不通""手腕""干枯"。长春中医药大学史周莹的报告"基于数据挖掘的'冬伤于寒，春必病温（温病）'"通过手工检索结合计算机检索的方式，对《黄帝内经》中"冬伤于寒，春必病温（温病）"的原文与后世引用进行考察，统计了各类别与各时代医籍关于是句"病温""温病""病湿""病瘟""病热"等不同记载的频次，显示"病温"出现频率远高于"温病"，结合对医籍版本与医籍成书年代的分析，发现虽然王冰注《素问》中写作"春必温病"，但在此前杨上善《太素》及张仲景《伤寒例》中均写作"春必病温"，故提出原文或应作"冬伤于寒，春必病温"。北京中医药大学郑若凡以"《金匮要略》'阴气衰者为癫，阳气衰者为狂'及所在条文小考"为题进行汇报，提出本条文主要描述在气血虚衰基础上所出现的一系列心神涣散之症候。其通过梳理《伤寒论》《金匮要略》《一切经音义》《诸病源候论》等文献中关于"癫""狂"的记载，以及余云岫、张纲等人的训诂研究，认为"癫"有表示痫病、心神妄动、头部三种含义，而"狂"则是由于阳气衰，虚阳浮越所致，故当今将此句中"癫""狂"之义解释为"癫病""阳狂实证"不甚妥当，亦不宜以《难经》"重阳者狂，重阴者癫"来注解"阳气衰者为狂"。北京中医药大学孟庆鸿以"千里流水汤主治病机衍化的文献考证"为题进行汇报，提出"千里流水汤"从宋臣校正医书时开始出现多种变化，如方名上出现了"千里水汤""半夏汤""温胆汤"等，症候主治上由"虚烦不寐"演化出"眩厥足痿，指不能摇，痹不能行"等，病机上分化出"胆虚寒"与"虚劳"两种，并认为宋校本《千金要方》《外台秘要方》分别是"千里流水汤"主治病机两条衍化脉络之渊源，从而对后世乃至今日临床产生了一定的影响。因此，现代学者应注意宋儒之学在中医理论传承与改造中的作用。而对经典字词句演化脉络的深入考究，"明其源，知其流"，不但可对医学理论形成较系统的认知与诠释，也能为临床遣方用药提供扎实的文献依据。

六　医药文化与医史研究

医药文献是承载医史文化的主要材料，历史、政治、思想文化等因素又对医学文本内容的形成与变迁产生了深刻的影响。上海中医药大学章原研究员的报告"经学与医学"，揭示了经学对医学理论、学术传统、伦理观念的影响，以及二者发展轨迹的互通之处。如仁爱观、养生观、中庸观、天人观等，在《黄帝内经》中皆有体现；中医学与经学又均有崇尚先贤和经典的传统，创新往往需以经典为据；《孝经》所传达的孝道思想也反映于《大医精诚》"上以疗君亲之疾"等论述中。针对"儒之门户分于宋，医之门户分于金元"的普遍认知，其又指出，实际上北宋时期医学方面业已出现新的学说。湖南中医药大学葛晓舒教授的报告题为"马王堆医书中的地域文化特色"，其认为马王堆医书以楚文化为主体，带有秦楚文化交流的痕迹，楚文化在重水崇阴、崇信巫鬼、尊天重时、重视香草四个方面对马王堆医学产生了影响。而马王堆医书中既有包含楚地文化的方言，亦有部分秦语特色，也体现了秦楚文化交流的痕迹。因此，从中医"因地制宜"的理念出发，考察地域文化特点，也是出土医学文献研究的一个重要视角。北京中医药大学温佳雨老师题为"浅谈明代北京地区医籍刻印概况"的报告指出，北京刻书作为明代刻书事业的重要组成部分，整体刻书情况以官刻为主，但就刊刻出版机构而言，则以私刻为多。医籍的刊刻中官刻占主导地位，尤以太医院为首，有别于明代刻书出版机构以私刻为主的整体特点，且各类医籍均见刊刻，可为地域医籍资源的保护、整理与利用提供示范。中国中医科学院李亚飞助理研究员的报告"中医脉诊的起源概况考"，提出起源期的脉诊经历了巫师、医官、私门医的主体身份转变：上古巫医通过触摸脉动来获取疾病信息，西周时期诊脉天官从巫师中分离，春秋战国时期以"扁鹊"为代表的私门医在民间兴盛。在医学思想的承续中，脉诊也逐渐完成理论化和体系化。北京中医药大学刘雨苗的汇报"汉宋时期药用蛇的知识史"，介绍了由汉至宋以蛇入药的流变过程，厘清了不同品种的药用蛇及其主治疾病的异同，展现了药用蛇知识由民间至正统、由南方至中原的演变途径。上述汇报通过纵横交错的对比揭示了中医药发展历程中包括医籍刻写、理论知识与实践技能等内容的发生与嬗变。临床上，中医辨治疾病往往强调因时、因地制宜的理念，而对中医药的历史考察实际上也需要建立相应的时空观，医籍、医家、医学知识与技术的形成及流变均与特定的时代土壤休戚相关。因此，立足于历史语境对医药相关文本进行考察，是准确解码医药学史的关键路径。

七　医林人物与医学传播

古往今来，医家传记层出不穷，为名医圣手立传著说者不在少数，为今日学者了解医家生平、阐析学术特点提供了重要窗口。关于医家交游的记载，更为探析医家学术思想的形成以及医学著述的传播路径指明了方向。江西中医药大学段鸣鸣副教授以"'虎守杏林'的文化价值新论"为题进行汇报。从"虎守杏林"的典故出发，介绍了道医董奉作为杏林始祖的权威及作为道家重要文化符号的"虎"守护杏林秩序之意涵，并提出"虎"之形象还具有文化传媒的作用，如"药王"孙思邈采药时有老虎为其背篓，又如诗篇中也可见以"虎""虎溪"代指杏林、医德等，故"虎守杏林"是孕育、维护和传播杏林文化的重要载体。中国中医科学院高宴梓助理研究员的报告题目为"《王鏊集》中的医学人物"，通过《王鏊集》分析了明代王鏊的交游网络，并归纳其文集中出现近40位医家的三点原因：在朝为官日久，交友广泛；颇具家学渊源，吴中名医辈出；本人身体欠佳，夫人早年病故，故重视医学。诸多医家事迹对于研究王鏊与吴中地区医学群体具有重要参考价值。南京中医药大学徐静进行了题为"《宋以前医籍考》'殷荆州要方'注文考辨"的汇报，从《宋以前医籍考》中关于《殷荆州要方》作者"殷仲堪"的注文出发，经由考证提出："殷仲堪"作"商仲堪"，乃避宋太祖父赵弘殷名讳，而非避宋太祖讳；疑为"殷渊源"，则是对其堂叔殷浩之字"渊源"失于考辨所然，其原因在于二人在官职、医道、清谈方面有相似之处，且殷仲堪较殷浩医名更甚。这也提示当今学者对医林人物之介绍不应盲从古籍记载，应充分利用经史百家等医籍以外之材料，从纷繁复杂的各类记述中抽丝剥茧，去伪存真，从而还原医史人物之真实，方可知人论世。

八　教学研讨与中医传承

人才培养是学科发展之基础，以国家"课程思政"的教改理念为引领，教育部"新文科""新医科"建设思路为指导，新时代医古文教学也致力于推陈出新。上海中医药大学王兴伊教授的报告"基于国家一流本科课程医古文的教学设计"从课程定位、思政结合、线上资源、翻转课堂、多元评价等方面介绍了国家级一流本科课程的建设计划，将"高阶性""创新性""挑战度"的"两性一度"标准赋以丰富而切实的医古文学科意涵。江西中医药大学孙悦副教授以《大医精诚》、《〈伤寒论〉序》及《〈温病条辨〉序》等教材篇章为例，作题为"抗疫背景下的医古文课程思政教育实践浅论"的报告，提出应结合疫情背景，强化医古文课程"以文载道""以文化人"的学科特色。在教授专业知识的同时，可结合抗疫案例，展现医者的无私精神与家国情怀，培养学生的医德医风，倡导"德术并重"。安徽中医药大学卜菲菲老师的汇报"医古文课程'点·线·面'教学设计的实践与探索"指出，医古文教学过程中需注意重点、难点和疑点，把握篇章、单元及医古文相关课程的逻辑关系，加强各知识点之间的串联，教学设计应兼顾全局性和指导性，宣扬中国传统文化，体现以人为本的人文精神，并传达精勤不倦的治学精神，从而增进学生的专业认同感、获得感、归属感以及责任感和使命感。医古文学科作为中医药人才培养的基石、中医药教育的源头活水，目前已受到教育部、社会、院校等多个层面的关注与重视。随着医古文课程教育理念的优化、教学方法的改良、评价手段的创新，以及医古文学科逐步纳入全国中医药行业考试与各院校研究生水平考试体系，其学科价值也将愈加彰显。

总之，中华中医药学会医古文研究分会始终秉承"团结"与"学术"之精神，注重中医医史文献"学科群"的内部特质，关注学术前沿，不仅对出土医药文献、域外医籍等新材料加以研究利用，还力图通过学科交叉引入新方法、新视角。本次研讨会在运用传统文献学方法辨析字词、考察概念演变、鉴别医籍版本的基础上，也尝试将历史地理学、逻辑学等其他学科研究方法融入医古文研究中，并对医药文献所承载的历史文化与思想交流传播等内容多有观照，同时将医古文学科最新教学改革实践成果与同道共飨，以期助力医古文研究的守正传承与创新发展。

Abstracts

1. Sail on the Wind and Act with Diligence:

Review of Forty Years (1982-2022) of Reorganizing and Publishing Traditional Chinese Medicine Ancient Books

Wang Zhenguo, Ju Fangning

Shandong University of Traditional Chinese Medicine

Abstract: With the help of policy combing and textual analysis, the article divides the forty-year history of Chinese medicine ancient books collation and publication into three periods, namely, the period of orderly recovery (1982-1992), the period of smooth transition (1993-2009), and the period of comprehensive development (2010-2022), in order to properly restore the historical process of organizing and publishing ancient Chinese medical literature under the leadership of the Communist Party of China over the past forty years. With the establishment of systematic TCM text collation institutions such as the TCM Ancient Books Collation and Publication Office, the formation of exemplary effect of high-level ancient books collation, the continuous presentation of magnificent works of TCM ancient books collation, the deepening of academic research, and the stable development of degree education, the current work of TCM ancient books collation has ushered in a good situation with high national attention and active participation of scholars. This review of the forty-year history of Traditional Chinese Medicine ancient books collation aims to enlighten the future research of Traditional Chinese Medicine ancient books collation.

Keywords: Traditional Chinese Medicine Ancient Books; Collation of Traditional Chinese Medicine Ancient Books; Publication of Traditional Chinese Medicine Ancient Books; Historical Review

2. Literature Research on *Zhouhou Beiji Fang* with Discussion on Three Aspects

Shen Shunong

Nanjing University of Traditional Chinese Medicine

Abstract: There are many unsolved problems in the textual transmission of Ge Hong's *Zhouhou Beiji Fang* (*Emergency Formulas to Keep at Hand*, herein after as *Zhouhou Fang*). This paper mainly delve into three of the unsettled issues: The first one, the book was initially named *Zhouhou Jiuzu (Fang)* (*[Formulas for] Resuscitation to Keep on Hand*), which was adjusted by the later generations as *Zhouhou Beiji Fang*, in this paper the author holds the view that this was a result of the special cultural mechanism of naming taboo in Tang Dynasty. Secondly, discussion featuring the short essay "Lumingshan Xu Guxu" (《鹿鸣山续古序》) in the *Zhouhou Fang* is developed in this paper to confirm that this essay is possibly written by Huang Min, and should be a sequel to the preface written by Tao Hongjing instead of being an independent preface. The last part aims to unscramble the complicated meaning of the Chinese character "lei"(累) in this book. "Lei" is a natural unit quantifier, which refers to the combination of a big root tuber together with a smaller one. The exemplary phrase of "yiliang lei"(一两累) in today's *Zhouhou Fang* should in fact be "yilei" (一累), and "liang" (两) is proved to be a typo occurred in the printing process.

Keywords: *Zhouhou Beiji Fang; Zhouhou Jiuzu Fang;* Naming Taboo; "Luming Mountain Followed the Ancient Sequence"; Lei

3. The Path of Modern Historians' Writing of Special History:

A Study Focusing on the Medical Historical Works of Lü Simian and His Threads of Thoughts

Pi Kuoli

Taiwan "Central University"

Abstract: Lü Simian is a famous historian in modern times who has received the attention of several scholars due to his connection with the history of medicine. It has been confirmed that *Zhongguo Yixue Yualiu Lun (The Origin of Chinese Medicine), a masterpiece of Chinese medical history, authored by him, and is regarded as the first medical history book written by a traditional historian in modern times.* This study intends to further explore the background of Lü Simian's involvement in medical history. It analyzes his life experience and learning background, social observation, editing methods, and perspectives on Chinese and western medicine to answer the question why he was so involved in the research of medicine history while other historians at that time were unwilling to probe into the profession of history of medicine. This study also aims to understand why such an innovation occurred in the writing experiences of a traditional historian like Lü Simian. Moreover, it also analyzes Lü's purpose in writing the history of medicine and his observations on the development of Chinese medicine. Furthermore, in this study, the reason why Lü never wrote medical history again after finishing writing this book is also be investigated. Did his perspectives and evaluations on Chinese and Western medicine affect the direction of his writing style? This study starts by examining the critical factors in Lü's life so as to try to provide reasonable explanations for his doing. It is expected that this study may help scholars understand historians' methods and strategies for writing medical history. By improving the conversations between historians and physicians, the significance of investigations on medical historical research is hoped to be enhanced.

Keywords: Chinese Medicine; Western Medicine; Medicine History; Historiography; Historical Method

4. A Study on the Diseases and the Counter Measures Seen in the Local Chronicles of Yongzhou in Ming and Qing Dynasties and Their Counter Measures:

The Writing of Diseases in Local Records

Liu Hui

Dazu Rock Carvings Research Institute

Abstract: By sorting out the existing records of Yongzhou, it can be found that among all kinds of diseases that occurred in Yongzhou during the Ming and Qing dynasties, the epidemics that had a large impact were the most recorded, and their occurrence was closely related to the social and economic development, the abnormal environment, and climate of Yongzhou during this period. The outbreak of the epidemic had a great impact on the order of local social and economy. To cope with the result of the epidemic, the local government and other civil forces actively participated in the treatment and achieved certain effects. In particular, the response of the civil forces reflected the development of social forces and their role in public affairs in the Ming and Qing dynasties. In addition, diseases such as eye diseases, gangrene, and rheumatism are often recorded, which provide us with the possibility of studying the connection between diseases and the development of local societies. However, if the narration about diseases is interpreted in the overall context of the text narrative, it can be seen that the writing of Local Chronicles is mostly permeated with the ethical appeals and values to educate people's mi, so the records of various diseases are relatively brief, and even some medical principles were violated to express the authors'ethical appeals, which should be with more discernment in application.

Keywords: Yongzhou; Local Chronicle; Disease; Civilize

5. The Reaction to Medical Treatment for Injuries and Illnesses of the Qing Army in the Early Stage of the Taiping Rebellion

Li Bin

Jiangxi Normal University

Abstract: At the beginning of the Taiping rebellion, Emperor Xianfeng appointed Lin Zexu, Li Xingyuan, Sai Shanga, and Xu Guangjin as Imperial Envoys to suppress the Taiping Army in Guangxi. During this period, many injuries and illnesses occurred in the Qing army. Emperor Xianfeng's paranoid extortion and the light report of Xu Jiyu's light report of Lin Zexu's situation accelerated the death of Lin. Li Xingyuan, Sai Shang'a, Xu Guangjin, who succeeded the imperial envoy, and Xiang Rong, Wulantai, Da Hong'a and other generals, as well as the vast number of grassroots officers and soldiers, often took the injury and illness as the excuses to conduct power play shift the war responsibility and rights, which is not only the epitome of the wartime operation of the traditional tired soldiers, but also of reference value for the famous doctor Fei Boxiong. This is of certain significance for the exploration in the study of "life history".

Keywords: War; Plead Illness; Medical Treatment; Power Play

6. Mobile Medical Care and Local Epidemic Prevention:

A Primary Study on the Medical and Epidemic Prevention Team of the National Health Administration with Prevention and Control of Bacterial Warfare in Zhejiang Province during the Anti-Japanese War Period

Ji Linghui

Zhejiang University

Abstract: During the Anti-Japanese War period, as an important part of the war time medical aid system, the Medical and Epidemic Prevention Team of the National Health Administration was responsible for the military and civilian medical as well as the prevention of epidemic at that time. It not only has the characteristic of mobile medical treatment but also is coordinated with the traditional local epidemic prevention network. During the Anti-Japanese War, the Japanese army launched bacterial warfare in Zhejiang Province that has caused the plague epidemic in some areas. The Medical and Epidemic Prevention Team of the National Health Administration immediately entered the affected area to conduct epidemic prevention and investigation, and cooperated with the local epidemic prevention commission to carry forward the whole treatment process. However, the anti-epidemic work was limited by the equipment, scale, and number of the Medical and Epidemic Prevention Team of the National Health Administration, and the relatively simple means of epidemic prevention, which also presented the inadequacy of the medical aid system during the war.

Keywords: Anti-Japanese War; the Medical and Epidemic Prevention Team of the National Health Administration; Zhejiang Province; the Bacterial Warfare; the Mobile Medical Care

7. The Construction of Hidden Medical Physician Image and the Spread of Medical Name by Zhang Qingzi, a Confucian Scholar in Hangzhou in the Late Ming Dynasty

Qi Yuqing, Zheng Hong

Zhejiang Chinese Medical University

Abstract: Zhang Qingzi, a Confucian scholar with medical skills in the late Ming Dynasty, studied in the Directorate of Imperial Academy in Nanjing in his early years. However, without any intention to pursuit an official career, he chose to live in seclusion and led a farming life in the field. He intended to study medicine to protect his life and health but did not take medical practice as his main occupation as he valued more of his social identity as a Confucian scholar. In the writings of literati Li E, Wu Zhenyu, and others in the Qing Dynasty, Zhang Qingzi was portrayed as a Ming survivor who cloaked his true scholar identity with a medical name and made a living by practicing medicine instead of serving at the Qing court. From the medical point of view, the construction of Zhang Qingzi's hidden medical Physician image reflected his medical achievements and Confucian spirit, and became an important factor in shaping and spreading the medical name in the Qing Dynasty.

Keywords: Zhang Qingzi; Medical Hidden Image; Ming Survivors; Medical Name

8. Gu Jiegang's Personal Narratives of His Life Concept:

An Analysis of *Gu Jiegang's Dairy*

Zhang Wenxi

University of Chinese Academy Social Sciences

Abstract: Gu Jiegang left a large number of texts on life, disease, and health in his diary writing. Through the reading of these texts, we can get Gu Jiegang's ideas and experiences about life in his life course with the approach of conceptual history and life historiography. In his youth, Gu Jiegang had already shown his concern for the living beings, and established the concept of health and disease as one situation with two aspects based on individual life. However, this concept could not provide an effective explanation for part of Gu Jiegang's life experience. Gu Jiegang instead introduced the system of Heavenly Mandate to provide solutions for his life choice. As Gu Jiegang's life experience got enriched, especially the increase of his learning experience of traditional Chinese and Western medicine, this system gradually transformed into the symbolic solution of "aging". At the same time, Gu Jiegang's concept of life and death provide himself a unique life experience in alternation and recovery.

Keywords: *Gu Jiegang's Diary*; Life Historiography; Medical Social History; Disease; Health

9. A Military Family of Ming Dynasty and Its Charity Tradition:
The Original Publication, Reprinting, and Family History of *Wanshi Jiachao Jishi Liangfang*

Xu Wei

Fudan University

Abstract: *Wanshi Jiachao Jishi Liangfang*, a popular herbal medicine handbook from the Ming Dynasty's Jiajing and Wanli periods, was initially compiled and published by Wan Biao and later enhanced by his grandson Wan Bangfu. Wan Biao, born into a military family, served as the Vice-Commander of Ningbo Garrison. His son, Wan Dafu, and later his grandson Wan Bangfu, succeeded him in this role. Across three generations, the Wan family not only upheld their military tradition but also maintained the family legacy of publishing herbal medicine handbooks. This paper delves into the Wan family's benevolent contributions to society, the religious context, and their personal experiences during the compilation of this prescription book, examining the relevant texts and experiences of the three generations in the Wan family and the practical application of the included prescriptions and medicines. Wan Biao, as evident from his edition and writings, had a penchant for studying herbal medicine works and enthusiastically acquired medical knowledge from seniors, colleagues, and friends, distributing both herbal medicine handbooks and medicines for charitable purposes. Despite not holding significant official positions and being stationed in coastal defense for an extended period, Wan Dafu continued the tradition of reprinting and disseminating herbal medicine handbooks. Wan Bangfu produced several editions of the handbook, and his editorial revisions, deletions, and adjustments reflected his particular interest in medicines and prescriptions for children, which was influenced by his life experiences.

Keywords: Ming Dynasty; Herbal Medicine Handbook; Wan Family; Edition

10. Analysis on the Connection of Ouyang Xiu's "Inner Contemplation" with His Eye Disease

Liu Zuhao

East China Normal University

Abstract: Ouyang Xiu suffered from many diseases in his life, and Ophthalmopathy is one of the considerably serious kinds. In *Nine Letters to Wang Wenke*(I), Ouyang Xiu mentioned his symptoms as "eye pain like a knife cut" after his practising of "inner contemplation", which, in the later time, affected people's understanding of the causes and specific starting time of his Ophthalmopathy. However, as a way of health preservation advocated by both traditional medicine Physicians and Daoists, inner contemplation is essentially an activity that is to some extent similar to meditation. Since this activity itself does not require visual activity, Ouyang Xiu's view is worth a second thought. Based on the background of Ouyang Xiu's collation of the Daoist classic book *Huangting Jing* and the concept of health preservation mentioned in his article "Preface to *Huangting Jing*", this paper attempts to prove that connection between the practice of inner contemplation and

Ophthalmopathy, established by Ouyang Xiu, is in fact untenable. At the same time, we can see the characteristics of Ouyang Xiu's concept of health preservation.

Keywords: Ouyang Xiu; Ophthalmopathy; Inner Contemplation; the Concept of Health Preservation

11. Discussion on the Narration of Qingwen's Disease and Its Cultural Connotation in *The Dream of the Red Chamber*

Sun Chenxi*, Gu Wenbin**

* Shandong University   ** Xiangtan University

Abstract: In *The Dream of the Red Chamber*, the writer has presented a detailed description of of Qingwen's etiology, symptoms, and its diagnosis and treatment. The narrative art in the writing of the disease is mainly reflected through the interweaving narration of the perspectives from doctors, patients, and onlookers. Such way of writing not only enriched the image creation of Qingwen, but also provided diverse attitudes towards Qingwen's illness and brought about multiple layers of descriptions for the disease. The writing technique of contrast, including a lot of metaphors and ambiguity in laying the groundwork for the depiction of all characters, had not only enhanced the connotation in the writing of Qingwen's disease, but also showed Cao Xueqin's unique artistic writing. The transformation of narrative space from noble bedchamber to humble dwelling presented a downfall from superiority to inferiority, which is parallel to the narrative from prosperity to decline in *The Dream of the Red Chamber*. In Cao Xueqin's writing, the narrative focus of Qingwen's disease is not only to show the medical process and treatment, but also to imply her embarrassed living situation and awkward social status. In short, the narration of Qingwen's disease in *The Dream of the Red Chamber* not only endows diseases with unique aesthetic significance, complements the inadequacy of medical history records, but also involves multiple cultural implications such as the social metaphor of "Nü'er lao" (consumption of daughters).

Keywords: *The Dream of the Red Chamber;* Qingwen; Disease Writing; Cultural Connotation

12. The Rongwei Zongqi Concept of Ishizaka Sōtetsu Reflected in His *Explanation of Bian Que Biography*

Zhu Liying, Wang Zhenguo

Shandong University of Traditional Chinese Medicine

Abstracts: Ishizaka Sōtetsu, the famous acupuncturist in the late Edo period, wrote *Explanation of Bian Que Biography*. The book focuses on the case on Prince of Guo and explains the pathogenesis of his disease. It is found that the Rongwei Zongqi concept of Ishizaka Sōtetsu reflected in the book holds that Rong and Wei are both blood while channels and collaterals are blood vessels. Zongmai is the nerve, which is the way of Zongqi. Zongqi is the white fluid secreted by the brain and spinal cord, and is divided into Jing and Shen, which perform their own duties. It is found that the introduction of western anatomical works into Japan in the middle and late Edo period is an important factor for Ishizaka Sōtetsu to form his theory. The academic exchange with the doctor of Dutch Trading House and naturalist Siebold provided inspiration for the formation of his theory. The critical inheritance of Western medicine and Chinese medicine is the basis for the formation of its theory. And the pathology, acupoint selection and treatment methods and acupuncture techniques of Ishizaka Sōtetsu school are all guided by the Rongwei Zongqi concept.

Keywords: Ishizaka Sōtetsu; *Explanation of Bian Que Biography*; Rongwei Zongqi Concept; Acupuncture Technique of Ishizaka School

13. On the Immortal Medicines in *Lie Xian Zhuan*:

Through a Comparative Analysis with the Medicines in the *Shennong Bencao Jing*

Tohru Ohgata; Translated by Liu Qing

Osaka Metropolitan University

Abstract: The *Lie Xian Zhuan* is said to have been written by Liu Xiang in the Western Han Dynasty. However, since it contains the names of places in the Eastern Han Dynasty, it is considered to be a work written after that period.

Although it is a biography of immortals, it also describes the methods to become immortal. Terms of medicines have appeared in forty-three stories among all the seventy stories of immortals in this work. There are fifty kinds of medicines, and the total number of medicines is more than sixty. Different purposes of medicines are introduced in these stories: immortality, longevity, rejuvenation, etc. And some even involved attaining superpowers of immortals. In addition, some healing effects such as rescuing the mass from epidemics are also mentioned in the work. It is undeniable that there are certain connections between the medicine mentioned in the Lie Xian Zhuan and those recorded in the oldest herbal work *Shennong Bencao Jing*, as thirty-three of the fifty kinds of medicines in the *Lie Xian Zhuan* have already been recorded in this ancient herbal work. Among the recorded thirty-three kinds, twenty-six kinds of medicines are equivalent to the "superior medicines"(immortal medicines). Similarities between the medicines recorded in those two works show that these two authors shared common knowledge of medicines and held similar views of immortals. There is a claim that the writing of *Shennong Bencao Jing* was related to the prescriptions collected by the masters of methods who collected the herbs. At the same time, *Lie Xian Zhuan* also contains records of the collection, production, and sale of medicines, thus the work *Lie Xian Zhuan* can also be seen as a collection of examples displaying the effects of medicines that were produced by the masters of methods and others for the purpose of publicity to convince people when selling those medicines.

Keywords: *Lie Xian Zhuan*; *Shennong Bencao Jing*; Immortal Medicines/superior Medicine; Long-term Use; Medicine Collectors

14. The Characteristics of Chinese Medical Literature Disseminated to Europe and America in Qing Dynasty from the View of Bibliography Works by K. Chimin Wong

Zhang Zhikun

Nanjing University of Chinese Medicine

Abstract: Wong Chi-min (K. Chimin Wong) is a famous philologist and medical historian in modern China, who has made great contributions to the research of Chinese medical history and the preservation and dissemination of the Chinese medical literature. There are some literature on Wong Chi-min's life and his writings, but not much research has been carried on the content of Wong Chi-min's writings. This paper firstly introduces Wong's work *Bibliography of Chinese Medical Works by Foreign Language,* co-authored with Mr. Fu Wei-kang. And with the analysis of this work, this paper further explores Western authors' translation of Chinese medical literature and the characteristics of the spread of Chinese medical culture in Europe and America during the mid-seventeenth to the early twentieth century in the Qing Dynasty.

Keywords: Wong Chi-min (K. Chimin Wong) ; Qing Dynasty; Literature; Culture Communication

15. Changes in Research on Schistosomiasis Control Since 1949

Dong Xiaoyan

Wannan Medical College

Abstract: China has carried out schistosomiasis prevention and control at the government level for more than seventy years. Over the past seventy years, the research on schistosomiasis prevention and control in China has undergone three stages: The research orientation from 1950s to early 1980s focused on prevention exploration and experience summary, the research orientation based on prevention research from early 1980s to early twenty-first century, and the multi-disciplinary and multi-level comprehensive research orientation from 2004 to now. Throughout the research process, the characteristics and trends of schistosomiasis control in China are as follows: The research team has been growing, the disciplinary structure of researchers has become more diverse, and the research vision has become broader; The goal of serving individual life and humanistic care is becoming increasingly prominent; The research is more in-depth and detailed, and new perspectives and ideas emerge one after another. However, there are also some shortcomings, which are also the future research direction: The comparative study of regional schistosomiasis control should be strengthened; the application range of data should be broadened. It is necessary to localize the more mature theories and research methods of medical history.

Keywords: Schistosomiasis; Disease Prevention and Control; History of Disease

16. Subaltern Narratives in the Perspective of Medical Humanities:
Review on *The History of Healthcare in Jiangnan Area during Ming and Qing Dynasties*

Jiang Hao, He Yanran
Southeast University

Abstract: *The History of Healthcare in Jiangnan Area during Ming and Qing Dynasties* is a fundamental study by Professor Cheng Guobin of Southeast University on the history of civil medical life in the Jiangnan region of the Ming and Qing dynasties. This work fully utilized materials such as historical notes, novels, and local records of that time to uncover the "silent folk", which was neglected in the previous study of medical history in the Ming and Qing dynasties. This work has reconstructed the underlying narrative of medical history research of that period by adopting the concept of healthcare history, and Professor Cheng's interdisciplinary research in medical humanities provides the possibility for the historical discourse to take the reflection on today's medical practice into account, as well as to organize the traditional historical materials according to the awareness of modern medical issues, thus expanding the meaning of medical history of the Ming and Qing dynasties for the real life. *The History of Healthcare in Jiangnan Area during Ming and Qing Dynasties* offers important perspectives and methodological insights for the study of Ming and Qing medical history.

Keywords: Ming and Qing Dynasties; Healthcare History; Jiangnan; *The History of Healthcare in Jiangnan Area during Ming and Qing Dynasties*

17. *Meterial in Medical History and the Chinese History from Medical Perspective*:
A Review of the Book *Healing with Poisons: Potent Medicines in Medieval China*

Zheng Yushuang

Johns Hopkins University

Abstract: Since the late 1980s, the Western academic world has witnessed a "material turn". The most recent book *Healing with Poisons: Potent Medicines in Medieval China* by Liu Yan, Assistant Professor in the Department of History at the State University of New York at Buffalo, has innovatively introduced this perspective into the studies of the history of Chinese medicine. Centering at the duality of *du*, the book explores important issues such as medicine and technology, state and society, religion and the body over the long period between the Han and Song dynasties. As the studies on material and material culture continue to flourish, Liu's new work, by drawing attention to "material" and "materiality", has enriched the scholarly understanding of the history of Chinese medicine. It also demonstrates how historical theories and methodologies can shed light on the interdisciplinary understanding of human-material and human-nature relationships.

Keywords: Medieval China; Poisons; History of Medicine; the Material Turn

18. Present the Classics While Integrating Current Medical Knowledge, Explore Medical Principles by Collecting Thoughts of Hundreds:
Introduction of the Thirty-first Academic Seminar, Classics of Traditional Chinese Medicine Research Branch, China Association of Chinese Medicine

Chen Yi-Fan, Wang Ruize, Yang Mingming, Huang Tianjiao, Yang Dongfang

Beijing University of Chinese Medicine

Abstract: Classics of Traditional Chinese Medicine is a fundamental discipline of Traditional Chinese Medicine with its core of studying the language of ancient Chinese medical literature. Based on the interdisciplinary background of new liberal arts and new medical science, the Thirty-first Academic Seminar, Classics of Traditional Chinese Medicine Research Branch, China Association of Chinese Medicine, has made full use of traditional bibliographical approaches such as annotation and textual research, as well as textual bibliography to sort out ancient historical literature materials, with the aim of introducing historic-geography, logic, and other disciplines into the research of classics of traditional Chinese medicine. In this article, the history and culture, as well as communication of ideas behind the medical literature were also taken into consideration. At the same time, it is also hoped that through the innovative exploration of teaching methods, this article will provide inspiration for teachers, and finally help lay the foundation for the cultivation of TCM talents.

Keywords: Classics of Traditional Chinese Medicine; Interdisciplinary; Historical Works of Traditional Chinese Medicine

稿　约

《中医典籍与文化》是中医医史文献学国家重点学科、山东省中医药文化协同创新中心、山东省人文社科基地、山东中医药大学中医文献与文化研究院创办的学术辑刊，由山东中医药大学王振国教授担任总主编，由社会科学文献出版社出版。

本刊既回望医学的传统，又关注全球之趋势，试图做一个多元医药学历史、当下与未来的见证者与参与者。诚邀天下学人襄助，以汇聚英才高论，拓延学术边界，共同耕耘中医文献、中医史学与文化相关研究的学术原野，鼓励多学科或跨学科的研究路径，倡导扎实的原始资料运用。辑刊刊文体裁不限，可以是与医学有关的历史学、人类学、社会学的学术专论、文献解读，也可以是国内外相关研究动态、专访、书评等。一经录用，稿酬从优。

投稿请注意：

1. 来稿请恪守学术道德，严禁抄袭。

2. 文章要有一定的创新度与问题意识。

3. 来稿请附 300 字左右的中英文摘要和 3~5 个关键词。

4. 来稿引文与注释规范，请参考《历史研究》所刊发的相关文章。

5. 来稿字数建议在 8000~15000 字之间，学术书评建议在 5000~10000 字之间。

6. 本刊实行专家匿名审稿制度，收到稿件 1 个月内无论是否刊用，均会答复作者。

7. 来稿请注明作者真实姓名、工作单位和联系方式。

8. 来稿请使用 Word 文档通过 Email 投稿，投稿邮箱：zydjywh@ 126. com。

《中医典籍与文化》编辑部

图书在版编目（CIP）数据

中医典籍与文化. 2023 年. 第一辑：总第 6 期. 医学
文献与医史书写 / 王振国主编. --北京：社会科学文
献出版社，2023.11
ISBN 978 - 7 - 5228 - 2510 - 6

Ⅰ.①中…　Ⅱ.①王…　Ⅲ.①中国医药学 - 文集
Ⅳ.①R2 - 53

中国国家版本馆 CIP 数据核字（2023）第 187486 号

中医典籍与文化（2023 年第一辑　总第 6 期）
——医学文献与医史书写

主　　编／王振国
执行主编／张树剑
特约主编／李　静

出 版 人／冀祥德
责任编辑／王玉敏
文稿编辑／卢　玥
责任印制／王京美

出　　版／社会科学文献出版社·联合出版中心（010）59367153
　　　　　地址：北京市北三环中路甲 29 号院华龙大厦　邮编：100029
　　　　　网址：www.ssap.com.cn
发　　行／社会科学文献出版社（010）59367028
印　　装／三河市东方印刷有限公司

规　　格／开本：787mm × 1092mm　1/16
　　　　　印张：24.5　字数：373 千字
版　　次／2023 年 11 月第 1 版　2023 年 11 月第 1 次印刷
书　　号／ISBN 978 - 7 - 5228 - 2510 - 6
定　　价／98.00 元

读者服务电话：4008918866